U0387022

女性生殖健康概论

周永江　于德娥　许琼军　周　静　著

科学出版社
北京

内 容 简 介

　　随着生殖医学及女性生殖健康的基础研究飞速进步，女性生殖生理过程的相关研究不断深入。由于环境污染对女性生殖健康的影响，女性对生殖健康的渴求，以及响应国家生育政策等因素，女性的生殖健康问题目前受到广泛关注。本书将生殖生理知识与环境影响因素相整合，将生殖的现有基础研究与人群生殖健康促进措施相整合；将生殖健康的群体促进与个体生殖健康管理相结合，从女性生殖生理、环境与职业因素对女性生殖健康的影响，以及如何从个体和群体角度促进女性生殖健康等方面进行了阐述。本书旨在为从事女性生殖健康促进的工作者和科研人员提供较为全面的基础研究进展与群体生殖健康促进的认识，为广大女性进行生殖健康的自我管理提供权威的理论知识。

图书在版编目（CIP）数据

女性生殖健康概论 / 周永江等著. —北京：科学出版社，2021.11
ISBN 978-7-03-070611-9

Ⅰ. ①女… Ⅱ. ①周… Ⅲ. ①女性–生殖医学 Ⅳ. ①R339.2

中国版本图书馆 CIP 数据核字（2021）第 227676 号

责任编辑：张天佐 / 责任校对：宁辉彩
责任印制：李　彤 / 封面设计：陈　敬

科 学 出 版 社 出版
北京东黄城根北街 16 号
邮政编码：100717
http://www.sciencep.com

北京九州迅驰传媒文化有限公司 印刷
科学出版社发行　各地新华书店经销
*

2021 年 11 月第 一 版　开本：787×1092　1/16
2022 年 1 月第二次印刷　印张：14 1/2
字数：332 000

定价：88.00 元
（如有印装质量问题，我社负责调换）

前　言

随着生物技术和生物工程的迅猛发展,生殖医学及女性生殖健康的基础研究也飞速进步,对有关女性生殖生理过程的研究日渐深入。环境污染对女性生殖健康的影响,女性对生殖健康的渴求,以及响应国家生育政策等,使得女性的生殖健康问题目前受到广泛关注。本书重在从女性生殖生理的基础知识,环境与职业因素对女性生殖健康的影响,以及如何从个体和群体角度促进女性生殖健康等方面进行阐述,旨在为从事女性生殖健康的工作者及科研人员提供较为全面的基础知识与研究进展,为广大女性进行生殖健康的自我维护提供权威的理论知识。

本书在著述上展现出如下特点:将女性生殖过程的生理基础知识与环境影响因素相整合,将女性生殖的现有基础研究与人群生殖健康促进措施相整合,将女性生殖健康的群体促进与个体生殖健康管理相结合。全书分为12章:主要介绍了女性生殖健康概况;女性生殖系统与生理知识、生殖内分泌调控、生殖细胞的生长发育;人类胚胎着床的生理过程及其调控机制;自然环境因素、社会环境因素和职业因素对女性生殖健康的影响;女性生殖健康促进的个体与群体干预措施,主要包括卫生保健,健康教育与健康促进,女性生殖流行病学研究和生殖健康管理在促进女性生殖健康中的作用。

本书编写情况如下:全书由海南医学院公共卫生学院周永江、于德娥、许琼军和周静编写;周永江负责编写第1章(女性生殖健康概述)、第5章(人类胚胎着床)和第7章(社会因素与女性生殖健康)。于德娥负责编写第3章(女性生殖内分泌),第4章(生殖细胞的生长发育和受精)和第6章(自然环境因素与女性生殖健康)。许琼军负责编写第9章(妇女保健与女性生殖健康)、第11章(流行病学研究与女性生殖健康)和第2章(女性生殖系统与生殖生理特点)部分内容。周静负责编写第8章(职业因素与女性生殖健康)、第10章(健康教育与女性生殖健康)、第12章(女性生殖健康管理)和第2章(女性生殖系统与生殖生理特点)大部分内容。

由于作者水平所限,书中难免存在不足之处,恳切希望有关专家和有兴趣的读者不吝批评指正。

著　者
2020年4月

目　　录

第1章 女性生殖健康概述

第一节 生殖健康的概念

一、生殖健康的定义

生殖健康（reproductive health）是指人类在生殖系统、生殖功能和生殖过程的各个方面，其身体、精神和社会适应处于完好的状态，而不仅仅指没有疾病或虚弱。生殖健康是针对人类生殖功能与过程中所涉及的所有问题而逐渐发展起来的新型学科。狭义的生殖健康概念是指人类生殖系统中，主要涉及生育、节育和不育方面生殖功能的完好状态。运用现代医学的生育技术、节育技术和不育技术实现生育系统功能的完好状态，是从医学卫生角度定义的生殖健康。广义的生殖健康概念指生殖健康的外延，包括三个方面：其一是生育调节，其中可以再分为计划生育、避孕节育和不孕不育；其二是优生优育；其三是生殖保健，即女性人生全过程的保健，包括生长发育期、青春期、生育期、更年期和老年期等时期。

二、生殖健康概念的形成

生殖健康是人类繁衍的亘古不变的主题，但其作为一项明确的概念在国际社会中开始出现并至今得到普遍接受，仅有30多年的时间。1988年，世界卫生组织（WHO）人类生殖研究特别规划署率先提出生殖健康的概念；WHO在1994年4月对其正式定义，同年9月在开罗召开的国际人口与发展大会上，生殖健康的定义获得通过，且正式将生殖健康的概念、策略与行动列入了《行动纲领》中，标志着国际社会对生殖健康概念的普遍认同与接受。1995年世界卫生大会再次强调WHO的全球生殖健康策略的重要性，并提出"2015年人人享有生殖健康"的国际卫生奋斗目标。

三、生殖健康概念的重要内涵

WHO生殖健康定义：在生命所有各个阶段的生殖功能和生命全过程中身体、心理和社会适应的完好状态，而不仅仅是没有疾病和虚弱。WHO的生殖健康定义强调了以下四点：其一，人们能够进行负责、满意和安全的性生活，而不担心传染疾病和意外妊娠；其二，人们能够生育，并有权决定是否生育、何时生育和生育间隔；其三，妇女能够安全地通过妊娠和分娩，妊娠结局是成功的，婴儿存活并健康成长；最后，夫妇能够知情选择和获得安全、有效和可接受的节育方法。

第二节 女性生殖健康的内容

生殖是通过两性生活繁殖后代的过程。在人类中生殖系统是人体内与生殖有关的各器官的总称。女性生殖系统的主要功能包括三个方面：性生活、生育和维持女性第二性征。广义的女性生殖过程可包括生殖系统的发育；第二性征的出现；性生活；精子与卵细胞完成受精；受精卵的着床与发育；胎儿的发育，即妊娠过程—分娩—婴幼儿的生长发育。女性生殖健康是女性生殖系统功能及过程中体质、精神、社会适应的完好状态，没有任何的生理及心理上的疾病或不适，涉及生命的整个过程。

一、满意、安全而且负责的性生活

（一）满意的性生活

满意的性生活指男女双方均满意。传统观念上只考虑男性的需要，忽视了女性也具有同等的权利。满意的性生活意味着人们可以过正常的性生活，没有生理或心理上的缺陷。生理上的缺陷，如先天性的阴道闭锁、外生殖器发育不全，后天的生殖器残缺，都阻碍了人们过满意的性生活。所谓满意，应该体现如下几个方面。

1. 满意的性生活同时意味着人们在精神、社会适应上的完好状态。性变态（如性虐待、性冷淡、性迫害等）、暴力的性行为（如强奸，包括婚内强奸）、性骚扰（多数是男性对女性的，也包括女性对男性的性骚扰）等皆是不健康表现，可以说这也是属于疾病的范畴。

2. 满意的性生活意味着人们能享受性生活的乐趣，为双方带来快乐，同时不侵犯他人的利益，不影响他人的生活和工作。

3. 满意的性生活意味着人们能自行决定是否过性生活及性生活的时间、次数，但这并不意味着性放纵。

4. 满意的性生活在满足了自身的生理需求外，还要对自己及伴侣的身心健康负责，应该是有节制的。

5. 满意的性生活还应该符合道德、伦理标准，乱伦的性行为是为社会所唾弃的。满意的性生活同时也应该是无后顾之忧的，即在不想生育的情况下，不必为发生意外妊娠而担心。

6. 满意而安全的性生活意味着负责的性生活，即对伴侣负责，不影响其身心健康，对家庭、国家及社会负责，不触犯法律，不违背社会道德，不影响他人的日常生活。如准备生育，则要对下一代负责，为胎儿创造健康发育的机会，并为其将来的成长创造条件。

（二）安全的性生活

安全的性生活意味着人们不受性传播疾病包括人类免疫缺陷病毒/艾滋病（HIV/AIDS）的威胁，人们懂得如何保护自己，如使用安全套、避免不洁的性生活等。人们应自动地减少性生活中不安全的因素，如多个性伴侣、商业交易性的性行为。安全的性生活提示人们在性生活中要注意卫生，男性对此负有重要责任。安全的性生活在双方不想生育时意味着不受意外妊娠的潜在威胁，可以采取行之有效的节育措施来避孕。在男女双方准备受孕的情况下，其性行为对于将来的妊娠来说应该是安全的，包括没有遗传性疾病或经胎盘传播疾病（包括一些性传播性疾病等）的危险，排除将来导致流产的可能（如不在某些感染性疾病的急性期受孕等），也应考虑到对将来的胎儿负责，如不在醉酒后受孕等。

（三）满意、安全而且负责的性生活还应考虑到特殊人群的情况

随着经济的发展、社会竞争的激烈、妇女地位的提高、人们受教育时间的延长及人们生活观念与生活方式的改变，初婚年龄推迟，婚前性行为尤其是青少年性行为日益增多，单亲家庭非婚性行为增多，这样的特殊人群应特别注意性生活的"安全"与"责任"。

二、有生育能力

有生育能力指人们具有生育、繁衍后代的能力，主要指生殖系统没有疾病，不受不育的威胁。不育的治疗对个人及社会都是沉重的压力，且个人尚要承担一定的心理负担。对继发性的不育应采取积极的预防措施，如多次人工流产引起的继发性不育；先天性的生殖道畸形或异常，可通过手术治疗得到解决。多年来人们对不育治疗所进行的研究，已取得了一定的进展，"试管婴儿"的成功

更是一大科学进步。试管婴儿在解决不育问题的同时也带来了伦理道德方面的新问题，且成功率不高，其昂贵的价格及复杂的技术尚达不到普及的程度。在不育的问题上，男性与女性应担负起同等的责任，传统上妇女承担了主要的责任与心理负担的状况应以改变。

三、自主决定是否生育、生育时间和数目

在有生殖能力的基础上，人们可以有权自己决定是否生育，在什么时间生育，生育多少个子女及以怎样的间隔生育，但并不包括人们有对胎儿进行性别选择的权利。女性和男性具有平等的自主决定生育的权利。但只有在女性能自主地控制生育之后，她才能够享受其他的权利，不依赖于男性，享受受教育的权利及与男性公平地进行职业竞争。妇女的社会地位和她的生殖健康状况之间，是以一种双向联系的方式错综复杂地交叉在一起，相互依赖，不可分割。

人们有自主的权利决定自身的生育情况，并不等于绝对的自由生育。权利总是与义务统一在一起，人们在决定生育的同时，必须意识到其对子女所应承担的责任，对家庭和国家乃至社会所应尽的义务。对子女而言，父母必须考虑到他们将来的生长发育、受教育和健康成长的权利。对家庭而言，应考虑到其子女成长发育的需要及对家庭其他成员的影响。假设生育子女数过多，则子女受教育的权利势必受到限制，多产势必对母亲的身心健康造成不利影响（如子宫脱垂），生育间隔过短势必会影响前一个孩子的生长发育。对国家而言，考虑到资源有限和可持续发展，为保证向每一个公民提供在最佳时机发展的权利，国家不可避免地要将人口控制和经济发展结合起来。在发展中国家，因为人口快速增长在一定程度上影响了经济的发展，从而需要努力限制人口的迅速增长，基此以立法的形式来实现降低生育率的目的。在发达国家生育率低，人口增长速度缓慢甚至呈负增长态势则国家应鼓励生育。

在履行义务的同时，人们有充分自主权利去决定是否生育、生育的时间及生育多少。生育过早会影响母体的身心健康发展，不利于下一代的健康成长；同时未婚生育，单亲家庭对子女的生长发育产生不利影响。自主决定是否生育，即也意味着人们有不生育的权利，社会应对这一人群的老年赡养问题加以重视，尤其是在人口老龄化不断加剧的今天。

四、夫妇有权知道和获取安全、有效、价格适中、可接受的计划生育方法

自主决定是否生育，何时生育及生育多少都是以获得安全有效的节育措施为前提的。人们在意识到需要进行生育控制之后，最先需要的是了解、掌握避孕节育方面的详细知识，以便做出自己的选择。女性生殖健康工作者应该通过各种渠道、各种媒介、各种方式向育龄人群提供避孕节育知识，以便他们了解各种节育措施的使用方法、有效性、副作用及有关注意事项。计划生育部门应主动关心重点人群，如新婚夫妇。

婚前性行为尤其是青少年性行为近年来在中国十分普遍，非常有必要在学校开展有关性健康的教育课程。这不是鼓励青少年性行为或婚前性行为，而是在他们掌握知识的基础上，使其做出正确的选择，保护自己免受伤害。只有人们在详尽地了解掌握避孕节育方面的知识之后，才能做出自己的明智选择，才能正确地对待和处理因使用节育措施而引起的不适、副作用。在做选择时，计划生育、医务人员可根据使用者的具体情况与本地区的实际条件，并可参照当地具体的生育政策对使用者提供适当的建议。

在人们了解掌握避孕节育知识并做出自己的选择的同时，社会应尽最大可能提供数量足够的各种避孕药具，以满足他们对不同避孕方法的需求。为人们所提供的节育措施应是安全有效的。现在所用的避孕方法或多或少都有一定的副作用，应向使用者说明。对于副作用和长期使用后果尚不明

确的新避孕方法，推广时要慎重。向使用者详细地介绍正确的使用过程及步骤，可在一定程度上提高使用有效性。此外可以通过联合使用的方法来提高有效性，使人们能够获得价格合适，能够负担得起的节育措施。"可接受"的含义除了方法本身特点在使用上是可以被接受的以外，还包含避孕方法不能与当地的宗教信仰和社会道德相违背。人们所采用的节育措施不能违犯当地法律及基本要求。在人们了解可接受的节育措施之后，必须正确地使用它们，才能真正达到控制生育的目的。要强调男性与女性在节育方面负有同等的责任，在性传播疾病蔓延的今天，推广避孕套的使用具有现实意义。

五、可采取安全的人工流产来终止意外妊娠

满意而且安全的性生活意味着不必担心意外妊娠，一旦发生意外妊娠，可采用安全的人工流产来终止妊娠。自主地决定生育时间、数目也隐含人们能够获得安全的人工流产，因为节育措施的有效性很难做到百分之百。安全度过妊娠期及分娩期要求人工流产的合法化及安全性，因为在整个妊娠期难免不遇到意外。为了保证母亲的健康和生育一个正常的婴儿，人工流产可能是一个补充措施。例如，妊娠期合并严重的并发症时，继续妊娠势必造成对母亲的损害甚至威胁到母亲的生命安全。

六、有权获得生殖健康服务

为保证能安全地度过妊娠期和分娩期，要使女性具有自我保健能力，掌握相关的孕产期保健知识。为保证安全地度过妊娠期和分娩期，女性应在生殖系统发育完善之后怀孕。社会应向孕产妇提供孕产期的卫生保健服务，制定常规的孕妇产检制度，并监测胎儿的生长发育。对妊娠期出现的病理情况及时治疗，如及时治疗各种妊娠期合并症等。因此，改善医疗条件，提高医务人员的技术水平十分重要。做好产前各种准备，对符合指征的给予剖宫产，避免分娩时意外发生。做好产后的保健指导工作，减少产后的并发症，减少产妇及新生儿的死亡率。产后母乳喂养，既有利于婴儿存活、生长发育，也利于母亲产后的身体恢复，并可延长产后闭经时间。

七、能够安全地妊娠并生育健康的婴儿

为生育一个健康的婴儿，应向新婚夫妇提供优生优育的咨询，在结婚前给予咨询以杜绝近亲结婚。妊娠期注意营养及自身的保健，要避免放射性物质及影响胎儿生长发育药物及有毒物的接触，避免产生不良后果，减少孕妇的工作强度。对意外情况，根据具体情况及母亲的意愿进行适当处理。保证母亲产后一定时期的产假对产妇的康复、提高母乳喂养率均具有积极作用。社会和家庭尽力为夫妇提供优良环境和保健服务是女性安全度过妊娠期和分娩期，生育健康婴儿的前提。

第三节　女性生殖健康的影响因素

生殖健康问题正日渐严峻，而其中女性的确是最需要关注的群体。由于女性特有的生理结构和生育功能，她们承担着孕育和分娩的责任，较之男性更容易被感染性传播疾病，也因此有更多的生殖健康需求；在两性关系中，女性往往处于被动和从属地位，较少有支配权和自主权，是不负责的性行为直接受害者；当家庭出现没有子嗣的问题，尽管男女双方都有存在问题的可能，但事实上女性总遭受到不公平的斥责和抛弃。因此，女性一直是生殖健康的重点研究对象，她们的生殖健康状况直接影响着家庭、社会和种族的安定与繁荣，可以用来评价一个地区，甚至一个国家的医疗卫生和经济水平。

生殖过程涉及社会、经济、政策等多个领域，女性生殖健康状况同时也受多方面因素的影响。在联合国第四次世界妇女大会中，人们认识到："世界上很多人由于下列原因达不到生殖健康：对人的性能力知识不足；生殖健康资料和服务不足；不当高危性行为盛行；带有歧视性的社会习俗对女性的负面态度；许多妇女对她们的性生活和生育生活权力有限。多数国家内，青少年由于缺乏资料和有关服务而特别易受伤害。老年女性独特的生殖健康问题往往没有受到适当注意。"

一、心理、行为及生活方式

（一）两性关系与家庭暴力

生殖健康从来都是两性关系的重要内容，虽然目前的大部分研究更多地注重于女性的生殖健康状况，但谁也无法否认男性在生殖健康中的作用日渐凸显。男性不仅有自己的生殖健康问题，同时也对女性的生殖健康起着非常重要的影响。Matthew R 在 2004 年研究了男性对于妇女生殖健康的影响，认为男性在妇女的避孕、妊娠、流产、分娩、不孕及胎儿危害的诸多方面起到了关键作用。还有研究者发现，亲密伴侣的暴力行为会影响到妇女的生殖健康和妊娠结局，甚至包括产后的哺乳。孕产妇遭受家庭暴力对母子均会产生不良影响。郭素芳等在 2002 年的调查表明，妊娠期家庭暴力的发生率为 4.3%，形式为心理暴力、性暴力和躯体暴力……妊娠期遭受家庭暴力的孕妇，妊娠次数多、有人工流产史的比例高、产前检查开始晚，而且妊娠期阴道出血、胎儿生长受限、胎盘早剥、妊娠期贫血、胎膜早破及新生儿疾病的发生率明显高。

（二）不安全性行为

不安全的性行为不仅是一个社会问题，同时也是生殖健康领域的一个重要问题，与意外妊娠、不安全人工流产和性传播疾病都有密切的关系。全球每年有 91 万名妇女妊娠，其中 50% 不在计划内的，约 30% 的妊娠以人工流产终止。这种非计划、非意愿的妊娠，给女性的身心健康带来很大的困扰，使其不得不承受着孕育的辛苦和分娩的风险，否则只能求助于人工流产，而其中很大一部分是不安全的人工流产。最近资料表明，全球每年大致有 2000 万例不安全流产，有近 8 万名妇女死于不安全流产，这意味着有 13% 的与妊娠有关的死亡是由于这种原因所致。全球每1000 名年龄在 15～49 岁的妇女中，有 13 人进行过不安全流产。人工流产的并发症，尤其是不安全的人工流产，给女性的生殖健康乃至生命带来严重的危害，并可能直接影响其家庭生活和婚姻幸福。许多研究证实，在继发不孕的妇女当中，很大一部分都曾有过不安全的人工流产史。不安全的性行为还可能导致生殖道的感染和性传播疾病，直接威胁到女性的生殖健康，造成不孕或者不良妊娠的后果，危害到下一代的健康。另外，过早地开始性生活，对于少女还未发育成熟的生殖系统来说是一种侵害，若因此导致过早的妊娠和生产，低龄女性会承受更大的不良结局风险。

（三）生活方式

选择什么样的生活方式，在某种程度上等于选择了什么样的健康状态，生殖健康也不例外。许多研究都证明了吸烟能够明显降低女性妊娠的概率。缺乏锻炼和不恰当的饮食也可以影响生殖健康状况。2007 年 Homan G F 搜索指定网络数据库内 1988～2005 年的有关英文资料后进行了分析，试图找寻年龄、体重、吸烟、饮食、锻炼、心理压力、咖啡消费量、乙醇消费量、污染环境的暴露与不孕之间的关系，最后得出结论：年龄、体重和吸烟习惯是明显的负面因素，饮食和不同水平的锻炼对于不孕的作用需要进一步研究，其他因素虽然也相关，但意义还不明确。因此他提出改变生活方式是可以帮助自然怀孕的，同时也可以增加其接受辅助生殖技术后成功妊娠的概率。酗酒可以造成女性内分泌系统的紊乱，出现月经不调甚至不孕的情况，妊娠期妇女和哺乳期妇女饮酒，可能对其后代产生严重不可逆的影响。女性妊娠期吸毒可导致胎儿药物依赖，出生后常出现新生儿药物戒断综合征，严重的还可能导致先天畸形、胎儿宫内发育迟缓，出现早产，在其儿童期出现学习困难和语言障碍。因此，培养良好的生活方式是对女性生殖健康的有力保障。

（四）心理压力

妊娠过程本身就是个心理承受压力的过程，这种压力和生殖健康的关系是很多学者感兴趣的研究内容。Jennifer Smith 用母羊实验，发现妊娠期母亲短期的心理压力能影响胎儿的发育和妊娠期长短。还有许多学者研究了不孕女性尤其是接受辅助生殖技术的不孕女性心理压力、婚姻状况、家庭支持与其妊娠结局的关系，发现有明显的相关性。Hidehiko 等研究提示日本不孕妇女感到抑郁、焦虑的主要原因是缺乏丈夫的支持和呵护，表明家庭成员支持功能对维持不孕女性心理平衡发挥着重要作用。

二、环 境 因 素

1991 年 WHO 在哥本哈根举办的"人类生殖的发展和研究培训"国际讨论会，会议中心议题便是"环境对人类生殖健康的影响"。会议指出，环境因素对生殖健康的影响，表现在人与环境的动态联系当中，良好的环境对人类健康包括生殖健康是有利的，不良的环境对人体健康包括生殖健康是有潜在危害的。由此可见，在生殖健康的概念出现不久，人类就已经认识到环境对于生殖健康的重要性。

（一）自然环境因素

在自然环境日益恶化的今天，人类的生殖能力和生殖健康都受到了前所未有的威胁。自然环境中的有害因素不仅影响到女性本身的健康，还可以通过妊娠和哺乳影响到下一代的健康，因此爱护自然、整治环境不仅是对我们当今人类的保护，也是对我们子孙后代的爱护。国外有报道认为，有机磷类农药增加了女性乳腺癌、自然流产和早产的风险；其余配方的农药在动物实验和人体流行病学调查中，也大多被证实了对生殖系统和后代健康的危害。重金属中的铅、有机溶剂中的苯及同系物，还有一些持久性有机污染物和工业化学物等都对人类的生殖健康存在直接或可能的危害。

一项对 2967 名妇女的调查结果显示，电热毯的使用与自然流产率增加密切相关。噪声、振动、高温、超声波等对于孕妇和胎儿的影响，也正受到越来越多学者的研究和探讨。除了化学和物理的因素，自然环境中的生物因素，如细菌、病毒、真菌和寄生虫的感染，显而易见地对人类的生殖健康有着直接的影响，而其中支原体、衣原体的感染，更是得到了研究者的重视。现在普遍认为支原体感染与妇女产后发热、羊膜腔感染、反复流产、低体重儿有关，而衣原体是多种男、女性生殖道感染及女性围生期感染负责的"肇事者"。此外，环境中一些元素的失衡也会导致与生殖有关的疾病出现，如高氟区的女性出现月经异常、不排卵、不孕、流产的现象，死产、死胎、先天性缺陷发生率和围生期婴儿死亡率高于对照地区等。

（二）社会环境因素

1. 社会角色、经济地位对女性生殖健康的影响　联合国儿童基金会的一项调查显示，在 30 个被调查的发展中国家里，只有 10 个国家中的 50% 的妇女参与全面家庭决策，而在更多的家庭里，妇女在有关健康的决定中，几乎没有任何发言权。法国学者 Cecil Garcia 通过观察 23 名女性的 55 个月经周期和 21 个妊娠周期，发现社会地位低的女性反常生理周期更多，在妊娠前需要经历更多月经周期，还有一些激素波动的异常，由此得出社会等级是影响妇女妊娠的一个独立因素。社会经济地位无疑也能影响到人们的生殖健康状况，Olsen J 根据社会经济状况对丹麦 11 888 名孕妇进了分组，并收集了她们的常规产检和分娩资料发现，婴儿的出生体重与其母亲的社会经济状况是密切相关的。在研究亚太地区不同国家国民人均收入与其国家平均婴儿死亡率的关系中也可看出，国家的国民人均收入与婴儿死亡率呈负相关，国民人均收入越低，婴儿死亡率越高。在家庭经济方面的研究显示，家庭年人均收入越少，其孕产妇死亡的危险越高；若女性本人有收入，且收入占家庭总收入的比例越大，其死亡的危险性越小。

2. 文化背景和传统习俗对女性生殖健康的影响　Parham G P 在 2005 年通过调查后发现种族不平等已经影响了美国的非洲裔女性生殖健康状况，并呼吁社会要消除种族不平等，加强对于非洲裔妇女的生殖保健服务。Roudsari 在 2007 年 9 月通过分析 1985 年以来的文献发现，精神和宗教信仰方面的因素在妇女对待不孕和助孕技术的态度上起着非常重大的影响，指出这些方面可以应用到对不孕妇女的治疗上来。Schenker 早在 2000 年曾就一神论的信仰对女性生殖健康的影响做出过类似的研究。在非洲的一些国家和地区，现在依然存在着少女割礼的恶习，无论对当事者的身体，还是其以后的婚育过程，都是一种严酷的摧残。我们国家的"坐月子"习俗虽然重视产妇的身体，但不洗澡、不刷牙等行为不符合科学观点的做法，都有可能影响到女性产褥期的保健。

3. 教育和职业对女性生殖健康的影响　教育和就业情况也是影响妇女生殖健康的重要社会因素。受教育水平直接影响着妇女的自我保健意识、自我保健能力、良好的生活习惯和正确的求医行为，女性受教育除了可以帮助自身，还可以对家庭和社会带来深远和长期的利益。受过基础正规教育的女性可能会推迟婚育的年龄，会懂得如何避孕和安排生育间隙，有了孩子以后她们也更能学习和接受科学的育儿知识，从而使得她们的后代存活率更高，也更健康、更有竞争力。随着职业女性数量的增加，一位意大利学者在 2000 年对各类职业的生殖健康风险做了详细阐述，得出保护在职女性的生殖健康需要连续和与时俱进的结论。不良的工作环境和过重的工作压力，都会对女性，尤其是妊娠期的女性产生严重的危害。

4. 政策和法规对女性生殖健康的影响　女性所处社会的生育政策和有关法规也能够影响到女性的生殖健康，鼓励生育或者限制生育，提供必要的生育津贴或是缺少基本的医疗援助，禁止非医学需要的胎儿性别鉴定或是放任人流和堕胎的行为，这种来自政治上层的策略往往能够牵一发而动全身，很大程度地决定社会中女性的生殖健康状态，而且有些后发效应需要更长的观察时间才能够清晰地显现出来。

三、生物遗传因素

遗传因素对生殖健康的影响主要表现为对生殖系统疾病、生殖系统发育与生殖能力及后代质量的影响，除此之外，遗传因素也是自然流产的主要原因。染色体数目或结构异常所致的胚胎发育不良，是流产最常见的原因。在全部自然流产中，遗传因素引起的占 60%～70%（流产儿染色体异常占 50%～60%，夫妇一方或双方有染色体异常的约占 10%）。如果能够控制有害基因在人群中的分布和传递，并通过各种手段及措施严格控制致病基因或异常染色体在人群中的发生频率，这对降低出生缺陷率和提高人口素质具有重大的现实意义。

先天性的生殖能力障碍不仅直接损害女性生殖健康，也会使得女性的正常生活和常规婚育成为奢望，在这之中，遗传因素是首要考虑的原因。临床上妇科常见的先天性卵巢发育不全综合征患者通过染色体检查，可以发现多种异常的组成形式，其结果均表现出不同程度的卵巢发育不全和外生殖器发育异常，从而影响生殖功能。此外，位于 X 染色体和常染色体上的基因突变引起的卵巢早衰在女性不孕患者中所占的比例也有逐年上升的趋势。

引起出生缺陷的原因主要涉及环境因素和遗传因素。目前，全世界每年有 790 万严重缺陷儿出生，约占出生总人口的 6%。这中间，90% 以上的出生缺陷儿和 95% 的出生缺陷儿死亡出现在发展中国家。在这些出生缺陷里面，一部分是由于遗传因素造成的，还有超出一半的原因是遗传因素和环境因素的交互作用。因为配子发育过程中的异常率随年龄增长而增高，女性的妊娠年龄也能够影响到这些缺陷的发生。25 岁孕妇生育唐氏综合征患儿的概率为 1/1100，到了 35 岁，风险则骤增到 1/380，一旦年龄再长 3 岁，风险又增加一倍左右，为 1/175，40 岁以后，风险更高。

四、医疗卫生服务因素

人们能否得到医疗卫生保健服务对人群的健康有着重要的作用。因为女性有特殊的生理期和妊娠期，她们相对男性有更多的医疗卫生服务需求。有研究显示，无论农村还是城市，25 岁以上各年龄组的女性两周患病率均高于同年龄组男性。因此，女性的生殖健康也更需要医疗卫生服务的保障。王临虹等的调查表明，保健因素（产前检查率、住院分娩率、消毒接生率、临产后立即就医率等）可以解释 24% 的孕产妇死亡，卫生资源因素（每千人口妇幼卫生人数）可以解释 21% 的孕产妇死亡。该研究还显示，在调查的 114 个县中孕产妇死亡原因的第一位仍为产后出血，占 50.44%。

在孕产妇死亡相关因素分析中得到，家庭到医院距离大于 5km、没有进行产前检查或产前检查次数少、高危孕产妇未能提前住院分娩等均增高孕产妇死亡的危险性。而女性若在一些诊疗技术低下、管理混乱的医疗机构分娩，有可能造成一系列的产时并发症和产后后遗症，如子宫破裂、尿瘘、产褥感染、晚期产后出血等，给女性身心造成痛苦甚至危害到生命安全。医疗卫生服务虽然与当地的经济水平密切相关，但并不等同于经济实力，假若政府能够重视医疗卫生服务，有保护妇幼弱势群体的意识，将政策适当倾斜或者资源合理配给，就能够在一定的经济水平上更有利于女性的生殖健康维护。

第四节　生殖健康的意义

生殖健康概念的提出和生殖健康内容的扩展，使得生殖问题从单纯的妇产科领域和生物医学范畴扩展到经济、社会等更加广阔的领域，标志着人们对人口、健康发展的认识已经达到了一个新的高度，也意味着人类社会对人的权利和发展有了空前的重视。近十几年来，一方面与妇女有关的妊娠、分娩、人工流产、不孕、避孕等健康问题仍普遍存在；另一方面由不安全性行为引发的非意愿妊娠，青少年初次性行为的提前和未婚性行为率的增加，以及生殖道感染和性传播疾病，特别是艾滋病在全球范围内的肆意蔓延等情况，都使得妇女的生殖健康面临着前所未有的严重威胁。同时，全球环境的不断恶化，生态系统面临失衡，环境污染层出不穷，人们的生活压力加重和生活节奏加快，这些都威胁到了人类的生存质量和生育能力，使得我们必须认识到生殖健康的重要意义，并及时有效地进行科学的生殖保健。

生殖健康是人类健康的核心，是人类得以繁衍的保证，其对于人类的意义，不亚于宗教故事中的诺亚方舟，忽略生殖健康将是对人类自身的漠视，对后代的失责。生殖健康是个体、种族、国家乃至全人类生存、健康、发展的基础，涉及人的生命各个时期的生理、心理和社会适应能力等健康问题。随着时代的发展和科学的进步，人群生殖健康的程度势必成为能够衡量社会文明和国家未来的重要指标。

关注女性生殖健康，尤其是高龄女性的生殖水平，对全面实施三孩政策具有重要意义。目前我国已经进入老年型社会，老龄化问题必须引起足够的重视。由于人口老龄化，我国将丧失大部分劳动力，对于国民经济的可持续发展起到了严重的阻碍作用。为扭转这一局面，"全面三孩"生育政策开放，随之出现的是对生育具有迫切需求的高龄产妇数量的激增，而高龄女性的生殖健康问题同时也成为社会热点问题。高龄女性进行生育分娩对生殖健康有很大影响，甚至可能会导致其妊娠期死亡。因而应加强对高龄女性生育造成不利影响的危险因素监测与排查，根据评估危险程度的等级，积极纠正危险因素，必要时甚至建议不妊娠或终止妊娠。

第2章　女性生殖系统与生殖生理特点

第一节　女性生殖系统

女性生殖系统主要由内、外生殖器构成。女性外生殖器（external genitalia）是指生殖器官的外露部分，位于两股内侧间，前为耻骨联合，后为会阴，包括阴阜、大阴唇、小阴唇、阴蒂和阴道前庭，统称为外阴。内生殖器（internal genitalia）位于真骨盆内，包括阴道、子宫、输卵管和卵巢。本章主要针对在女性生殖健康中探讨较多的内生殖器展开介绍。

一、子　宫

（一）子宫形态及组织结构

子宫（uterus）是产生月经和孕育胎儿的器官，位于骨盆腔中央，在膀胱与直肠之间。子宫呈前后略扁的倒置梨形，重 40～50g，长 7～8cm，宽 4～5cm，厚 2～3cm。子宫大小与年龄及生育有关。子宫可分为子宫底（fundus of uterus）、子宫体（corpus uteri）与子宫颈（cervix of uterus）三个部分。子宫腔（uterine cavity）呈倒置三角形，深约 6cm，上方两角为"子宫角（horn of uterus）"，通向输卵管。下端狭窄为"子宫峡"，长约 1cm。

子宫壁由三层组织构成，由内向外分为子宫内膜、肌层和浆膜，它们的构成及特点如下：

（1）子宫内膜衬于子宫腔表面，无内膜下层组织，可分为致密层、海绵层和基底层三层。其中，内膜表面的 2/3 为致密层和海绵层，统称为功能层，受到卵巢性激素的影响，发生周期性变化而脱落；基底层为靠近子宫肌层的 1/3 内膜，不受卵巢性激素影响，不发生周期性变化。

（2）子宫肌层比较薄，非孕状态时厚约 0.8cm，由平滑肌、弹力纤维和胶原纤维构成。子宫肌层也可以分为三层：内层肌纤维呈环形排列，其痉挛性收缩可形成子宫收缩环；中层肌纤维交叉排列，收缩时有效制止子宫出血；外层为非常薄的肌纤维纵行排列。

（3）子宫浆膜为子宫的最外层，实质上为覆盖于子宫前后面及底部的脏层覆膜，与子宫肌层紧贴，往前折向膀胱形成膀胱子宫陷凹，往后折至直肠成子宫直肠陷窝。

（二）子宫内膜周期性变化

从组织形态学变化上讲，子宫内膜是由功能层和基底层构成。子宫内膜功能层是胚胎着床的部位，受到卵巢激素的调控，具有周期性增殖、分泌和脱落变化。子宫内膜基底层在女性月经结束后重新生长并修复内膜创面，进而重新形成子宫内膜功能层。在女性每个正常月经周期中，子宫内膜均经历了增殖期、分泌期和月经期三个时期。每个时期的子宫内膜都发生着相应的组织学变化。

1. 增殖期（proliferation phase）　出现在月经周期的第 5～14 天。此期，子宫内膜在雌激素的调控下，内膜表面上皮、腺体、间质、血管均呈现增殖性变化。整个增殖期，子宫内膜的厚度从 0.5mm 增厚至 3～5mm。根据内膜的不同变化又可以将增殖期细分为增殖早期（月经周期的第 5～7 天）、增殖中期（月经周期的第 8～10 天）和增殖晚期（月经周期的第 11～14 天）。

（1）增殖早期：子宫内膜薄，腺体短、直、细并且稀疏，腺体上皮细胞呈现立方形或柱状，内膜间质致密，间质细胞呈现星形，间质中的小动脉形态直且壁薄。

（2）增殖中期：内膜间质水肿最为明显，同时腺体的数量增多、伸长稍有弯曲，腺体细胞增生活跃，细胞呈现柱状。

（3）增殖晚期：内膜进一步增殖增厚，达到 3～5mm；内膜的表面高低不平，内膜中的腺体上皮细胞发育为高柱状，为假复层上皮，腺体更长，形成弯曲状；内膜间质水肿明显，小动脉管腔增大，呈现弯曲状。此外，在子宫内膜增殖期，子宫内膜腺体细胞呈现出两个重要的变化，即为纤毛细胞和微绒毛细胞的增加，二者均有其重要的生理意义。纤毛主要出现于月经周期的第 7～8 天，围绕腺体腔面开口分布，它的摆动可促进子宫内膜分泌物的流动和分布。微绒毛可增加腺体细胞的排泄和吸收功能。

2. 分泌期（secretory phase）　出现在月经周期的第 15～28 天。此期，在雌激素和孕激素的调控下子宫内膜继续增厚，腺体也更加弯曲，出现分泌现象；内膜小血管也更加弯曲；间质疏松、水肿。此期的子宫内膜含有丰富的营养物质，内膜厚且松软，有利于受精卵植入发育。整个分泌期亦可分为三期，即分泌早期（月经周期的第 15～19 天）、分泌中期（月经周期的第 20～23 天）和分泌晚期（月经周期的第 24～28 天）。早期的组织学特征为腺上皮细胞出现含糖原的核下空泡。中期出现顶浆分泌，即为腺体内的分泌上皮细胞顶端胞膜破裂，胞内的糖原溢入腺体。晚期为月经来潮前期，内膜呈现海绵状，厚度达到 10mm，间质疏松且更加水肿；间质细胞分化为肥大的蜕膜样细胞。

3. 月经期（menstrual phase）　出现在月经周期的第 1～4 天。此期在孕酮和雌激素浓度降低的作用下，子宫内膜海绵状功能层从基底层崩解脱落。在来月经前的 24h 左右，子宫内膜出现血管痉挛性收缩，导致远端血管壁及组织缺血坏死脱落。

二、卵　　巢

（一）卵巢形态及组织学结构

1. 卵巢的形态结构　卵巢（ovary）是一对扁的椭圆形的性腺，其主要功能是产生和排出卵子、分泌甾体激素，即卵巢的生殖功能和内分泌功能。青春期前的卵巢表面是光滑的；青春期开始排卵，表面开始出现凹凸不平。育龄期妇女的卵巢大小约为 4cm×3cm×1cm，重 5～6g，灰白色。绝经后妇女的卵巢逐渐萎缩变硬变小。

2. 卵巢的组织学结构　组织学结构上，卵巢主要由卵巢皮质（卵巢外层）和卵巢髓质（卵巢内层）构成。卵巢皮质是卵巢的主体，由大小不同的各级发育卵泡、黄体及它们蜕化后形成的残余结构及间质组织构成；卵巢髓质则由疏松结缔组织及丰富的血管、神经等组织构成。

（二）卵巢的周期性变化

1. 卵泡（follicle）　生育期的女性每个月卵巢都会发育一批卵泡，为 3～11 个，经过募集、选择等生理过程，这些卵泡中一般只有 1 个可达到完全成熟并排出卵子，其余卵泡发育到一定程度通过细胞的凋亡机制而自行退化（即卵泡闭锁）。妇女一生中只有 400～500 个卵泡能用于排卵受精，仅占总数的 0.1%左右。卵泡的发育开始于原始卵泡，原始卵泡可以在卵巢内处于休眠状态数十年。从原始卵泡发育为初级卵泡需要 9 个月以上的时间，从初级卵泡发育为成熟卵泡共需要 85 天的时间。

卵泡可以根据其形态、大小、生长的速度及组织学特征分为如下几个阶段：原始卵泡、初级卵泡、次级卵泡和成熟卵泡。各阶段的卵泡均有其生长发育特点，现将其简要著述如下：

（1）原始卵泡（primordial follicle）是由停留于减数分裂双线期的初级卵母细胞被单层梭形前颗粒细胞围绕而成。

（2）初级卵泡（primary follicle），此阶段初级卵母细胞形成。卵子周围出现透明带（zona pellucida）。此期的颗粒细胞内出现卵泡雌激素受体、雌激素受体和雄激素受体，具备了对卵泡雌激素、雌激素和雄激素的反应性。在卵泡基膜附近形成两层的卵泡膜，即为卵泡内膜和卵泡外膜，内膜细胞有黄体生成素受体，具备了合成甾体激素的能力。

（3）次级卵泡（secondary follicle）在雌激素和卵泡雌激素的协同作用下，卵泡颗粒细胞间积聚的卵泡液增多，最后汇集融合形成卵泡腔，卵泡增大直径达到800μm左右，成为次级卵泡。

（4）成熟卵泡（mature follicle），是卵泡发育的最后阶段。卵泡液积聚增多，卵泡腔增大，卵泡的体积进一步增大，直径可达到18～23mm，向卵巢表面突出。排卵前卵泡的结构从外向内可依次分为卵泡外膜、卵泡内膜、颗粒细胞、卵泡腔、卵丘、放射冠和透明带。

2. 排卵（ovulation）　排卵是指卵细胞和它周围的卵丘颗粒细胞一起被排出的过程，包括卵母细胞完成第一次减数分裂、卵泡壁胶原层的分解和小孔形成后卵子的排出活动。排卵前体内性激素检测出现黄体生成素（LH）/卵泡刺激素（FSH）峰，LH峰是即将排卵的可靠指标，出现于卵泡破裂前36h。排卵多发生在月经周期的第14天左右。卵子可由两侧卵巢轮流排出，也可由一侧卵巢连续排出。

3. 黄体（corpus luteum）　排卵后卵泡液流出，卵泡腔内压下降，卵泡壁塌陷，形成许多皱襞，卵泡壁的颗粒细胞和卵泡内膜细胞及卵泡外膜的包被共同形成了黄体。卵泡颗粒细胞和卵泡内膜细胞进一步黄素化，分别形成颗粒黄体细胞及卵泡黄体细胞。若排出的卵子受精，黄体则转变为妊娠黄体（此过程受到人绒毛膜促性腺激素的调控），至妊娠3个月末退化。若卵子未受精，黄体则在排卵后9～10天开始退化，黄体细胞逐渐萎缩变小。黄体衰退后月经来潮，卵巢中又有新的卵泡发育，开始新的周期。

三、输 卵 管

（一）输卵管的形态及组织学结构

1. 输卵管的形态结构　输卵管（oviduct）是卵子与精子结合受精的场所及向子宫转运受精卵的通道，为一对细长且弯曲的管道。根据输卵管的形态，可以将其分为四个部分：①间质部，此部分是输卵管与子宫相接之处且藏于子宫壁内，管腔最狭窄，此段长约1cm；②峡部，此部分位于间质部的外侧，管腔较狭窄且细而直，长2～3cm；③壶腹部，位于峡部的外侧，管腔宽大弯曲，长5～8cm，壁薄，管腔壁上有丰富的皱襞，精子与卵子受精常发生于此处；④伞部，位于输卵管的最外侧端，开口于腹腔，管口处有许多指状样的突起，有拾卵作用，此部分长1～1.5cm。

2. 输卵管的组织学结构　输卵管共由三层结构组成：从输卵管外向管腔依次是浆膜层、肌层和黏膜层。浆膜层是输卵管的最外层结构。肌层为输卵管的中层结构，由平滑肌组成，其收缩有协助卵子移动及受精卵向子宫腔转移的作用。在月经期输卵管肌层的收缩还可以在一定程度上阻止月经血逆流进入输卵管及腹腔，防止宫腔内的感染向腹腔内扩散。输卵管内层为黏膜层，由一层高柱状样的上皮细胞构成。此处上皮细胞由分泌细胞和纤毛细胞组成，纤毛细胞的摆动有助于运送受精卵进入子宫腔着床，分泌细胞的分泌物参与输卵管液的组成，起营养卵细胞、防止细菌侵入腹腔的作用。

（二）输卵管的周期性变化

输卵管的周期性变化主要包括输卵管形态和功能的周期性变化两个方面。在雌激素的作用下，输卵管黏膜上皮纤毛细胞生长，体积增大；无纤毛细胞的分泌功能增强，为卵子提供运输和植入前的营养物质；此外，输卵管肌层发生节律性收缩。孕激素则具有抑制输卵管的节律性收缩，抑制输卵管腔上皮纤毛细胞的生长，降低无纤毛细胞的分泌作用。因此，只有雌激素和孕激素的协同作用，才能保证受精卵在输卵管内的正常发育和移动。

四、阴　　道

（一）阴道的形态及组织学结构

1. 阴道的形态结构　阴道（vagina）是月经排出和胎儿娩出的通道，同时也是性交器官。阴道为呈上宽下窄的管道，上端包绕子宫颈阴道部，下端开口于阴道前庭后部。子宫颈与阴道宫颈部形成四个穹隆，按照其位置分为前、后、左、右，其中后穹隆最深，临床上可经此进行穿刺、引流及阴式微创手术等。

2. 阴道壁的组织学结构　从阴道壁内（腔面）向外依次由黏膜层、肌层和纤维组织膜构成。黏膜层由非角化的复层鳞状上皮细胞覆盖，无腺体，有许多横纹皱襞且具较大的伸缩性，受到性激素的周期性调控。阴道壁的皱襞在性交过程中具有重要的生理意义。阴道肌层由两层平滑肌构成，外层为环形，内层为纵行平滑肌。整个阴道壁含有丰富的静脉丛，受损伤后容易出血甚至形成血肿。

（二）阴道黏膜的周期性变化

在月经周期中，阴道黏膜呈现出周期性变化的特点，其中以阴道上段的变化最为明显。在排卵前，在雌激素的调控下，阴道上皮增厚，阴道表层细胞出现角化，其角化程度在排卵期最明显。阴道上皮细胞内富含糖原，经阴道内的乳酸杆菌的分解作用产生乳酸，使阴道保持一定酸度，为阴道预防感染形成天然的屏障，阻止致病菌的繁殖。排卵后在孕激素的调控下，阴道表层细胞开始脱落。因此，临床上可借助于阴道脱落细胞的变化情况来了解女性体内雌激素水平和有无排卵。

第二节　女性重要年龄段的生殖生理特点

一、女　童　期

女童期是指从新生儿期后到青春早期之间的一段时间，从年龄上来看一般是指出生后 28 天到 10 周岁。此期女童的外生殖器和内生殖器均具有不同的生理特点，根据其特点将女童期分为女童早期和女童后期，分别叙述如下。

女童早期，即 8 岁之前，女童生殖器官呈现未发育的幼稚型，外阴皮肤平滑苍白，黏膜菲薄，大阴唇较薄，不丰满，未能覆盖小阴唇及阴道口，外生殖器娇嫩的皮肤和黏膜暴露在外，易受损伤及感染。阴道长 2～7.5cm，阴道内的 pH 为 8。子宫较小，子宫颈部与子宫体部比例为（2～1）∶1。卵巢大小如豆子，长约 1cm，重约 0.3g，表面光滑。每一侧卵巢约有 25 万个原始卵泡，卵巢皮质中无发育的卵泡，无雌激素分泌作用。

女童后期，开始出现性的发育，随着女童体格的增长和发育，神经内分泌的调节功能也逐渐完善，下丘脑、垂体和卵巢的激素分泌量逐渐增加，生殖器官开始生长发育，表现为阴唇丰满增大，皮肤增厚有皱纹，色素变深，但前庭区及阴道黏膜仍较薄。阴道加深，其表层细胞增厚，特别是子宫体生长显著，使子宫体与子宫颈之间的比例逐步超过 1∶1。卵巢内的卵泡受垂体促性腺激素的影响有一定的发育并分泌性激素，但是尚未达到成熟即衰退闭锁。乳房的腺管和腺体均开始增生，乳晕增大。

二、青　春　期

青春期是指儿童逐渐发育为成人的过渡时期，其年龄范围在 10～20 岁，是人生中变化最大的时期，也是女孩生长发育的关键时期。青春期的年龄界限，目前尚无统一划分标准，WHO 曾将青春期的年龄范围定为10～20岁,女童的青春期开始年龄和结束年龄都比男童早1～2年。一般来讲,中国女孩青春期从11、12岁开始,到19、20岁结束。根据女孩生长发育的特点,可以将青春期划分为青春早期、青春中期和青春晚期。生殖器官迅猛发育是从青春中期开始,此期以性器官与第二性征迅速发育为主要特征,出现月经初潮。

1. 生殖系统发育速度骤然增快 青春晚期女孩已具有生殖功能。此期女孩的内外生殖器均迅猛发育,呈现直线上升,月经初潮时卵巢平均重约6g,18～20岁时最重可达8.34g。卵巢外形发生显著变化,包括从女童期的纺锤状逐渐发育成扁圆形,同时性功能也由静止状态开始活跃,开始排卵后其表面由光滑而变得凹凸不平。子宫接近成人型,在初潮来临后,其内膜开始发生周期性变化。阴道长度随着年龄增长而变化,逐渐变得长而宽。阴道黏膜增厚的同时出现皱襞,颜色变灰暗并且分泌物增多,呈现酸性。

2. 性功能发育 从青春期开始,卵巢内的卵泡细胞陆续发育成熟并排出。卵巢分泌雌激素和孕激素,促使子宫内膜增厚和血管增生,为胚胎的着床和发育创造条件。月经初潮的来临预示着卵巢、子宫等功能发育达到了一定程度,具备了一定的生殖能力。

3. 第二性征发育 性征是区别男女性别的一些特征,可分为第一性征和第二性征。第一性征是指区分男女的生殖器官,第二性征是指生殖器官以外的可以区分两性的一些外部特征。女性的第二性征表现为体态丰满、乳房隆起、声音尖细、骨盆宽大等。乳房发育是第二性中发育最早的征象,通常作为女性进入青春期的标志。女性在8～11岁乳房开始发育,11～15岁乳房发育成熟。一般来说,乳房开始发育后的半年到一年开始出现阴毛,阴毛出现后的半年到一年开始出现腋毛。

三、妊 娠 期

妊娠是一个特殊的生理过程,生殖系统发生着巨大变化。子宫体增大变软,容量增加约1000倍,重量增加约20倍。子宫的形状和位置也随着妊娠的月份逐渐变化。在妊娠期,子宫的供血逐渐增加,子宫峡部逐渐变软拉长变薄,形成子宫下段。子宫颈部血管增多,组织水肿,着色和变软。卵巢增大,输卵管变长、充血;阴道变软,急剧扩张,血管增加,使阴道黏膜充血水肿,呈现蓝色。阴道pH降低,生理防御功能增强,防止感染。

妊娠期乳房增大、充血,乳头增大变黑,自觉有发胀或刺痛感,蒙氏结节形成。胚胎着床后血清人绒毛膜促性腺激素浓度开始升高,在妊娠8～10周达到顶峰,随后下降。胎盘来源的雌激素和孕激素的分泌量在妊娠期呈现持续增加态势。

四、产 褥 期

产褥期是指从胎盘娩出至产妇全身器官除乳腺外恢复或接近正常未孕状态的一段时间,一般规定为6周。

1. 子宫与子宫内膜的变化 子宫在分娩结束时大约1000g,随着肌纤维不断缩复,子宫体逐渐缩小,产后3周,子宫缩小至50～60g,比非妊娠期稍大。胎盘附着处蜕膜海绵层随胎盘排出,产后2～3天,基底层蜕膜分化为2层,表层坏死脱落,随恶露排出,其深层新的子宫内膜形成。产后随着子宫蜕膜,特别是胎盘附着处蜕膜的脱落和修复,子宫腔内的血液、坏死蜕膜组织等经阴道排出,即为恶露。正常的恶露有血腥味,但无臭味。若产后子宫复旧不良,恶露增多,持续时间长,并有臭味、子宫有压痛等,多为宫腔内胎盘或胎膜残留并发宫腔感染的表现。

2. 阴道及盆底组织的变化 分娩后阴道由松变紧,阴道腔由大变小,3周后阴道皱襞重现。产褥期阴道壁肌张力逐渐恢复,但不能完全恢复至孕前状态。产时外阴轻度水肿,产后2～3天内自行消退。产后大阴唇不再完全覆盖阴道口,至阴道口暴露于外阴部,多产妇更为明显。产时盆底肌肉及其筋膜由于过度扩张而失去弹力，且常有部分肌纤维撕裂。虽然能逐渐恢复，但极少能恢复原状，如能坚持产后运动，盆底肌肉弹力有望恢复到接近妊娠前状态；若有严重撕裂，且未经修补，或产褥期过早劳动，可导致产后阴道壁膨出，甚至子宫脱垂。

3. 乳房与内分泌变化　产褥期的乳房变化主要表现为泌乳。产后垂体分泌泌乳素和婴儿的吸吮，使得乳腺分泌增多。哺乳有利母体生殖器官及有关器官组织得以更快的恢复。哺乳产妇泌乳素于产后数日降至 60μg/L，不哺乳产妇的泌乳素分泌量降至 20μg/L。不哺乳产妇 6～10 周月经复潮，哺乳产妇推迟月经来潮。不哺乳产妇产后 10 周排卵，而哺乳产妇可能推迟 4～6 个月。产后较晚恢复月经者，首次月经来潮前多有排卵，所以哺乳产妇未见月经来潮却有受孕的可能。

五、更　年　期

据统计表明，我国目前 45～49 岁妇女人数已近 4000 万，50 岁以上的妇女人数近 2 亿，每年有 500 万左右的妇女进入更年期，到 2030 年全世界更年期妇女将有 12 亿人，而我国则占其中的 1/4。因此了解更年期妇女生理特点及重视更年期妇女生理健康具有重要意义。

更年期是妇女一生中自性成熟期进入老年期的一个过渡时期，即从生育功能和性功能旺盛到逐渐走向衰退直至月经不来潮、生育功能停止的过渡阶段。一般将更年期定义为 40～60 岁。鉴于"更年期"一词表达绝经过程的特征比较含糊，不够确切。1994 年 WHO 在日内瓦召开的专题会议上提出应该废除"更年期"这一术语，而推荐与绝经有关的术语。考虑到更年期一词在我国已经使用多年，且大众已经熟知这一术语，因此在本书依然采用更年期一词对有关内容进行著述。

（一）更年期的分期

更年期一般可以分为绝经前期、绝经期和绝经后期三个阶段。

1. 绝经前期（premenopause）　是指卵巢功能开始衰退的一段时期。40 岁后的妇女卵巢中的卵泡数量急剧减少，且仅有的卵泡对垂体促性腺激素的反应性降低。雌激素水平下降，垂体分泌的卵泡刺激素（FSH）升高，易发生卵泡发育不全或排卵频率减少，致使某些妇女月经不规律，月经量增多或减少及出现潮红出汗等症状。

2. 绝经期（menopause）　是指在更年期年龄停经已达 1 年者。此期卵巢功能进一步衰退，卵巢中遗留的少数卵母细胞对促性腺激素已无反应。此期血清雌二醇浓度过低，不足以引起子宫内膜撤退性出血，使得月经完全停止。绝经年龄有延迟倾向，我国城市妇女平均为 49.5 岁，农村妇女为 47.5 岁，一般妇女在 44～54 岁，如果在 40 岁以前绝经，成为早发绝经。女性绝经年龄与其健康是密切相关的。

3. 绝经后期（postmenopause）　指绝经一年后的生命时期。绝经后的 1～2 年卵巢开始萎缩，逐渐缩小，质地变硬，绝经后妇女所有性激素水平均降低，但绝经后 1 年内雌激素仍能保持在正常卵泡早期的水平，直至绝经后 6～10 年降至最低水平。绝经后雌酮是妇女的主要雌激素，绝经后卵巢已经不能分泌雌激素，而是由肾上腺皮质产生的雄烯二酮经周围组织芳香化作用而转化为雌酮。由于雌激素浓度的进一步下降，负反馈作用减弱，使垂体分泌的促性腺激素急剧升高，FSH 升高 10～20 倍，LH 升高 5～10 倍。

（二）更年期的生理特点

1. 生殖器官的退行性改变　更年期女性生殖器官出现退化，必然导致器官组织学和生理功能的改变。

（1）外阴：从更年期开始逐渐退化，到老年期明显萎缩，具体表现为上皮组织变薄，皮下脂肪减少，弹力纤维消失，血流灌注量减少，神经末梢变细。外观表现为阴毛变短和稀少；大阴唇组织松弛而出现褶皱；小阴唇和阴蒂萎缩，阴道入口缩小。

（2）阴道：阴道的退化出现较迟。随着年龄的增长，阴道逐渐变窄，变短，皱襞变为平滑，组织弹性减退。阴道上皮萎缩变薄，常有毛细血管破损所致不规则点状出血；阴道上皮细胞内糖原含量减少，糖酵解产生乳酸下降，阴道内 pH 增高，阴道乳酸杆菌消失，酸度逐渐降低，阴道的自卫功能减弱，易导致阴道内病菌生长，易感染。

（3）子宫颈部：子宫颈变短变硬，宫口缩小，颈管狭窄，宫颈萎缩，宫颈黏膜也萎缩，腺体数目减少，黏液分泌量少。此外，子宫颈扁平上皮层变薄，极易受伤出血，子宫颈阴道部的扁平上皮和柱状上皮细胞交界线，因雌激素下降自子宫颈外口退缩至子宫颈管内。

（4）子宫体：子宫萎缩，质地变硬。绝经初期，子宫内膜为静止的增殖期内膜，持续 6～8 个月后，子宫内膜逐渐退化变为萎缩型。60 岁后，子宫长仅 5cm，重 3g，子宫体长与子宫颈的比例又回复至儿童期的 1∶2。子宫处于伸展位置，易发生子宫脱垂。

（5）输卵管：逐渐发生退化，黏膜逐渐萎缩，黏膜皱襞消失，肌肉被结缔组织所代替。

（6）卵巢：萎缩变小，使体内无性激素产生，原始卵泡耗尽，停止排卵。

2. 内分泌系统的变化　更年期分泌减少的激素首先是雌激素。孕激素产生于排卵后的黄体，更年期的卵巢排卵功能减弱，常出现无排卵的月经，因而孕激素分泌也明显减少。垂体分泌的卵泡刺激素（FSH）和黄体生成素（LH）的分泌增多。雌激素的减少与骨代谢相关，体内呈现负钙平衡，逐渐出现骨质疏松。孕激素的明显减少，子宫内膜只有增殖期没有分泌期，增殖期子宫内膜达到一定程度也会脱落出血，时常表现为有一段闭经史后月经来潮量多，持续时间长甚至淋漓不断。总之，更年期女性内分泌的改变主要是由卵巢功能的衰退，卵巢所分泌的性腺激素减少，反馈到下丘脑-垂体-卵巢轴后，引起垂体促性腺激素的增高，但卵巢已不能相应地分泌增多，促性腺激素越发增高，因而造成内分泌系统平衡失调，带来一系列神经内分泌功能失调而引发相应的症状和体征。

第3章　女性生殖内分泌

第一节　促性腺激素释放激素及促性腺激素

一、促性腺激素释放激素

促性腺激素释放激素（gonadotropin-releasining hormone，GnRH）为下丘脑分泌的生殖调节激素，其生理作用是调节垂体促性腺激素的合成和分泌，生成促性腺激素，将其从储备池中动员至释放的位置，继而直接释放。根据对受体的亲和力，GnRH 可分为三种类型 GnRH Ⅰ、GnRH Ⅱ 和 GnRH Ⅲ。GnRH Ⅰ 即传统的 GnRH，GnRH Ⅱ 和 GnRH Ⅲ 存在于多种人类以外的动物，可能不直接参与促性腺激素的合成与分泌的调控。

GnRH 神经细胞在下丘脑弓状核合成并分泌 GnRH，转运到中隆，直接通过垂体门脉系统运送到腺垂体，或通过脑室膜细胞持续释放进入第三脑室。GnRH 含量最多的部位是位于在下丘脑核团正中隆起的弓状核。弓状核对调节 GnRH 脉冲式释放起重要作用，性激素可能通过刺激弓状核神经元突触反馈调节 GnRH 释放。弓状核中的神经肽可能是联系能量、营养与生殖功能的"桥梁"，从而协调生殖与代谢的稳定，GnRH 以黄体生成素释放激素为主，促使脑下垂体前叶释放大量的黄体生成素（luteinizing hormone，LH）及较少的卵泡刺激素（follicle-stimulating hormone，FSH），故也称黄体生成素释放激素（luteinizing hormone-releasing hormone，LHRH）。

GnRH 呈间歇而规律的脉冲式分泌，此由弓状核内部固有的节律决定。GnRH 分泌量小且主要通过门脉系统进入垂体前叶，外周血中含量甚少，不容易检测到。GnRH 分泌神经元与其他神经元交互连接，因此多种神经递质、激素及生长因子可交互作用并调节 GnRH 释放。GnRH 半衰期仅为 2～4min，由于 GnRH 半衰期非常短并且迅速被周围循环所稀释，血液内的 LH 脉冲频率与 GnRH 分泌基本一致，因此常用测定血 LH 浓度变化以间接判断 GnRH 释放脉冲的频度与幅度。由于传递有生物效应的 GnRH 仅限于垂体门脉系统，对生殖周期的控制就需 GnRH 持续不断释放，并且需有精确的节律与幅度。

卵巢周期的不同时期 GnRH 脉冲的频率与幅度是不同的。妇女早卵泡期 GnRH 脉冲频率为 90～120min 一次，晚卵泡期的高雌激素水平抑制 GnRH 的脉冲幅度，呈现低幅高频型，孕激素抑制 GnRH 的脉冲频率，因此在黄体期为 3～4h 一次，呈低频高幅型。

GnRH 分泌调节机制尚未完全阐明，目前的研究认为 GnRH 的分泌可能受到神经调控、局部神经递质的调控、卵巢性激素的反馈调节、垂体对 GnRH 的脉冲分泌直接反馈调节等。

二、促性腺激素

促性腺激素（gonadotropin，Gn）包括 FSH 和 LH，均由腺垂体促性腺激素细胞即腺垂体嗜碱性细胞分泌。FSH 和 LH 均为糖蛋白，均由 α 和 β 两个亚基肽链以共价键结合而成。其 α 亚基相同，β 亚基的结构不同，β 亚基决定激素特异性抗原性和特异功能，但需与 α 亚基结合成完整分子才具活性。α 亚单位有种属差异，但激素无差异，α 和 β 亚单位合成后分别进入血液循环，结合后方能发挥其生物活性。

FSH 是卵泡发育必需的激素。FSH 能促进窦前卵泡及窦状卵泡的生长发育；激活颗粒细胞芳香化酶，促进雌二醇的合成与分泌；调节优势卵泡的选择和非优势卵泡的闭锁；在卵泡晚期与雌激素协同诱导颗粒细胞生成 LH 受体，为排卵及黄素化作准备。LH 在卵泡期刺激卵泡膜细胞合成雄激素，为雌二醇的合成提供底物，排卵前促使卵母细胞进一步成熟及排卵；在黄体期维持黄体功能，促进孕激素、雌激素的合成与分泌。

LH 和 FSH 发挥生物活性时，应首先与其相应的细胞膜上的受体相结合，然后进入细胞，导致细胞发挥两种功能：在细胞质内促成类固醇激素的合成，在细胞核内促进蛋白质复制，合成 DNA，促进细胞增殖。促性腺激素经过细胞内作用后大部分与受体分离而继续运行于血液循环中，有的受体可以再与相应组织受体结合而发挥生物作用，有的经肝脏代谢，剩余部分经肾脏排泄。促性腺激素的半衰期及稳定性与涎酸成分的比重有密切关系，LH 含涎酸 2%，代谢和排泄较快，半衰期为30min；FSH 含涎酸 5%，半衰期为 3h。

三、下丘脑-垂体-卵巢轴

下丘脑分泌 GnRH，调控垂体促性腺激素释放，调节卵巢周期。卵巢分泌的性激素对下丘脑-垂体又具有反馈调节作用。下丘脑-垂体与卵巢之间相互调控和相互影响，形成完整而又协调的神经内分泌系统，称为下丘脑-垂体-卵巢轴（hypothalamus-pituiary-ovarian axis，H-P-O），下丘脑-垂体-卵巢轴的启动中心是下丘脑。中枢神经系统对下丘脑抑制影响的解除和下丘脑 GnRH-促性腺激素脉冲分泌的激活是启动下丘脑-垂体-卵巢轴功能的关键。GnRH 的分泌受到来自循环的激素信号的反馈调节，也受神经递质的调节。激素的反馈调节作用根据作用方式可分为正反馈和负反馈，正反馈起到促进作用，负反馈起到抑制作用。此外，根据反馈调节路径可将激素的反馈调节作用分为长反馈、短反馈和超短反馈。长反馈是指卵巢分泌到循环中的性激素对下丘脑-垂体的反馈作用；短反馈是指垂体激素对下丘脑 GnRH 分泌的影响；超短反馈是指血液中的 GnRH 反过来作用于下丘脑，调节自身的合成、分泌。另外，来自更高神经中枢的神经递质也影响下丘脑 GnRH 的分泌，如去甲肾上腺素可促进 GnRH 释放等。

（一）下丘脑和垂体对卵巢的调控作用

GnRH 分泌后，与垂体促性腺激素分泌细胞膜特异受体结合后变构形成激素受体复合物，将信息传入细胞内促进激素合成等生理反应，细胞反应后即进入不反应的惰性状态，稍停息后再恢复它对新刺激的敏感性和活动能力，促性腺激素的分泌必须间歇性才能有效应。GnRH 脉冲频率的刺激对信号转导通路的差异修饰在不同的促性腺激素合成和分泌过程中有重要的作用，它们参与了转录因子的修饰过程。FSH 是刺激卵泡发育最重要的激素，它促使窦前卵泡及窦状卵泡颗粒细胞的增殖与分化，分泌卵泡液，促使卵泡生长发育；前一周期黄体晚期及早卵泡期 FSH 的升高，促使卵巢内窦状卵泡募集激活芳香化酶系统，合成与分泌雌二醇；参与卵巢卵泡自分泌与旁分泌物质的合成与分泌，促使优势卵泡的选择；诱导颗粒细胞生成 LH 受体。在卵泡早期，间质细胞及其内卵泡膜细胞上出现 LH 受体，LH 与之结合后启动细胞内一系列酶合成雄激素；排卵前 LH 峰促使卵母细胞最终成熟及排卵；黄体期低水平 LH 支持卵巢黄体功能，促使孕激素和雌二醇分泌。

（二）卵巢性激素的正负反馈作用

卵巢在接受下丘脑和垂体激素的正调节作用的同时，它自身分泌的性激素也对下丘脑和卵巢的功能产生反馈调节，以此来保证生殖周期的规律正常。能使下丘脑兴奋，分泌性激素增多的反馈称为正反馈，反之则称为负反馈。

小剂量雌激素对垂体的 FSH 和 LH 分泌产生负反馈抑制作用。雌激素也抑制下丘脑的 GnRH 分泌，通过阿片类物质抑制 GnRH 脉冲的幅度，从而抑制垂体促性腺激素的释放。孕激素协同雌激素抑制垂体功能，它也可以通过阿片类物质来抑制 GnRH 的调节。小剂量的孕激素在黄体期可以降低 GnRH 的脉冲频率，对中枢形成很强的负反馈调节。如果黄体中期孕激素和雌激素分泌不足，或对下丘脑和垂体的负反馈减弱，不能抑制内源性的 FSH 分泌波出现，就可能诱导卵泡发育形成非卵泡期的卵泡成熟。性激素是在负反馈的基础上产生正反馈作用。有报道说雌二醇水平一旦达到 300pg/ml 左右并维持一定时间，垂体的促性腺激素分泌量增多，并在雌激素的作用下垂体促性腺激素分泌细胞合成更多的 GnRH 受体，分泌细胞对 GnRH 的敏感性也提高，直至血清中促性腺激素 LH 和 FSH 的分泌峰值出现，促使卵母细胞减数分裂的完成、排出第一极体，并引起成熟卵泡破裂并排卵。小剂量黄体酮（progesterone）在月经中期可以加强雌二醇的作用。

在卵泡期，循环中的雌激素浓度低于 200pg/ml 时，雌激素会抑制下丘脑、垂体的 GnRH 和 FSH、LH 分泌（负反馈）。随着卵泡发育，雌激素水平逐渐升高，负反馈作用逐渐加强，循环中的 FSH 浓度下降。当卵泡发育接近成熟时，卵泡分泌的雌激素达高峰，循环中雌激素浓度多于 200pg/ml 时，刺激下丘脑 GnRH 和垂体 FSH、LH 大量释放（正反馈），形成排卵前 FSH、LH 峰；排卵后卵巢形成黄体，分泌雌激素和孕激素，两者联合作用使 FSH、LH 合成和分泌又受到抑制，进而抑制卵泡发育黄体萎缩，循环中雌激素、孕激素浓度下降，两者联合对 FSH 和 LH 的抑制作用逐渐解除，FSH、LH 又回升，卵泡又开始发育，新的卵巢周期开始。

第二节　类固醇激素的合成与功能

一、类固醇激素的合成与代谢

类固醇激素都是由其前体——胆固醇在体内进一步合成而得到的。全部的类固醇激素具有相似的化学结构，而它们细微的结构差异就可导致显著的生物学活性改变。除胎盘外，所有生成类固醇的器官组织均可以乙酸盐为原料合成胆固醇。三种性激素可在卵巢内利用 2-碳乙酸盐分子原位合成胆固醇。这些原位合成的胆固醇作为合成性激素的前体物质。卵巢自身合成的胆固醇并不能够满足需求，因此血液循环中的胆固醇才是合成性类固醇激素的主要来源。血液循环中的胆固醇必须要进入卵巢细胞内的类固醇激素合成路径中，或者以酯化的形式储备以便需要时用。在血液中低密度脂蛋白（low density lipoprotein，LDL）是胆固醇的载体，胆固醇进入细胞则需要细胞表面的 LDL 受体的介导才能完成。

肾上腺皮质产生三组类固醇激素，包括糖皮质激素、盐皮质激素和性激素。肾上腺皮质产生的性激素是糖皮质激素和盐皮质激素合成过程中的中间产物。一般来说，肾上腺皮质生成的性激素的意义要低于性腺生成的性激素。女性卵巢可以合成三种性激素：雄激素、雌激素和孕激素。本节主要以卵巢生成的性激素为例来说明性激素的合成及代谢。

胆固醇在 P_{450} 胆固醇侧链裂解酶（P_{450} cholesterol side chain cleavage，P_{450}scc）的作用下，经过碳 20 位和 22 位的羟化作用和侧链裂解，在线粒体内转化为孕烯醇酮。随后，女性卵巢内类固醇的进一步合成则按照以下两种代谢途径之一进行：①Δ^4 途径：通过孕酮和 17α-羟孕酮进行——Δ^4-3-酮途径；②Δ^5 途径：通过孕烯醇酮和脱氢表雄酮进行——Δ^5-3β-羟基类固醇途径。

（一）雌激素的合成

95%的雌激素由卵巢分泌，从肾上腺及周围血转化而来的雌激素不到 5%，雌激素是在 FSH 和 LH 两种促性腺激素作用下由卵巢卵泡膜细胞、颗粒细胞共同合成的。雄激素是雌激素的前体，具有 27 碳的胆固醇在卵巢内若干种类酶的作用下，衍变为 21 碳的孕激素和 19 碳的雄激素，最后转化为 18 碳的雌激素。例如，睾酮于碳 19 位脱去甲基，再通过芳香化酶芳香化转化成雌二醇。雌二醇是妇女体内生物活性最强的雌激素。卵巢内雌二醇主要通过雄烯二酮-雌酮代谢途径合成。

卵泡发育过程中，卵泡膜细胞上有 LH 受体，接受 LH 刺激合成雄激素，即雄烯二酮和睾酮，颗粒细胞不能合成雄激素，但细胞上有 FSH 受体，接受 FSH 刺激激活芳香化酶，将周围卵泡膜细胞所提供的雄激素经芳香化酶作用后合成雌二醇和雌酮。颗粒细胞和卵泡膜细胞虽然都可以单独合成雌激素，但颗粒细胞的芳香化酶为卵泡膜细胞的 700 倍，两种细胞一起培养，雌激素产量可大大提高。雌二醇合成后可流入血液，并集中在卵泡液中，排卵前卵泡液中雌激素水平可千倍于血中水平。

卵巢主要合成雌二醇（estradiol，E_2）和雌酮（estrone，E_1）两种雌激素，在血液循环内尚有雌三醇（estriol，E_3）。非妊娠期妇女雌二醇生成率为 $100 \sim 300 \mu g/d$，雄烯二酮为 $3mg/d$，外周组织中雄烯二酮转化为雌酮的转化率为 1%，占雌酮每天生成量的 $20\% \sim 30\%$。由两者计量单位的差别可见，即使雄烯二酮转化率很低，每天生成的雌酮量也是很可观的。因此，女性血液中的雌激素应当说是卵巢直接分泌的雌二醇和雌酮与外周组织中转化而来的雌激素的总和。雌三醇是雌二醇和雌酮的外周代谢降解产物，活性最弱，且不由卵巢分泌。雌三醇的产生即是把高生物活性的雌激素转变为低生物活性的激素形式。排卵前的雌激素主要由颗粒细胞分泌，排卵后的雌激素和孕激素主要由黄体细胞分泌，其分泌随着卵巢功能周期性变化而波动。

（二）孕激素的合成

孕激素主要包括天然的黄体酮和一系列人工合成的孕激素，如异炔诺酮、甲炔诺酮和己酸孕酮等。胆固醇在细胞的线粒体内，经裂解酶作用，转化为孕烯醇酮（pregnenolone）。孕烯醇酮是合成孕激素、雄激素和雌激素的前体。孕烯醇酮通过 3P-羟基类固醇脱氢酶（3P-HSD）使 C3 上的羟基氧化为酮基再经 As-4 异构酶使 C5-6 位的双键，转为 C4-5 位，即形成孕酮。孕激素由卵巢的黄体细胞分泌，以孕酮为主。在肝脏中灭活成孕二醇后与葡萄糖醛酸结合经尿排出体外。非妊娠妇女，由于其外周组织中的类固醇不能转化为孕酮，其孕酮生成为肾上腺和卵巢分泌的总和。孕酮代谢的大致过程与其他性激素相似，但较雌激素复杂，$10\% \sim 20\%$ 的孕酮以孕二醇的形式排出体外。

（三）雄激素的合成

雄激素是孕烯醇酮合成雌激素过程中的关键中间产物。由孕烯醇酮转化为雄激素有两条途径：一条途径是在 17α-羟化酶（CYP17）、17, 20-裂解酶和 3P-羟基类固醇脱氢酶（3P-HSD）作用下，孕烯醇酮经羟化、裂解、脱氢逐步转化为脱氢表雄酮和雄烯二醇。另一条途径是先在 3P-HSD 作用下脱氢，再经 17α-羟化酶作用羟化、裂解生成雄烯二酮。目前认为 17α-羟化酶是多功能酶，具有 17α-羟化酶和 17, 20-裂解酶活性，是卵巢合成性类固醇激素的关键酶。

卵巢内生成的主要雄激素为雄烯二酮，仅有少量的睾酮，均来自卵巢间质组织细胞的分泌。正常女性月经中期，血液中雄烯二酮和睾酮浓度也会因为间质组织的正常蓄积而升高。在另一种情况下，如卵巢间质组织的过度蓄积或存在分泌雄激素的肿瘤时，睾酮就会成为主要的雄激素分泌产物，浓度升高。在正常女性体内，每天生成的脱氢表雄甾酮（dehydroepiandrosterone，DHEA）和雄烯二酮中，有 90%的 DHEA 来自肾上腺，来自卵巢的约 10%；雄烯二酮 $40\% \sim 50\%$ 来自卵巢，$40\% \sim 50\%$ 来自肾上腺，其余的来自外周组织。正常妇女的睾酮生成率在 $0.2 \sim 0.3mg/d$，其中 50%由外周组织中雄烯二酮转化而来，25%由卵巢产生，剩余 25%由肾上腺分泌。

（四）类固醇激素的代谢

性激素均为脂溶性物质，经过肝脏的代谢后转变为水溶性物质，然后通过肾脏，经尿液排出体外。雄激素大部分经代谢后以 17-酮类固醇形式从尿中排泄。雌激素肝肠循环：雌激素降解为雌三醇葡萄糖醛酸盐或硫酸盐经肾脏排泄，其中 1/4 雌激素经过肝脏时与胆汁一同排入肠道，进入肠道内的雌激素可被吸收入血后再次利用。余下极少部分未被肠道吸收的雌激素从肠道排泄出去。孕激素也同样经过肝脏代谢后，从肾脏排泄。

二、类固醇激素的生理作用

（一）雌激素的生理作用

雌激素在体内有广泛的生理学作用，它的主要作用是促进和维持女性生殖器官的发育及第二性征的出现。体内三种雌激素中雌二醇的作用最强，雌三醇最弱，雌酮介于两者之间。

1. 参与卵泡生长发育的调控　卵泡膜细胞和颗粒细胞均为雌激素的靶细胞。雌激素能够促进颗粒细胞有丝分裂，促进卵泡上 FSH 和 LH 受体基因的表达，也可以激活芳香化酶。雌激素在优势卵泡选择机制中具有重要作用。优势卵泡的选择在很大程度上与雌激素两方面作用相关：①雌激素在卵泡内与 FSH 相互作用；②雌激素对垂体 FSH 分泌有负反馈抑制作用。卵泡早中期，随卵泡发育和雌激素分泌的增加，FSH 分泌下降。分泌雌激素能力强的并对 FSH 敏感的卵泡即被选择为优势卵泡。发育不良的卵泡分泌雌激素能力低，且因为 FSH 的分泌减少引起 FSH 依赖性芳香化酶活性降低，从而使卵泡闭锁。优势卵泡的出现、雌二醇分泌增加和卵泡中期 FSH 逐渐降低三者间呈现同步化反应。

2. 促进子宫内膜修复和增生　雌激素可以增加子宫肌层血液供应，促进子宫平滑肌细胞增生，增厚子宫肌层。另外，雌激素还可以提升子宫肌层对于催产素的敏感性。

3. 促进乳腺发育　雌激素可以促进乳腺上皮细胞有丝分裂。

4. 促进女性外阴、阴道、子宫颈和输卵管的发育　雌激素可使阴道上皮增生和角化，子宫颈腺体分泌增加。

5. 促进儿童骨骼发育，促进钙沉积，抑制骨吸收　绝经后妇女常见的骨质疏松与雌激素水平低下有关。

6. 影响凝血系统　雌激素可以刺激肝脏合成一些凝血因子，如凝血因子脂蛋白Ⅱ、凝血因子脂蛋白Ⅶ、凝血因子脂蛋白Ⅸ、凝血因子脂蛋白Ⅹ等，进而引起凝血功能的增强，可能导致血栓的形成。

7. 调节血脂的代谢，降低低密度脂蛋白胆固醇水平，增加血管弹性　绝经后妇女常见的心血管疾病风险增加与长期缺乏雌激素相关。

8. 促进神经细胞的生长发育　雌激素可影响多种神经递质的释放，因此更年期妇女的各种所谓更年期症状与绝经期雌激素水平的波动有关，老年女性阿尔茨海默病发病率增高也可能与雌激素的长期缺乏相关。

（二）孕激素的生理作用

孕激素对下丘脑-垂体-卵巢轴存在负反馈调节，可以抑制 FSH 和 LH 的分泌。使增殖期子宫内膜转化为分泌期子宫内膜，为受精卵的着床和发育做准备，孕激素对子宫内膜上皮细胞和间质细胞的作用不同，它可以抑制子宫内膜上皮细胞增殖，促进间质细胞的蜕膜化。对子宫平滑肌产生负性肌力的作用，使子宫平滑肌松弛，减弱平滑肌活动，降低妊娠期子宫对催产素的敏感性，利于妊娠。而这种作用被认为与其能降低细胞内钙离子水平，同时抑制前列腺素合成等机制有关。孕激素可协调子宫内膜与受精卵发育水平的一致性。孕激素还可诱导透明带水解酶的合成，这是受精卵着床的关键。同时，孕激素还可以抑制母体对胎儿的免疫反应，有利于妊娠维持，也可促进乳腺发育。与雌激素不同的是，孕激素是促进乳腺小叶的发育。妊娠期高浓度的雌激素、孕激素使得乳腺进一步发育，为泌乳做准备。孕激素可促进阴道上皮细胞的脱落，抑制宫颈腺体分泌。孕激素还可上调体温，排卵后基础体温升高就是孕酮的作用。

（三）雄激素的生理作用

雄激素不仅是合成雌激素的前体，而且是维持女性生殖功能的重要激素之一。腋毛和阴毛的生长依赖于雄激素的作用，雄激素对维持女性性欲也非常重要。但雄激素过多可能影响卵泡的正常生长发育，进而影响排卵，最终导致月经不调。

三、类固醇激素的生理作用机制

组织细胞对性激素的特异性反应是由组织或细胞内特异受体的存在而决定的。不同的组织对于同一种激素的应答机制十分相似。类固醇激素的作用机制包括类固醇激素通过弥散等方式穿过细胞膜进入胞质内，与相应的胞质内受体结合，形成的激素受体复合物与细胞核中的 DNA 相互作用，产生信使 RNA（mRNA），mRNA 被转运至核糖体内，在胞质内合成蛋白质，发挥其生物学功能。类固醇激素受体可通过多种机制调节基因转录或转录后事件。雌激素、孕激素和雄激素均遵循基本机制发挥生物学效应。负责类固醇激素跨膜转运的因子并不明确，但血液中游离激素的浓度决定了细胞功能的发挥。未与激素结合的游离受体与热休克蛋白（heat shock protein，HSP）结合，保持受体结构稳定，使 DNA 结合位点处于无活性状态。性激素一旦进入细胞，就会与各自相应受体结合，引发受体变构或激活。所谓受体变构或激活是指激素与受体结合后，激素受体复合物的构型发生变化，受体-热休克蛋白复合物发生解离，暴露出结合位点，促进复合物与核内 DNA 的结合。激素受体复合物与激素反应元件（hormone responsive element，位于基因上游的特异性 DNA 位点）结合。在激素发挥生物效应的过程中，激素与受体的解离率、胞核内染色质与激素受体复合物结合体的半衰期长短是重要影响因素。

性激素的合成主要发生在细胞质内，但雌激素受体、孕激素受体在合成后须立刻转入细胞核内，构成核信号网络。细胞合成蛋白质时，每 3 分钟从胞质中输入约 100 万个组蛋白分子。特定细胞能够合成 1 万~2 万种不同的蛋白质。这些蛋白质合成后的去向是由蛋白质自身的定位信号（localization signals）决定的。对类固醇激素受体而言，它的信号序列位于铰链区（hinge region）。多数情况下，类固醇激素受体可通过以下几种形式激活转录：①其他转录因子，与 DNA 和聚合酶相互作用的多肽；②共活化和共抑制因子，共调因子或连接蛋白，与受体转录活化区相互作用；③染色质因子，促使影响转录的结构变化，除二聚化类固醇受体与 DNA 反应元件相结合外，类固醇激素活性还受其他影响转录活性机制的调节，如其他蛋白质转录因子、共活化因子和共抑制因子等。

（一）雌激素受体结构与作用机制

雌激素有两种受体，雌激素受体 α（ER-α）和雌激素受体 β（ER-β）。近年来第三种雌激素受体雌激素相关受体 γ（ER-γ）也已从硬骨鱼（teleost fish）中得到克隆。由于其激素特征不明显，很难确定与 ER-α 和 ER-β 的相似性，因此人类组织中的 ER-γ 被称为雌激素相关受体 γ。

ER-α 和 ER-β 的激素结合特性十分类似，它们有着相似的对同一激素的反应模式，雌激素受体的结构上可分为调节区域（A/B 区）、DNA 结合区域（C 区）、铰链（D 区）、激素结合区域（F 区）。其中的 DNA 结合区 ER-β 有 97%的氨基酸序列与 ER-α 同源；激素结合区有 59%同源。两种受体与雌激素反应元件结合的亲和力相同。它们的不同在于雌激素对不同受体的亲和力不同。遗传信息的差异引起了亲和力的差异，作用机制亦不同。

转录活化区是受体的一部分，与 DNA 结合后可激活转录。ER-α 中含有多个磷酸化位点和转录激活功能区（transcription activation function，TAF-1），而 ER-β 的 TAF-1 与 ER-α 的不同，使得 ER-β 不能通过 TAF-1 方式激活基因转录。F 区除了与激素结合外，还含有可引起二聚化（dimerization）的辅助因子结合位点及转录功能活化区 TAF-2。TAF-2 可与热休克蛋白（尤其是 HSP90）结合，阻止二聚化与 DNA 的结合。雌二醇可引起受体构象的变化，与 TAF-1/TAF-2 产生协同作用。雌激素受体虽然和类固醇家族受体一样位于细胞核内，但它参与核质穿梭（nucleocytoplasmic shuttling），即连续不断地从核内弥散出来，又快速地被转运回核内。穿梭一旦受到阻碍，受体在胞质内被很快降解。缺乏雌激素时，受体与雌激素反应元件相连亦会引发蛋白酶体的降解信号，从而被降解。雌激素受体突变体可与野生型雌激素受体结合形成二聚体，再与雌激素反应元件结合，但不能进行转录。这就说明，转录是雌激素依赖性的结果。雌激素作用的复杂性体现在同一雌激素与 ER-α 和 ER-β 结合呈现不同的作用结果。有研究显示，雌二醇与 ER-α 和雌激素反应元件特异结合可促进基因转录，而同样情况下，与 ER-β 结合反而会抑制基因的转录。

（二）孕激素受体的结构与作用机制

在转录水平上，雌激素诱导孕激素受体（PR）的生成，孕激素则可以在转录和翻译两个水平上降低它的生成。跟雌激素类似，孕激素受体也存在两种形式：PR-A 和 PR-B。PR-A 和 PR-B 的分子量分别为 94 000 和 114 000。PR-B 含有 933 个氨基酸，比 PR-A 多 164 个，且 PR-B 还具有一个独特上游部分，称 B-上游片段（BUS）。虽为同一基因表达，却是由不同的启动子引发转录，构成了一个复杂的转录调节系统。

在孕激素中，TAF-1 位于 DNA 结合区上游，TAF-2 位于激素结合区域。某些细胞内 BUS 还存在有 TAF-3，可以增强其他 TAF 的作用或者自动激活转录。孕激素受体与类固醇受体超家族作用机制相同，包括与热休克蛋白结合形成无活性的复合物、与激素结合、发生聚化、结合 DNA 与孕激素反应元件、磷酸化和各种蛋白质调节转录等机制。同时，靶细胞种类还决定了 PR-A 和 PR-B 的转录活性，尤其是启动子的影响。大多数细胞中，PR-B 是孕激素反应基因的正向调节因子，PR-A 抑制 PR-B 的活性。PR-B 转录活性受到自身羧基端突变的影响，而 PR-A 则不会。这说明孕激素受体转录激活和抑制是由两条独立的途径分别进行的。因此，人类雌激素受体、雄激素受体等转录活性的抑制有赖于 PR-A 的表达。另外，PR-A 还可以与雌激素受体竞争抑制同一种关键蛋白质，即必需的转录活化因子。

（三）雄激素受体的结构与作用机制

雄激素受体也存在两种形式，较短的 A 型和较长的 B 型。雄激素受体 DNA 结合区的氨基酸序列与孕激素极为相似。雄激素胞内机制更为复杂一些，可在细胞内使睾酮转化为双氢睾酮（DHT 睾酮），双氢睾酮直接发挥作用转化为雌二醇（芳香化）。

第4章 生殖细胞的生长发育和受精

第一节 女性生殖细胞的发生、成熟与凋亡

一、卵子的发生与卵母细胞的分裂

（一）卵子发育与成熟

在胚胎发育过程中，首先出现的原始生殖细胞分散在后卵黄囊中，从这里它们开始迁移。迁移而来的原始生殖细胞进入原始性腺周围的"雌性"皮质层和内部的"雄性"髓质。在这个时期，胚胎的性别还没明确。在雄性中，性腺发育成睾丸，在 Y 染色体上的主导基因 sry 指导下，皮质层的原始生殖细胞死亡，而在髓质的原始生殖细胞分化为精原细胞。在雌性中，由于无 Y 染色体，也就没有 sry 基因，在此情况下，性腺发育成卵巢，皮质内的原始生殖细胞存活，并发育为卵原细胞。卵原细胞先经过一个有丝分裂的增殖期。当这一系列有丝分裂结束后，此时的生殖细胞称初级卵母细胞。在女性胎儿的卵巢中大约有 500 000 个初级卵母细胞，女婴出生后，初级卵母细胞增殖停止。在青春期开始时大约90%的初级卵母细胞已经死亡。女性胎儿发育 3～7 个月时，卵母细胞就开始启动减数分裂，但一直停滞于第一次减数分裂前期的双线期，即生发泡（germinal vesicle，GV）期。在人类，这一减数分裂期静止，可持续 12～40 年。

初级卵母细胞经过一定的生长，与受精和发育有关的物质合成并储存后，在促性腺激素的作用下发生排卵，第二次减数分裂重新启动或称为减数分裂成熟，排出的次级卵母细胞已启动第二次减数分裂，减数分裂停滞在第二次减数分裂的中期。受精后在精子的作用下，启动并完成第二次减数分裂，排出第二极体，进入早期胚胎的发育。次级卵母细胞也由存在间断的减数分裂行为转变成胚胎卵裂的持续的有丝分裂过程。

（二）卵子发育与成熟的形态学变化

初级卵母细胞成熟包括恢复减数分裂并进行到第二次减数分裂中期（MⅡ）的核成熟，以及经历一系列复杂生理生化变化的胞质成熟。这些成熟过程是成功的受精和健全的早期胚胎发育所必需的。严格地说，卵母细胞成熟应该以其受精率和以后的发育能力来判定。目前一般把卵丘细胞扩散并排出第一极体的卵母细胞视作成熟卵子，但是排出第一极体充其量只能代表核成熟，而且胞质成熟和核成熟之间存在不同步性。

1. 卵子成熟过程的光学显微变化 对卵母细胞体外发育的一系列研究表明，有两个形态结构与其发育和成熟密切相关。卵丘-卵母细胞复合体（cumulu-oocytecomplexs，COCs）在培养前 COCs 的形态差异会对卵母细胞的体外成熟结果产生影响。对人与牛、羊卵泡卵母细胞体外成熟研究后发现有卵丘包围者，其恢复减数分裂和受精后的发育能力高于无卵丘包围者；有完整卵丘细胞包围者高于有少量薄层卵丘细胞包围者。这似乎表明卵丘细胞能提供卵母细胞成熟所必需的物质，而且这种物质的传递强烈依赖于卵丘包围卵母细胞的数量和范围，圆极体卵母细胞在体外培养过程中排出第一极体是核成熟的一个很好的标志。同时研究者也发现排出第一极体的卵母细胞比没有排出第一极体的卵母细胞更具有发育至桑葚胚和胚泡的能力，而且在成熟过程中最早排出第一极体的卵母细胞更有可能发育至胚泡。这或许可以表明最先核成熟的卵母细胞获得了胞质成熟的优先权，并通过了一些尚未明了的机制对稍后核成熟的卵母细胞的胞质成熟有抑制作用。

2. 卵子成熟过程的超微变化

（1）卵母细胞核成熟的基础：真核细胞含有 3 种细胞质细丝：微管（microtuble，MT）、中间丝（intermediate filaments）和微丝（microfilaments）。它们构成细胞骨架，为细胞提供结构支持并通过相关的分子运动蛋白（molecular motor proteins）的调节加强胞质运输和细胞活力。微管、微丝是构成减数分裂器的物质基础。减数分裂成熟的特征核膜破碎，染色质浓缩，微丝重排，中间丝网重组并进入 MⅡ期。微管为中空圆柱体，直径 25nm，由分子量 50 000 的 α、β 微管蛋白形成分子量 100 000 的杂二聚体构成。它是减数分裂和有丝分裂纺锤体重要的结构成分，一旦微管系统被破坏，纺锤体即被解体，染色体聚集成团块状。体外培养的卵母细胞的减数分裂纺锤体比体内的明显长和宽，这可能由于体外培养引起了微管蛋白浓度变化所致，同样这会对体外培养过程中极体的形成产生影响。微丝，即肌动蛋白（actin），直径为 6～9 nm，由分子量 40 000 的蛋白质组配而成。肌动蛋白通过调节纤维肌动蛋白（F-actin）的功能及组配在卵子发生过程中保持生发泡的形态和位置。在减数分裂过程中，微丝与减数分裂器的运动相关联，一方面微丝为减数分裂器旋转提供动力；另一方面又对其旋转进行控制。此外，微丝还参与了极体形成，在极体溢出处能观察到微丝的存在。

（2）核仁的超微结构：核仁是 rRNA 转录和随后合成核糖体亚基的场所。核仁的超微结构变化反映其转录活性，与减数分裂及发育能力所需蛋白质的合成与储存密切相关。核仁由纤丝成分组成，纤丝成分可再分为由原纤维成分包围的原纤维中心和颗粒成分。原纤维中心和颗粒成分很清晰地存在于活性的正在转录的核仁中，而失活的非转录核仁则由一个致密浓集的原纤维球组成，推测其可能代表核仁基质蛋白，核仁致密化是减数分裂恢复的前提。原纤维中心是 rRNA 转录所需的酶（如 RNA 聚合酶Ⅰ）的所在，另外，rRNA-基因也定位于原纤维中心和致密原纤维成分中，分裂间期原纤维中心和致密原纤维成分之间发生 rRNA 转录，随后致密原纤维成分被拼接并同蛋白质和其他非核仁转录体一起排列形成核糖体亚基从而组成颗粒成分。卵母细胞核仁在初级卵泡和次级卵泡中被激活，其特征是原纤维中心内化，核仁成颗粒状，这可能标志着 rRNA-基因与核仁产生了联系，转录活性升高。而核仁功能在接近生长期末期时失活，其特征为原纤维中心边缘化，同样这可能是 rRNA-基因从核仁缩回的信号。

（3）卵母细胞胞质成熟的超微结构：卵母细胞胞质成熟在超微结构上表现为细胞器结构重组，胞质内容物的改变等一系列复杂过程。研究表明卵母细胞生长与许多细胞质中细胞器的重定位和调整有关，也与一些特殊结构如透明带和皮质颗粒的发展进程有关。在卵母细胞发育早期，大多数细胞器分布在生发泡周围。随着卵母细胞生长，高尔基体、线粒体、内质网、皮质颗粒等细胞器数量不断增加，且向皮质区迁移，在细胞中央形成不含细胞器的"透明区"。线粒体在细胞代谢中起主导作用，其形态、数量及分布的变化与细胞的代谢水平、增殖及分化密切相关。卵母细胞成熟时线粒体由皮质又转向胞质中央区扩散，这有利于卵母细胞充分成熟过程中能量的利用。皮质颗粒是卵母细胞所特有的细胞器，卵母细胞成熟时其在质膜下呈线状排列，这对于保证单精入卵及胚胎正常发育具有重要意义，因而皮质颗粒增殖及沿质膜线形分布被认为是卵母细胞成熟的标志之一。与鸟类的卵黄相似，哺乳动物卵母细胞中脂质小体代表能量库，卵母细胞在整个获能和最终成熟期脂质数量逐渐增多，这对胚胎发育具有启动作用。不同哺乳动物在卵母细胞成熟过程中，各种细胞器的变化规律不同，这些超微结构在种属间的差异对胞质成熟产生的具体影响目前仍未知。但这种差异似乎是造成不同动物卵母细胞在体外培养条件下获得成熟率有差异的原因。此外卵母细胞质膜表面的微绒毛由粗短变为细长，由倒伏于卵质膜表面而后竖起是质膜充分成熟的标志，极体释放部位微绒毛密度降低。

二、卵母细胞的成熟

卵子发生发育的主要目的是获得可受精的卵母细胞，即成熟的卵母细胞。卵母细胞体外成熟是指将有腔卵泡中处于生发泡期的卵丘-卵母细胞复合体取出，在体外合适的条件中培养，使卵母细胞能在短时间内自发完成由生发泡期向第二次减数分裂中期的转变。目前哺乳动物卵母细胞体外成熟技术已广泛应用于实际生产并逐步开始商业化和产业化。尽管 1939 年研究者们也证实了人生发泡期卵母细胞在体外能自发成熟，而且 1969 年又进一步证实了体外成熟的卵母细胞能完成体外受精，但人卵母细胞的体外成熟技术发展缓慢，缺乏系统的研究。直到 1991 年，Cha 等才利用体外成熟技术在世界上获得了首例妊娠。与精子的获能过程有相似的生理学意义，研究者也将卵母细胞体外成熟的过程称为卵母细胞的获能。这一获能过程至少由 3 个基本的步骤组成，包括恢复和完成减数分裂到第二次减数分裂中期的核成熟、经历受精和支持胚胎发育的细胞质成熟，以及获得正确的基因组印迹的基因成熟。该过程一方面受卵泡内环境的影响；另一方面与自身的结构蛋白模式和分泌蛋白的变化相联系。卵母细胞的成熟依赖于一个特定时段的特殊基因表达，基因表达在 RNA 和蛋白质水平的产物可能诱导卵母细胞成熟。通过检查卵母细胞生长发育过程中的蛋白质变化模式发现，对应不同核成熟期，卵母细胞合成蛋白质具有阶段特异性合成特征。卵母细胞的成熟过程受到卵母细胞合成蛋白质磷酸化和去磷酸化作用的调节。

（一）卵母细胞核的成熟

卵母细胞的核成熟在形态上表现为生发泡破碎（germinal vesicle breakdown，GVBD）与第二极体排出。目前对参与调节 GVBD 的机制和应答排卵前促性腺激素峰而启动卵母细胞进入 M Ⅱ 的信号途径尚不完全清楚。研究表明，卵母细胞减数分裂的能力是在卵母细胞的生长过程中逐渐获得的。特别是在卵母细胞的最后成熟期，卵母细胞自发获得恢复减数分裂的能力，这一时期一般与卵泡腔的形成同步。减数分裂的成熟是分两步的过程，首先卵母细胞恢复以 GVBD 为特征的减数分裂过程，随后在培养液中添加高浓度的人细胞周期阻断因子（cell cycle-arresting factors），如 cAMP 和次黄嘌呤能阻止卵母细胞 GVBD，而添加适当浓度的促性腺激素可诱导 GVBD。由于卵母细胞和卵丘细胞通过缝隙连接偶合，因而许多蛋白因子可能通过调节卵丘细胞以控制 GVBD。许多调节分子，如类固醇、Ca^{2+}、肌醇、cAMP 和嘌呤等通过缝隙连接可以自由地在卵母细胞和卵丘细胞间流动，该信号交流受促性腺激素的调节。卵母细胞 GVBD 需要蛋白质的合成。并不是所有的卵母细胞在 GVBD 后都能排出第一极体而完成核成熟，蛋白质的合成在卵母细胞从生发泡期到 M Ⅱ 的进程，以及在保持 M Ⅱ 休止中是必需的。抑制卵母细胞中的蛋白质合成将不能产生成熟促进因子（maturation promoting factor，MPF）。

目前普遍认为，在所有真核细胞中，MPF 是最重要的调节减数分裂细胞周期进程的因子，它由催化亚基 p34cdc2 和调节亚基 cyclin B 组成。在细胞周期中，p34cdc2 通过磷酸化和去磷酸化作用或与 cyclin B 结合调节 MPF 活性。与 MPF 活性有关的去磷酸化作用选择性地发生在 p34cdc2 的酪氨酸 15（tyr15）和苏氨酸 14（thr14）两个位点上，并受 cdc25 和 nimi 基因调控。在生发泡期 MPF 活性相对较低，随后逐渐升高在第一次减数分裂中期（M Ⅰ）时到达第二次顶峰，这种活性的顶峰维持一段时间后下降并在 M Ⅱ 时再次达到顶峰，最后随着 M Ⅱ 休止的结束 MPF 活性下降。因而 MPF 的活性对于启动减数分裂，维持减数分裂中期的休止，以及促使 M Ⅰ 向 MU 的转变均具有重要作用。另外这一复合体还参与卵母细胞减数分裂过程中核膜的破碎。

细胞静止因子（cytostatic factor，CSF）的一个主要功能成分是由 c-mos 原癌基因编码的 Mos 蛋白，它是一种丝氨酸/苏氨酸蛋白激酶，主要在卵母细胞中表达。Mos 可能使 cyclin B 磷酸化从而影响其稳定性和 MPF 活性。Mos 和细胞静止因子对卵母细胞减数分裂过程的作用在物种间存有差异，它们启动和调节爪蟾卵母细胞的减速分裂成熟，但并不是鼠、羊和猪卵母细胞成熟所必需的。另外在减数分裂中期 Mos 能与微管蛋白形成复合体以调节纺锤体和染色体的形态、排列和功能。

有丝分裂原蛋白激酶 K（mitogen-activated protein kinase，MAPK），也是一种丝氨酸/苏氨酸激

酶，又称为细胞外调节激酶（extracellular regulated kinase，ERK）。它是调节卵母细胞减数分裂静止的中枢。在人卵母细胞中，p42ERK2 是 MAPK 的主要形式。在卵母细胞进入第一次减数分裂时 MAPK 活性升高，并在整个成熟期和 MⅡ 静止过程中保持高水平，MAPK 活性下降与受精后原核的形成同步。MAPK 对纺锤体的形成也非常重要，MAPK 主要通过使微管结合蛋白-2、微管结合蛋白-4、微管蛋白、P90rsk 等靶分子磷酸化，参与调节核膜破裂、染色体凝集、微管组装/去组装等。然而，据观察，在体外，从小的有腔卵泡中获得的 MⅡ 静止的卵母细胞仅有一部分有能力完成受精并发育到胚泡，表明卵母细胞完成核成熟以后并不能完全确保受精和胚胎发育。

（二）卵母细胞胞质成熟

卵母细胞细胞质成熟是体外受精和早期胚胎发育所必需的。哺乳动物卵母细胞的大多数 RNA 在卵母细胞的生长过程中积聚并合成。GVBD 单位时间内 RNA 的合成持续维持低水平，一些新合成的 RNA 在 GVBD 前释放进细胞质。在排卵前，卵母细胞的代谢特征是活跃的转录和翻译，然而转录在排卵时休止，因而卵母细胞和早期胚胎的正常发育依赖于在排卵前积聚的 mRNA 和蛋白质。在卵母细胞成熟过程中持续存在蛋白质翻译活性，积累的转录子和小分子支持减数分裂与受精后胚胎发育，直到胚胎基因组具有转录活性开始调节胚胎发生发育。

细胞质成熟包括多个阶段特异性过程，如特异性蛋白的合成、皮质颗粒的释放、细胞内储藏的 Ca^{2+} 的释放、线粒体的重定位等，这些过程对受精均有重要的作用。与核成熟相似，细胞质成熟也是逐步获得的，它伴随着卵泡腔发育完成并需要体细胞和生殖细胞间缝隙连接的功能。另外，生发泡中释放进细胞质的内容物可能在决定受精卵的命运上有作用，调节蛋白进入细胞核和细胞质后可能会区域化聚集，这种区域化聚集可能在决定受精卵的极性和随后胚胎发育中有重要作用。

排卵前卵泡中存在大量的类固醇激素，而卵母细胞内能检测到雌激素受体的存在，推测雌激素可能参与了卵母细胞细胞质成熟的一系列事件。雌激素通过与雌激素受体特异性结合发生作用。研究表明，在细胞质成熟过程中雌激素可能通过 Ca^{2+} 释放系统作用于卵母细胞的表面，促进卵母细胞的膜成熟。未成熟的卵母细胞在体外时，细胞内 Ca^{2+} 经历大幅度的波动，从而获得全能的 Ca^{2+} 释放系统。这些卵母细胞将在受精过程中启动被激活的卵母细胞信号，使之打开胚胎发育的程序。激活的卵母细胞促使皮质颗粒胞吐，从而阻止多精受精并完成减数分裂，开始胚胎第一次有丝分裂。因此卵母细胞应答雌激素以释放 Ca^{2+} 的能力是成熟过程中必需的步骤。

因为排卵前卵泡液中含有一定浓度的孕酮，研究者推测细胞质成熟的信号转导可能需要特殊的卵泡内孕酮环境。孕酮通过特异性地与细胞核孕酮受体结合产生作用。孕酮受体的 A 和 B 亚型结构相似但功能不同，它们由同一个单基因编码，但转录为不同的 mRNA。孕酮受体的 A、B 亚型表达受到雌激素和它的同源配体的调节。成熟的颗粒细胞参与细胞内 Ca^{2+} 的代谢和刺激蛋白激酶的升高，它们协同降低孕酮的浓度。卵泡液中孕酮与雌激素的比值可能是卵母细胞成熟的标记。孕酮可能也间接或直接地参与了卵母细胞膜 Ca^{2+} 释放系统的发育。

促性腺激素是正常的性腺发育和生殖功能必需的。一般认为 FSH 对卵巢卵泡的发育起作用，而 LH 对排卵和卵泡转化为黄体起重要作用。从卵泡生长到排卵过程，在发育的卵母细胞、周围的颗粒细胞和卵丘细胞中存在大量的基因激活和失活。在卵巢中，FSH 与颗粒细胞上的受体结合，并通过 cAMP 依赖的蛋白激酶途径作用于卵母细胞。研究表明，FSH 对排卵前卵泡的发育很重要。排卵前卵泡的 LH 受体形成需要 FSH 的诱导，被 FSH 诱导形成 LH 受体是分化的颗粒细胞的特点。卵泡膜细胞是卵泡雄激素的主要细胞来源，LH 能与卵泡膜细胞上 LH 受体结合，加速雄激素底物从膜细胞进入受 FSH 调节的颗粒细胞转变成雌激素。另外，LH 可能在排卵前卵泡中刺激颗粒细胞和卵丘细胞分泌孕酮。FSH 也通过诱导芳香化酶系统催化雄激素向雌激素转变，刺激颗粒细胞产生雌激素，随后雌激素和 FSH 协同作用进一步增强芳香化酶的活性。

三、女性生殖细胞与凋亡

（一）卵巢颗粒细胞凋亡与卵泡闭锁的机制

新生儿的卵巢内的卵泡约有 100 万个，到青春早期月经初潮时仅剩下 40 万个，而在妇女一生中排出成熟卵泡仅有 500 个左右，其余的卵泡在不同的时期闭锁，形成闭锁卵泡。卵泡闭锁是选择性的生理性细胞死亡过程。在闭锁卵泡超微结构中发现：卵泡凋亡的形态改变首先出现在卵泡颗粒细胞中，随后也出现于卵泡的膜细胞中。从闭锁卵泡的颗粒细胞中分离出的 DNA 片段在电泳下形成明显的梯形条带，这是细胞凋亡的特殊标志之一。目前认为细胞凋亡是卵泡闭锁的主要机制，颗粒细胞的凋亡触发了卵泡闭锁。在卵泡发育的不同阶段，卵泡颗粒细胞发生凋亡的敏感性不同，直径为 4～8mm 卵泡的颗粒细胞最易发生凋亡。以下对参与调控卵泡颗粒细胞凋亡的机制进行简要介绍。

1. 凋亡相关基因介导的卵泡颗粒细胞凋亡与卵泡闭锁

（1）*P53* 基因：*P53* 基因具有阻止细胞由 G_1 期向 S 期转变的功能。DNA 的损伤可以引起 P53 蛋白的表达增加，能够在 DNA 合成前修复其损伤。如果这种损伤扩大，继续增加的 P53 蛋白则触发细胞凋亡。*P53* 在未成熟小鼠卵泡中有表达，凋亡卵泡中 P53 mRNA 的水平显著增加。研究表明，小鼠卵巢中 P53 蛋白基本分布于闭锁卵泡凋亡的颗粒细胞核内。

（2）*Wilms tumor type*（*Wt-1*）基因：*Wt-1* 基因是肾母细胞瘤易感基因。在女性生殖系统中，卵巢和子宫是产生 *Wt-1*mRNA 的主要器官，其中小鼠卵巢中颗粒细胞是 *Wt-1*mRNA 最主要的表达场所。*Wt-1* 在胚胎性腺发生中起着关键作用。*Wt-1* 的功能可能是协调 *P53* 基因发挥作用，增强 *P53* 基因在颗粒细胞中的作用；抑制几种编码生长因子及其受体（如 EGF、FGF 和 IGF-1）的转录功能，直接下调这些促进细胞增殖的生长因子及其受体的表达，导致颗粒细胞凋亡，从而触发卵泡闭锁。

（3）*bcl-2* 家族：*bcl-2* 基因家族在调节细胞凋亡中发挥作用。体外无血清培养的小鼠卵泡颗粒细胞有促性腺激素支持时，凋亡发生减少，*bax* 基因表达明显下降，*bcl-2* 和 *bcl-XL* 表达增加。*bax* 基因在影响颗粒细胞凋亡的过程中起决定作用。进一步研究表明鸡卵泡发育的不同时期，颗粒细胞发生凋亡的敏感程度与 *bcl-XL* 表达的多少有关，直径为 4～8mm 的卵泡颗粒细胞最易发生凋亡而导致卵泡闭锁，在此期颗粒细胞中几乎检测不到死亡抑制基因 *bcl-XL* 的表达产物，而在成熟卵泡中颗粒细胞 *bcl-XL* 的表达产物最多。以上结果均证明了 *bcl-2*、*bcl-XL* 和 *bax* 基因之间的比例决定了颗粒细胞的凋亡，从而影响卵泡的闭锁。

（4）*Fas/Fas-L* 系统：人颗粒细胞上存在着 *Fas* 抗原 mRNA，而对于小鼠，*Fas* 抗原 mRNA 表达于闭锁卵泡的颗粒细胞中，*Fas-L* 则表达于正常或闭锁卵泡中的卵母细胞中。已知表达 *Fas-L* 的细胞能促进表达 *Fas* 的细胞发生凋亡，故卵母细胞具有诱导颗粒细胞凋亡的能力。

2. 卵巢自身介导的卵泡颗粒细胞的凋亡与卵泡闭锁　促性腺激素、性激素和卵巢自分泌及旁分泌产生的生物大分子在卵泡颗粒细胞凋亡及卵泡闭锁中发挥着重要作用。

（1）促性腺激素：FSH 或 LH 可在不同程度上抑制卵泡颗粒细胞在缺乏激素培养的环境下发生凋亡，FSH 抑制颗粒细胞凋亡的效应部分是通过 IGF-1 介导的。在临床上，常用的促排卵治疗即是通过增加内源性或外源性 FSH 来实现的。大量 FSH 通过抑制各期卵泡颗粒细胞凋亡的发生，使多个卵泡发育成熟，从而使正常女性在一个月经周期中排出多个成熟的卵。

（2）雌激素：雌激素可抑制早期卵泡和腔前卵泡颗粒细胞凋亡，且有剂量依赖性，同时给予雄激素可抑制雌激素的抗凋亡效应。雌激素抑制颗粒细胞凋亡的机制可能是通过它抑制核酸内切酶的活性来实现的。

（3）表皮生长因子：表皮生长因子（epidermal growth factor，EGF）能抑制体外培养的大鼠颗粒细胞发生自发性凋亡，酪氨酸激酶阻断剂可抑制其作用。卵泡中膜细胞、间质细胞和颗粒细胞均可产生 EGF，而颗粒细胞上存在着 EGF 受体，因而 EGF 是通过旁分泌和自分泌而发挥其抑制凋亡效应的。

（4）胰岛素样生长因子（insulin-like growth factor，IGF）和 IGF 结合蛋白（IGF binding protein，IGFBP）：IGF-1 能提高 FSH 受体 mRNA 的稳定性，IGF-1 合成增多为 FSH 抑制大鼠排卵前卵泡及早期腔状卵泡自发性凋亡的机制之一。IGFBP 可特异性阻断该抑制凋亡效应。临床发现，在多囊卵巢综合征（polycystic ovarian syndrome，PCOS）患者的卵泡中，IGFBP 的表达水平明显增高，这可能是患者不排卵的原因之一。

3. 细胞间连接介导的卵泡颗粒细胞凋亡　哺乳动物卵泡颗粒细胞间的连接存在两种形式：即缝隙连接和中间连接。缝隙连接参与调节颗粒细胞间信号的转导，影响细胞间的相互作用；中间连接（黏着小带）是由颗粒细胞表达的 N-钙黏素黏合而形成的，调节颗粒细胞聚合。研究发现，单个颗粒细胞凋亡的发生率是聚合细胞的两倍。因此，细胞间的连接可以阻止卵泡颗粒细胞凋亡。

（二）卵巢黄体细胞凋亡与黄体萎缩

卵泡排卵后，剩余的颗粒细胞转化成粒黄体细胞，分泌孕激素和松弛素，并与膜黄体细胞一起协同分泌雌二醇。若卵泡未受精，则发生黄体退行性变化，黄体转化为白体，因而孕酮和雌二醇浓度降低，使子宫内膜脱落形成月经。黄体的退行性变化正是通过黄体细胞的凋亡来实现。黄体细胞上有 Fas 抗原，应用 Fas 抗原的单克隆抗体，可以诱发黄体细胞发生凋亡。一般认为 *Fas*、*c-myc* 等基因表达的上调促进了黄体细胞凋亡的发生。

第二节　卵 子 受 精

受精是卵子与精子相互结合并形成受精卵的过程。受精是新生命的开端，标志着个体发育的开始，它由一系列有序并且协调发展的精子与卵子相互作用的过程构成。这一过程主要涉及精子获能、卵母细胞成熟、精卵识别、顶体反应、卵子激活、精卵融合及雌雄原核发育等一系列复杂的生理步骤。本节主要讨论卵子在受精过程中涉及的各个环节的调控。卵母细胞的发生、成熟已经在本章第一节中探讨过，在此不再赘述。

一、卵子与精子的相互识别与结合

（一）精子穿透卵丘细胞

1. 卵丘的特性与功能

（1）卵丘细胞的特性：人的卵子由外层卵丘细胞（约 5000 个）和内层较厚的细胞外基质-透明带组成。通常将卵丘细胞及其胞外基质合称为 COM（cumulus oophorus and matrix）。基质的主要成分是与蛋白质结合的聚合透明质酸。这些基质是在卵母细胞减数分裂重新启动期间，由排卵前迅速扩展的卵丘细胞所分泌。在电镜下，完全扩展的卵丘细胞基质好像是两张纤维网，基质可伸入透明带外层的微孔中。在卵子发生期间，生长期卵母细胞表面靠近透明带的卵丘细胞称为放射冠，它伸出许多纤细突起，通过透明带到达卵子表面。在人类和小鼠中，大约在排卵时放射冠细胞才完全从透明带上分离开来。放射冠细胞和卵丘细胞在形态上无明显差异。卵丘细胞甚至在排卵后仍可继续合成和分泌孕酮和前列腺素。

（2）卵丘细胞的功能：COM 的存在对于提高卵子的受精率有重要意义。具有 COM 的卵子，其受精率高而恒定，而无 COM 的卵子，受精率明显降低，而且差异很大。COM 中有利于受精的卵丘因子，可能是它的可溶性成分。COM 中可能存在以下成分：①刺激精子活力的因子；②促进精子顶体反应的因子。COM 可能具有以下功能：①延长卵子的受精生命；②延缓卵透明带变硬过程；③阻止顶体反应的精子离开透明带表面；④起到过滤和筛选作用，只允许有受精能力的精子进入卵子，清除活力较差的精子；⑤稳定卵子，使有受精能力的精子穿入透明带和卵子；⑥可能还具有锚定卵子的作用。

2. 精子穿透卵丘细胞　过去研究者们认为，受精时是许多精子围绕一个卵子，目的在于疏松或分散卵丘细胞，使得精子能够穿过卵子透明带。事实上，只有在体外受精，卵子和大量精子相互作用时这种情况才发生，体内受精情况并非如此。在体内正常受精时能够接近卵子的精子数量很少。受精过程中精子、卵子比例为 $1:1\sim10:1$。大多数哺乳动物的受精往往发生于卵丘细胞分散之后。获能的精子易于穿透卵丘，然而未获能精子黏附于卵丘细胞表面但不能穿过它。在遇到卵丘之前已完成顶体反应的精子，虽可黏附于 COM 表面，但仍不能穿过 COM。只有获能并具有完整顶体帽的精子才能穿入卵丘，并可在卵丘细胞间自由地游动。精子穿过 COM，不仅需要依靠自身的超激活运动，而且还需要携带糖基化磷脂酰肌醇锚定表面透明质酸酶（简称 PH-20）。此外，精子穿过 COM 还与其表面酶类有关，如顶体酶、β-半乳糖苷转移酶和芳香基硫酸酯酶等。精子一旦进入 COM，其运动方式将发生改变，呈现出急剧的超激活运动。由于 COM 的高度黏稠性，精子通过 COM 需要相当大的冲刺力。在精子获能过程中，精子表面某些物质被去除或转变，致使精子头部黏性降低，从而使精子穿过卵丘。

（二）精子穿过透明带

1. 透明带的特性及功能

（1）透明带的特性

1）结构形态：透明带厚度、蛋白质含量及其韧性因动物种类而异。通常成熟卵子透明带内层比外层致密。外层透明带表面呈"开孔"式海绵状结构，也许这些"孔"是卵子生长过程中卵丘细胞伸入透明带到达卵子表面造成的。与此相反，透明带内表面则呈颗粒或微管状结构。透明带外表面的海绵状结构反映了卵子成熟和精子的可穿透性。精子难于穿透表面光滑的人卵透明带外层，易于穿透海绵状表面外层的透明带。

2）化学性质：透明带由数种成分组成。根据其蛋白质分子量排列，人类 ZP（zona pellucida，透明带）由 ZP_1、ZP_2 和 ZP_3 组成。它们以 $1:4:4$ 的比例组合而成。这 3 种糖蛋白具有不同功能。ZP_1 是一种同源二聚体微丝，由分子间二硫键交错结合形成的结构性蛋白质；ZP_2/ZP_3 是异二聚体，它们由 ZP_1 微丝相互联结形成透明带网络。ZP_2 是精卵结合二级受体，在精子激活卵子时被卵蛋白酶所分解。ZP_3 是精卵结合的一级受体，负责同一物种间的精卵一级结合，并诱发精子发生顶体反应（AR）。ZP_3 是卵子与精子结合的最主要蛋白质，精子能不能与 ZP_3 结合是评价精子有无受精能力的主要指标。小鼠的透明带也是由三种糖蛋白组成，即 ZP_1、ZP_2 和 ZP_3。ZP_3 和精子质膜上的 ZP_3 受体介导精子与卵子透明带之间一级识别或结合，ZP_3 与精子结合诱发顶体反应；ZP_2 与顶体反应的精子相互作用，构成精子与卵子透明带之间的二级识别和结合；ZP_1 不参与精子直接作用。小鼠卵子的 ZP_1 主要具有结构支撑功能，它以细丝将 ZP_2 和 ZP_3 横向连接起来，形成透明带的三维结构。然而，最近在其他动物的研究表明，ZP_1 也可能是精子的二级受体，在精卵结合中发挥作用。

（2）透明带的功能：透明带是一层包被在卵子外层的糖蛋白，保护卵子和胚胎免受外界因素伤害。在体外，缺乏透明带的情况下卵子受精和胚胎发育仍可进行，但在体内，透明带对着床前胚胎是必需的。没有透明带，胚胎的分裂球就会彼此分离或者黏附于其他细胞上，致使其丧失个体独立性，甚至还可能黏附于输卵管上皮而导致死亡。透明带是否具有抵抗细菌、白细胞或免疫学攻击的作用目前尚不清楚。对于进入雌性生殖道的精子来讲，透明带是卵子受精前精子必须穿越的最后一道屏障。在大部分动物中，卵子本身存在阻断受精的固有机制，其中透明带起到了关键作用。在受精卵的卵周隙中，存在着卵子分泌的大分子。在一些哺乳动物中，来自输卵管的大分子也进入到卵周隙中。这样，透明带为胚胎发育提供了一个特殊的微环境。

2. 透明带与精子识别与结合

（1）卵子透明带与精子相互识别结合相关的基础性概念：精子与卵子之间的一级识别发生在卵子透明带表面。与精子结合的卵子表面成分，称为精子受体，也称卵子蛋白。与卵子结合的精子表面成分，称为卵结合蛋白（egg-binding protein），也称精子蛋白。因此，精子与卵子间的种属特异性的识别和结合是通过精子表面的精子蛋白与卵子表面的卵子蛋白相互作用来实现的，精卵之间的相互作用具有物种特异性。但是，在很多情况下，去除卵透明带，异种之间的受精屏障随之消失。在精子和透明带识别过程中有多种受体与配体共同参与作用，形成受精复合体，研究认为至少由 4 种不同的人精子蛋白与 ZP_3 交联形成共价键。4 种精子蛋白-ZP 相互作用模式为蛋白质与蛋白质、蛋白质与糖基、糖基与糖基及上述 3 种的联合形式。其中，以糖基与糖基的相互作用最为重要，然后是蛋白质与糖基相互作用，最后是蛋白质与蛋白质的作用。此外，糖脂间的相互作用也介导精子-透明带的相互识别。

（2）精子与卵子透明带的一级识别与 ZP_3 结合的特性：小鼠 ZP_3 与精子质膜上的特异受体结合后，形成受体-配体复合物，这种复合物具有两种功能：一是使精子附着在透明带上；二是激发精子发生顶体反应。顶体完整的精子质膜上 O-链寡糖基分子负责与透明带的结合，其结合位点位于 ZP_3 糖蛋白羧基端。ZP_3 是精子的初级受体。目前已经阐明了透明带糖蛋白中的糖类成分在精子-透明带结合中所起的作用，其寡糖链顺序似乎不是精子-透明带结合特性的关键。ZP_3 不仅存在于 ZP 外表面，也存在于透明带内表面。透明带内表面的 ZP_3 也具有识别精子和诱发顶体反应的功能。ZP_3 中发挥精子受体作用的准确部位是与氧基相连的一组特殊的寡聚糖，它们位于多肽羧基端的一侧。虽然这些与氧基相连的寡聚糖的结构还不清楚，但很明显，某些糖基对精子的结合是必要的。有一种假设认为，不同哺乳动物的精子可能识别 ZP_3 上的不同寡聚糖表位，造成精卵之间的种族特异性结合。另一种假设认为，精子识别与氧基相连的寡聚糖。最近的研究表明，ZF_3 中具有与精子结合而诱发顶体反应的最小区域是羧基端。

（3）精子与透明带的 ZF_2 二级识别和结合：精子的顶体反应发生后，精子质膜和顶体外膜脱落，精子表面与 ZP_3 结合的受体也随之丢失。此时，精子与透明带间发生二级识别。透明带中负责与精子发生二级识别的是 ZP_2，ZP_2 能与顶体反应后的精子结合。抗 ZP_2 的抗体能抑制顶体反应后的精子与透明带的次级结合，而对顶体完整的精子与透明带间一级识别和结合没有影响。此外，胰蛋白酶可能与精卵之间的次级识别和结合有关，如大豆胰蛋白酶抑制剂与 ZP_2 抗体作用相似，也能抑制顶体反应后的精子与卵子结合。

3. 精子穿透透明带过程

（1）顶体反应：ZP_3 糖蛋白主要负责精子与透明带结合和诱发顶体反应。顶体反应是指获能精子在激动剂（孕酮和 ZP_3）的激发下，精子质膜和顶体外膜之间发生多点融合，形成囊泡化的过程。精子顶体是一个膜包围的溶酶体样细胞器，位于精子核膜与质膜之间，其中含有很多酶类。在与卵子结合并穿过 ZP 之前，精子必须完成顶体反应。顶体反应使顶体内含物逸出顶体。顶体反应是受精过程中首次膜融合，是受精过程中十分重要的步骤。ZP_3 诱导精子顶体反应释放胞内物质，通过三条精子信号转导通路引起顶体反应。①第 1 条通路：ZP_3 与 GalT 结合，也可能与受体结合，导致异聚体 GTP-结合蛋白和磷脂酶 C 的激活，提高了精子胞内 Ca^{2+} 浓度。②第 2 条通路：孕酮/ZP_3 直接与 Ca^{2+} 受体结合，激活 L-型/T-型钙通道，引起短暂的 Ca^{2+} 内流。信号转导后期，由 ZP_3 介导的起始事件通过 Trp 家族钙通道，使更多的 Ca^{2+} 进入胞内，导致胞内 Ca^{2+} 浓度持续升高，最终激发顶体反应。③第 3 条通路：孕酮/ZF_3 激活 sAC，活化后的 sAC 催化 cAMP 形成，提高胞内 cAMP 浓度，进而激活 PKA，最终导致顶体反应的发生。

（2）精子迅速穿过透明带：在顶体反应不久，精子与 ZP 脱离，打开一条适合于其头部通过的缝隙，穿过透明带。此时，精子活力、蛋白酶和糖苷酶在穿透过程中均发挥作用。穿过透明带的精子强有力地摆动其尾部，借尾部振动力将精子缓慢地推向前进。在多数动物，精子是以倾斜方向穿过透明带。精子穿过透明带是十分快速的。体外精子穿越透明带的时间在很大程度上取决于精子获能的程度。

二、卵子质膜与精子的相互作用

精子一旦发生顶体反应后，精子穿过 ZP，迅速穿越卵周隙，到达卵质膜，精子在此开始与卵质膜结合并发生融合。精卵质膜结合与融合是一个多步骤参与过程。从精子与卵质膜接触开始到精卵质膜融合而告终。由此创造出一个新个体称为合子。精卵质膜相互作用，可分为 4 步：①精子黏附于卵膜。精子借助尾部的超激活运动接近卵膜，通过其头部顶端开始与卵质膜发生黏附。②精卵结合。精卵建立牢固的特异性结合，其基础是精子表面的配体与卵子质膜上的精子受体相结合。③精卵质膜融合。首先发生在精卵质膜的接触部位，通过融合蛋白的介导，形成细胞内含物的通道，这种通道形成模式与病毒融合肽（virus fusion peptide）及细胞分泌颗粒发生胶融合孔道极为相似。④细胞内含物混合。脂类物质自发完成，精卵随即融合为一体。膜融合进程可分为启动、膜锚定、膜接触、蛋白质类混合、融合孔开放、融合孔扩大和细胞质融合等 7 个步骤。精子结合在卵质膜上，将其头部顶端或中心区作为支撑点发生旋转运动，但未平卧在卵表面或与卵膜融合。精子头部转向与卵膜平行，精子头部边缘或侧面与卵膜发生黏附。精子以头部赤道区或顶体后区的质膜与卵子质膜融合。卵子发生融合的部位为微绒毛丰富的区域，即微绒毛顶端、侧面或两侧绒毛之间；但在第 2 极体排出处不与精子发生融合。因为此处卵膜性质已发生改变，缺乏微绒毛；其下原皮质颗粒；具有不同糖基化特征。

第5章 人类胚胎着床

第一节 胚胎着床的过程

一、胚胎着床的定义

胚胎着床（implantation）又称胚胎植入，是指胚胎经过与子宫内膜相互作用后最终在子宫内膜植入的过程。精子和卵子在输卵管内融合后，鉴于输卵管腔体狭小且上皮薄弱，营养贫乏，远远不能满足胎儿发育的需要，所以受精卵无法在此生长和发育。受精卵就像一颗种子，必须寻找一片沃土，才能生根、发芽、开花、结果。子宫内膜此时正处于分泌期，富于营养并适合于胚胎发育，因此受精卵必须植入子宫内膜才能正常发育。这个过程主要包括受精卵的生长和发育、子宫内膜容受性的建立及胚胎与子宫内膜的对话。胚胎着床的发生受到一些关键生理事件的调控，如胚泡脱去透明带，子宫内膜由非容受态转换到容受态，胚胎和子宫内膜的同步发育等。胚胎着床是妊娠的第一步，也是妊娠成功的关键。受精卵必须在子宫内膜着床，才能从母体获取营养物质，发育、分化、生长，并通过胎盘排泄代谢产物，最终成为一个新的个体。人类胚胎在历经发育、卵裂、脱透明带等一系列变化后，约只有1/3的胚胎能在子宫内膜着床，其余的胚胎惨遭淘汰。因此，胚胎着床是生殖过程的重要环节，也是人类辅助生殖的瓶颈性环节。人类卵子受精后，在输卵管蠕动、输卵管液流动、纤毛摆动等因素的作用下，由输卵管壶腹部向子宫腔内运行，历时3~4天后到达子宫腔，在宫腔内游离2~3天，最终脱透明带着床。受精第6~8天胚泡开始定位、黏附、入侵，到第10~12天完成胚胎着床。

二、受精卵分裂和透明带的脱落

（一）受精卵分裂

受精卵形成后开始逐渐分裂，这个过程称为卵裂（cleavage）。卵裂后的细胞形成卵裂球（blastomere）。人类受精卵第一次卵裂形成2个大小不等的细胞，大的细胞将分裂形成内细胞团，小的细胞将形成绒毛膜和胎盘。之后卵裂球继续分裂成4个、8个、16个等细胞的卵裂球，卵裂过程中细胞数量增加但总体积不变。受精卵通过卵裂形成多细胞的实心细胞团，此细胞团形似桑椹，故称桑椹胚（morula）。桑椹胚外面由透明带包裹。受精卵的卵裂过程中，由输卵管提供营养物质，桑椹胚一般在受精后3~4天运行到子宫腔，在宫腔游离3天左右，从子宫内膜腺体获取营养，并继续分裂。早期卵裂球具有全能发育的潜能，如果将两个细胞卵裂球或桑椹胚分为两半，每一半都可以发育成为一个正常的胚胎。

（二）胚泡形成和透明带的脱落

桑椹胚在宫腔内汲取营养，继续生长、分裂，细胞逐渐增多并呈有序排列。当卵裂球细胞达到一定数量的时候，细胞间逐渐形成一些小的腔隙，之后这些间隙发生融合，形成一个大的腔隙，腔中充满液体，胚胎呈囊泡状，此时的胚胎称为胚泡或囊胚（blastocyst），将来发育成胎盘和绒毛。由一群细胞聚集在胚泡的一端形成内细胞团（inner cell mass, ICM），内细胞团将会发育成胚胎。早期胚泡外周包被一层透明带，透明带是一层由糖蛋白组成的起保护作用的外壳，它与胚泡间存在一个潜在的间隙，随着胚泡的增长、变大，透明带也逐渐长大、变薄，最终破裂，致使胚泡的滋养层细胞裸露，直接与子宫内膜接触。胚泡在植入前必须从透明带中脱出，这个过程称为胚泡孵出

（blastocyst hatching）。胚泡只有在脱掉透明带后才能在子宫内膜黏附，因此脱透明带是着床的先决条件。胚泡孵出有两种方式：一种是胚泡连续膨胀，透明带逐渐变薄，最终破裂，胚泡孵出；另一种方式是胚泡膨胀后迅速收缩，反复膨胀、收缩最终使胚泡孵出。

三、胚胎植入能力的获得

1. 胚胎发育到胚泡阶段会逐步获得植入能力，胚泡的激活并与子宫对话是子宫出现"植入窗口期"的必要条件之一。通过对休眠或激活这两种胚泡类型的表达谱进行研究，揭示了两种胚泡间的差异，这些差异主要体现在细胞周期、细胞信号和能量代谢等通路。母体激素也在其中扮演了非常关键的角色。通过对存在休眠胚泡的延迟着床现象的小鼠模型注射雌激素，发现可以恢复其胚泡着床能力，孕育出后代。另外，雌激素代谢物 4-羟雌二醇（4-OH-E$_2$）也可以通过刺激前列腺素（prostaglandin，PG）合成，促使胚泡激活。

2. 内源性大麻素的正确合成、降解和信号传递对成功着床非常关键。内源性大麻素系统（endocannabinoid system，ECS）在胚胎植入能力建立中起了关键作用。大麻素主要前体物质花生四烯乙醇胺（arachidonoylet-hanolamine，AEA）和其受体跨膜 G 蛋白偶联受体（CB1）的低水平表达对小鼠胚胎着床非常关键。AEA 调节了胚泡的激活，并通过 CB1 受体激活 ERK 和 Ca^{2+}信号通路启动着床；而当 AEA 表达量上升则会抑制 Ca^{2+}调节作用，同时 CB1 在休眠胚泡中的表达较激活胚泡更高。胚胎着床能力的激活也需要 CB1 和另一大麻素受体 CB2 的作用，它们的正常表达对于维持胚胎发育能力，调节胚胎正常着床起着非常关键的作用。

3. 胚胎内源性因素在胚泡着床过程中也起着重要作用。研究显示在着床前胚泡中肝素结合表皮生长因子（HB-EGF）及其受体 ErbB1 和 ErbB4 的表达会逐渐上升；另外，比较休眠胚泡和激活胚泡的基因表达谱，可见激活胚泡中 HB-EGF 因子高表达；而 HB-EGF 的表达则可以诱导 TE 增加黏附和侵入能力。胚胎 HB-EGF 因子可以通过旁分泌和近分泌信号进行自我诱导，诱导滋养层细胞的发育，保证其顺利植入。

四、胚胎着床过程

在哺乳动物中，胚胎着床过程涉及激活胚胎与接受态子宫内膜之间的相互作用，主要包括激活胚泡的定位、黏附及植入 3 个阶段顺序发展。胚泡必须在称为"着床窗口"的有限时期内植入到母体子宫内膜中，即胚胎着床能力的获得与子宫内膜接受态的建立必须同步。人类胚胎从黏附到植入的过程在受精后 5～6 天开始，第 11～12 天完成。在小鼠的着床前期，妊娠第 4 天之前，通常认为子宫处于接受前期；妊娠第 4 天，在卵巢的黄体激素和着床前雌激素的诱导下，子宫将处于完全接受态；妊娠第 5 天下午开始，子宫将进入非接受态时期，即不应期。胚胎着床后，在着床位点周围的子宫间质细胞将经历大范围的增殖和分化，这一过程被称为蜕膜化。这种子宫基质向蜕膜转化的过程，主要由孕酮和雌激素调节，所形成的蜕膜床负责向胚胎提供营养并形成屏障，以防止在胎盘成熟之前滋养层的侵袭不受控制。

由于受多种因素的影响，人类和哺乳动物的胚泡植入方式各不相同。据胚泡在宫腔的位置和滋养层与子宫内膜接触的程度将着床方式分为 3 种。①中央或表面植入型：这种着床方式是胚泡体积长大后充满宫腔一段空间，滋养层大面积与子宫内膜接触，但胚泡不侵入子宫内膜内部。食肉类和部分灵长类属这种类型。②完全侵入式植入型：胚泡附着内膜之后侵蚀上皮细胞，然后穿过基膜钻入子宫内膜基质中。人类、蝙蝠、刺猬和灵长类中的狭鼻猴、猩猩属于这种类型。③偏心式植入型：此类胚泡体积较小而宫腔相对较大，胚泡嵌入子宫腔一侧上皮陷凹之中，然后上皮消融，胚泡被包埋在基质中，啮齿类多属此种类型。

（一）胚泡定位

受精卵到达子宫宫腔后的 1～2 天处于游离状态，在黏附之前首先在某个位置靠近内膜，这个过程称定位（apposition）。定位以后开始进一步黏附直至植入。一般而言，人类胚胎在子宫内膜的着床位置大多在子宫后壁或侧壁中部。胚胎选择着床位点的机制目前尚不清楚。胚胎与子宫内膜之间的相互识别可能是胚胎定位的根本，这种识别主要通过糖复合物与配体的结合而介导。在围着床期的子宫内膜和胚泡上存在着大量不同的糖复合物及配体，糖复合物在子宫内膜的表达除有规律的改变外，还有区域性差异。例如，兔子宫内膜着床期扁豆凝集素（lens culinaris agglutinin, LCA）、麦芽凝集素（wheat germ agglutinin, WGA）结合糖蛋白出现阶段性变化，而且它们的出现与胚泡进入子宫内的时间一致，着床期达顶峰，着床后下降；这种糖复合物主要表达在着床侧；另外，其表达量还与胚泡是否存在有关。说明子宫内膜和胚胎某些特异分子的定点表达与胚泡的定位有关。最初游离的胚胎靠近子宫内膜可能与两者表面的电荷有关。研究发现，子宫内膜中糖基的变化，使得围着床期子宫内膜的负电荷减少，增加内膜对胚胎的吸引力，有利于胚胎靠近内膜。胚胎具有明显的极性，一般认为人的胚胎是以靠近内细胞团的极端滋养层细胞与子宫内膜相接触，但尚无定论。

（二）胚泡黏附

在胚泡定位后，开始黏附（adhesion）于子宫内膜，子宫内膜和胚泡立即出现微绒毛交错现象，滋养层细胞和子宫内膜上皮细胞间形成桥粒和连接复合体等专门固着的结构。研究者通过扫描电镜观察到，胚泡都黏附在带胞饮突的上皮细胞上，早期胚泡黏附的第一个形态学标志是顶端连接复合体的形成，它位于上皮细胞的顶端与侧面交界处，使胚泡可以足够稳定地穿过相邻的上皮细胞。黏附过程主要由胚胎和内膜表面表达的多种黏附分子及其配体结合介导。黏附分子包括整合素 αvβ3、α1β1、E-选择素、ICAM-1、CD44 等，配体包括层粘连蛋白等。着床过程整合素 αvβ3、α1β1、E-选择素、ICAM-1 在子宫内膜丰富表达。

（三）胚泡植入

胚泡附着于子宫内膜表面后，很快侵入子宫内膜。滋养层穿入子宫内膜的过程称为胚泡植入。胚泡植入内膜的形式因种属而异，人类的胚泡植入属于完全侵入型。胚泡的植入阶段包括滋养细胞与细胞外基质（extracellular matrix, ECM）的黏附、基质降解、内膜蜕膜化、滋养细胞移行等生理变化。胚泡穿过子宫内膜上皮层时使上皮间的桥粒和顶端复合体解离。胚泡植入子宫内膜有三种形式：其一是融合型侵入：胚泡和子宫内膜接触后，滋养层和内膜上皮细胞顶部发生融合，接触面细胞膜消失，上皮细胞失去原有的特性，融合细胞穿过基膜进入基质。其二是移位型侵入：子宫内膜上皮细胞移位使胚泡侵入。滋养细胞入侵后产生溶酶体酶和蛋白水解酶，使内膜上皮细胞变性坏死，最终脱落，使滋养细胞经过基膜钻入基质，而滋养细胞则可吞噬部分脱落的上皮细胞及其碎片。其三是闯入型侵入：合体滋养细胞的突起插入上皮细胞相邻之间的缝隙，插入部分扩张，一直延伸到基膜，穿过基膜挤入基质内，两类细胞均保持完整。滋养细胞接触子宫内膜后分泌蛋白水解酶，如MMPs。其中 MMP-2、MMP-9 等与着床密切相关，这些酶可消化与其接触的子宫内膜组织，并降解细胞外基质，使内膜形成缺口，胚泡则通过被消化的缺口逐渐植入子宫内膜功能层。

胚泡植入使子宫内膜基质成分发生重建，主要是蜕膜化过程中的基质成分更新所致。着床前，细胞外基质主要由纤维胶原Ⅰ和纤维胶原Ⅱ、胶原Ⅴ和胶原Ⅵ、纤连蛋白（Fn）等组成，蜕膜化过程中，子宫内膜基质重新构建，胶原基质纤维性减少、消失，蜕膜细胞产生新的基质成分，增殖分化成内、外两层，内层为细胞滋养层细胞（cytotrophoblast cell），外层为合体滋养层细胞（syncytiotrophoblast cell），合体滋养层细胞与母血直接接触。胚泡完全植入子宫内膜后，缺口由周围增生的上皮细胞修复，胚泡着床过程完成。植入过程持续 4 天左右。经过植入，原来游离的胚泡埋入子宫内膜中，从而取得母体的营养，建立起母-胎间结构上的联系。

（四）蜕膜化

蜕膜化是指在胚泡植入子宫内膜后，胚泡附近的基质细胞会继续增殖分化成蜕膜细胞的过程。在小鼠蜕膜化发生的过程中，基质细胞会分化形成多核蜕膜细胞。蜕膜化有利于保障子宫对于胚泡植入的容受能力，这个过程受细胞因子、转录因子、激素等调节。在胚胎着床过程中，上皮细胞会发生凋亡，从而利于胚胎的植入，这种凋亡可能通过 caspase 3、TGFβ、trophinin 和 KLF5 的调控；另外 Ihh 基因在上皮中表达之后，通过基质细胞表面的 Ptch1 和下游共效应因子 Gli1-3 及 COUP-TFII，调节基质的正常蜕膜化。激素在蜕膜化中也扮演了重要角色，孕激素可以通过孕激素受体及一些转录共调节因子 FKBP52、SRC 家族影响子宫的蜕膜化，而雌激素的合成缺失也会抑制蜕膜化的过程。在基质细胞分化为蜕膜细胞的过程中，其内在的基因程序化调控也非常关键，HOXA10、IL-11Rα、HB-EGF 等蛋白质，都可以通过控制细胞周期蛋白 D3（cyclinD3）等的表达来调控基质细胞周期和正常分化。

第二节　子宫内膜容受性的建立

育龄期妇女的月经周期一般为 28～30 天，在这期间，子宫内膜只在特定的时间段对胚胎具备容受能力，这种能力称为子宫内膜容受性，人子宫内膜在月经周期的第 20～24 天具备对胚胎的容受性，这个时期被称为胚胎着床窗口期（window of implantation）。一旦超过了这段时间，子宫内膜着床窗口关闭，拒绝胚胎的着床。如前面章节所述，为了妊娠的建立，子宫内膜经历了月经周期性的生长发育变化。到目前为止，子宫内膜容受性建立的机制仍然是个未解之谜。现将人类生殖生物学对子宫内膜胚胎着床窗口期的认识著述如下。

一、子宫内膜形态学变化

在每个有排卵的月经周期中，子宫内膜都将为接受孕卵着床做准备。子宫内膜在卵巢激素的调节下，从增殖期到分泌期经历了一系列的形态变化，着床窗口开放期的变化最为明显。着床期的子宫内膜变化主要是子宫内膜细胞的增殖、分泌活动的出现和血液供应的增加。

（一）子宫内膜的显微结构

排卵以前，子宫内膜处于增生期，排卵后子宫内膜转化为分泌期。分泌中期是子宫内膜具备最大容受性的时期，其组织形态学发生明显变化，特点如下。

（1）腺上皮：腺上皮细胞有丝分裂停止，内膜腺体增长弯曲到最大程度，腺腔直径几乎增加1倍，腺体分泌功能达到顶峰，超微结构呈现出三个特点：巨大线粒体，糖原沉积和核管道系统的形成。

（2）腔上皮：主要变化是胞饮突（pinopodes）的形成，胞饮突出现在分泌期的第3天，持续48～72h。胞饮突的出现与子宫内膜着床开放期一致。孕激素对胞饮突的出现及发育有促进作用，雌激素对其产生抑制作用。

（3）间质细胞：包括成纤维细胞和白细胞两个细胞群。分泌中期开始，成纤维细胞在孕激素的作用下转化为假蜕膜细胞，细胞肥大，细胞核大且浓染；间质水肿明显。

（4）间质血管：围着床期，间质内的螺旋动脉盘曲扩张到最大程度，血供丰富。着床部位的间质血管通透性增加，这主要是局部的前列腺素作用的结果。另外，促肾上腺皮质激素释放激素（corticotropin releasing hormone，CRH）也是潜在的血管扩张因子，在着床部位的表达远高于非着床部位。已知胚胎可刺激内膜上皮细胞产生前列腺素 E(prostaglandin E, PGE)和前列腺素 F(PGF), 而 PGE 和 PGF 则可诱导间质细胞合成 CRH。

（5）细胞外基质：大部分细胞外基质由成纤维细胞合成，部分由上皮细胞产生。增生期的主要间质成分为纤连蛋白(fibronectin, Fn)、波连蛋白(vitronectin, Vn)及Ⅲ、Ⅴ、Ⅵ型胶原(collagen)。在着床期，胶原纤维松散分布，细胞基质黏性下降，解聚物质丰富。间质细胞Ⅵ型胶原进行性丢失，导致间质水肿。细胞外基质的变化给胚泡入侵、细胞迁移、胎盘形成及胎儿生长提供稳定的构架。

（二）子宫内膜的超微结构

1. 胞饮突和微绒毛　胚胎着床窗口期阶段的子宫内膜，其腔上皮的变化非常明显而且有特异性。由于胞饮突的出现时间正是胚泡与子宫内膜黏附并开始着床的时期，与子宫内膜最大容受性出现的时间一致，目前已被认为是子宫内膜容受性的形态学标志。人子宫内膜腔上皮由纤毛细胞和具有微绒毛的无纤毛细胞组成，两者比例为 1∶20～1∶30，纤毛细胞的结构和超微结构在整个分泌期保持稳定。无纤毛细胞在分泌期变化很大，分泌早期无纤毛细胞开始隆起，微绒毛呈丛状分布于顶端中心区，随着月经周期进展，微绒毛均匀分布在整个细胞表面，细胞逐渐突向宫腔。约在正常周期第 17 天，微绒毛集中分布在顶峰，长而密；第 18 天，微绒毛顶端水肿，细胞进一步向宫腔突出；第 19 天，微绒毛缩短，数量减少并相互融合，整个细胞顶端形成平滑、细长的膜突起，膜表面呈现鹅卵石外观；第 20 天，微绒毛消失，膜突起明显，表面出现皱褶，形如蘑菇，即为发育成熟的胞饮突；第 21 天膜突起开始减退，皱缩，顶端重新出现微绒毛，细胞体积增大，此为退化的胞饮突；第 22 天胞饮突已经大部分消失；第 23 天，细胞体积进一步增大，细胞表面变成圆屋顶样，被覆着粗短的微绒毛。胞饮突的出现与卵巢激素的周期有关，由于每个妇女月经周期的差异，因此，胞饮突出现的时间差异可达 5 天左右。胞饮突的作用可能是直接或间接提高子宫内膜对胚胎的黏附性。

2. 胞质膜转化　子宫内膜腔上皮细胞的胞质膜是着床时胚胎细胞和母体细胞首先接触的部位。在着床和孕早期，上皮细胞胞质膜顶部的胚胎接触面在形态和生化水平经历了一系列变化，这种变化被称为着床期的胞质膜转化（plasma membrane transformation）。胞质膜转化不仅仅指组成细胞的骨架元素改变，还特指膜相关骨架改变，涉及蛋白质的密度和种类增加、细胞表面电荷的减少、新碳水化合物及抗原决定簇的表达等。胞质膜转化的主要功能可能是在着床期表达许多新分子，为胚胎黏附做准备；重要功能可能是使新表达分子及早已存在的分子进行立体有序的排列，确保胚胎的识别。

3. 桥粒　桥粒（desmosome）是一种多分子黏着连接，直径约 0.5μm，行使细胞与细胞间的连接作用。在围着床期，子宫内膜腔上皮的桥粒连接减少，这可能使细胞间黏附力下降，使胚泡细胞易于入侵上皮细胞间，从而促进胚泡的着床。

4. 紧密连接　围着床期，子宫内膜腔上皮顶端侧面紧密连接的分布发生了改变。着床前，紧密连接由顶端集中分布变成侧面分散分布，这对维持子宫内膜上皮的完整性起一定的作用，保证胚胎着床时各种分子的跨上皮移动，但并不阻碍胚胎的植入。

5. 间隙连接　间隙连接是由 6 个间隙蛋白（connexin, Cx）亚单位组成的跨膜结构，在人子宫内膜容受期，间隙连接表达极少，Cx26 在上皮中的表达受抑制，Cx43 在基质中的表达也受孕激素抑制。间隙连接在子宫内膜中的表达缺乏是容受性建立的形态标志之一。

二、子宫内膜容受性建立的影响因素

（一）黏附分子

黏附分子的重要作用是介导细胞与细胞间、细胞与细胞外基质间的黏附作用。根据结构和功能将黏附分子分为五大类：整合素、钙黏蛋白、免疫球蛋白超家族、选择素及 CD44。研究发现，许多黏附分子参与胚胎着床，在子宫内膜容受性建立中起重要作用，如整合素、黏蛋白 1、选择素、细胞间黏附分子-1（intercellular adhesion-1，ICAM-1）、CD44 等。其中尤以整合素的作用最为引人注目。

1. 整合素

（1）整合素的生物学特征：整合素（integrin）是细胞表面一类跨膜糖蛋白，属于黏附分子家族。由 α 和 β 亚基组成，目前已发现 18 种 α 亚基（α1～α11、αⅡb、αD、αE、αL、αM、αV、αX）和 8 种 β 亚基（β1～β8）。两种亚基以非共价键作用形成异二聚体，组合成 24 种不同的整合素分子。整合素中的 α 亚基与基质异质性黏附有关，β 亚基与细胞信号转导有关。整合素通过信号传递机制来实现信息的传递：一种是由内向外传递，通过改变细胞本身功能状态，使整合素胞质区相关蛋白发生磷酸化或去磷酸化，改变整合素的活化状态来影响整合素和配体之间的结合状况；另一种是由外向内传递，通过整合素和胞外配体结合，改变整合素自身结构来影响黏着斑（FAs）和细胞骨架蛋白信号分子复合物的形成。在此过程中，整合素是连接细胞外基质 ECM 和细胞内信号的桥梁。

（2）整合素与子宫内膜容受性：整合素是最具特征性的子宫内膜容受性分子标志，它们在容受性的形成期具有时间和组织特异性表达。在子宫内膜上皮细胞上有 3 种整合素：α2β1、α3β1、α3β4；在子宫内膜基层上有 α1β1、α3β1、αvβ3 等整合素，这些整合素在胚胎移植中起重要作用。孕激素受体的下调与整合素 αvβ3 直接相关。整合素 αvβ3 是细胞表面黏附分子，它在胚胎着床窗口期的子宫内膜上高度表达，可能在启动胚泡与子宫内膜相互作用和黏附中起重要作用。在识别过程中，滋养层细胞表面整合素 αvβ3 通过与配体的相互结合，来完成子宫内膜和胚胎之间的识别和接触；在黏附过程中，整合素亚基 α3、α5、αv、β1 和 β3 起着重要作用；在侵入过程中，整合素亚基 β1、β3、α5 和 αv 起着重要的作用，整合素 α1β1、整合素 α5β1 的表达上调，可增加蜕膜细胞外基质成分纤连蛋白、层粘连蛋白（LN）和胶原Ⅵ（COLⅣ）的侵袭能力，血管的生成完全依赖整合素 α5β1 及其配体纤连蛋白的结合作用。人类子宫内膜围着床期，子宫内膜的整合素表达有显著性特征，即具有周期性变化特点。分泌中期子宫内膜间质细胞中整合素 β1、α1、α2 和 α5 表达显著高于增生早期，而在成熟蜕膜细胞中，整合素亚基 β1、α1、α3 和 α5 显著表达。分泌期整合素 β3 的表达呈动态变化：在腺上皮分泌中期出现，一直持续到分泌晚期。整合素 β3 的表达与子宫内膜所诱导胚胎着床的时间呈同步性。月经周期约 14 日（排卵前后），子宫内膜表达整合素 α1βN 和 α4β1，约 24 日整合素 α4β1 消失，约 28 日整合素 α1β1 消失。而在月经周期 20～24 天（排卵后 6～10 天），子宫内膜处于接受期，此时整合素 αVβ3 呈周期特异性表达，通过 OPN 的 RGD 片段，以三明治的形式结合促使胚胎与子宫内膜黏附。

2. 黏蛋白 1（mucin1，MUC1） MUC1 是一种高度糖基化的大分子，存在于许多组织细胞上，包括子宫内膜上皮细胞等。这种黏蛋白不仅可以阻止细胞表面酶的活性，而且可以损伤细胞与细胞或细胞与细胞外基质的黏附作用。MUC1 是上皮细胞表面主要的糖蛋白之一，在人类的增殖期及分泌期子宫内膜均有表达。MUC1 抗黏附作用可能与其自身结构有关。MUC1 在人类排卵后第 7 天才呈现高表达，这与胚胎着床窗口期关闭时间相吻合。子宫内膜 MUC1 对其胚泡的着床似乎有屏障作用，内膜腔上皮上 MUC1 的低表达，能够使胚泡黏附于子宫内膜；与小鼠胚胎着床相关的研究也证明，子宫内膜 MUC1 对胚泡着床有抑制作用，当 MUC1 低表达，才能使胚泡充分接触内膜上皮。但是黏蛋白在胚胎着床中的具体作用机制仍不完全清楚。

3. 选择素

（1）选择素的一般情况：选择素是 Ca^{2+} 依赖的一类细胞黏附分子，能与特异糖基识别并结合，属于细胞黏附分子中的一个家族，主要参与白细胞与血管内皮细胞之间的识别与黏着，又称为选择蛋白或选择凝集素。其家族有白细胞选择素（L-选择素）、内皮细胞选择素（E-选择素）、血小板选择素（P-选择素）三个成员。其中 L-选择素可作为子宫内膜容受性的标志物。

（2）L-选择素与子宫内膜容受性：L-选择素及其寡糖配体 MECA-79 在整个月经周期的子宫内膜上皮都有表达，且在分泌中期的表达增加。胚胎与母体的交界面有选择素黏附系统，L-选择素及其配体 MECA-79 在"植入窗"均表达上调。

（二）细胞因子

已有研究发现，许多细胞因子都参与子宫内膜容受性形成的调节，如白细胞介素-1（interleukin-1，IL-1，简称白介素-1）、白血病抑制因子（leukemia inhibitory factor，LIF）、粒细胞集落刺激因子（granulocyte colony stimulating factors，G-CSF）、血管内皮细胞生长因子（vascular endothelial growth factor，VEGF）、EGF、转化生长因子（transforming growth factor，TGF）、IGF 等。

1. LIF

（1）LIF 的结构与功能：LIF 是 IL-6 家族的分泌性糖蛋白。人的 LIF 基因位于第 22 号染色体上，由三个外显子和两个内含子组成。成熟的 LIF 蛋白因其在不同组织中表达糖基化的差异，分子量为 32～67kDa。LIF 通过结合靶细胞膜上的受体 LIFRβ 并使之与 gp130 结合，完成信息由细胞膜到细胞核的传递，激活 JAK 酶并磷酸化下游的 STAT 蛋白，激活下游的转录子完成信号转导实现其生物效应

（2）LIF 与子宫内膜容受性：LIF 与胚胎着床密切相关，已被证明是胚胎着床的必要因子，在胚胎着床中起重要调节作用。动物模型鼠研究发现，敲除 LIF 基因的小鼠能产生胚胎，但胚胎不能在此小鼠子宫内膜中着床；若将这些胚胎移植到野生型假孕小鼠体内则可以着床并发育至分娩；此外，给敲除 LIF 基因的小鼠注射 LIF 后可以使胚胎正常着床。此外，LIF 基因和 LIF 蛋白均高表达于胚胎着床期的子宫内膜，说明了 LIF 在小鼠子宫内膜容受性建立中具有重要作用。有关人类的研究表明，LIF 在人子宫内膜的表达有时间和组织特异性。在人类正常月经周期，LIF 表达于子宫内膜腔上皮和腺上皮细胞，其在月经周期的分泌中晚期表达量达到峰值，与胚胎的"种植窗"相吻合，并且 LIF 的表达定位在胚胎着床点附近的子宫内膜上皮或基质细胞。LIF 的表达不仅与子宫内膜植入窗的开放时间吻合，还与胞饮突的表达、消退及胚胎植入时间一致。LIF 通过结合子宫上皮细胞的受体活化 STAT3，从而发挥其在胚胎植入中的作用。因此，如果 LIF / STAT3 信号通路发生异常必然会影响子宫内膜的容受性导致胚胎着床失败。

现有的理论认为 LIF 可以调节局部黏附分子的表达、促进胚胎滋养细胞分化，是子宫内膜容受性形成的关键分子。此外，LIF 还能调节基质金属蛋白酶（matrix metalloroteinase，MMP）的表达，在胚胎着床中起重要作用。LIF 因子的出现不完全依赖于滋养层，其分泌可能会受子宫内膜其他分泌因子的影响。在增殖期，LIF mRNA 被检测到处于低水平，在分泌期，内膜的腺上皮及腔上皮的 LIF mRNA 呈高表达。LIF 受体在分泌期及黄体期均有表达，但只在内膜的腔上皮分泌。LIF 增加孕早期人绒毛膜促性腺激素分泌，从而提高胚胎的植入率。LIF 在绒毛及蜕膜组织中低表达，最终造成流产。目前研究认为，LIF 是反映子宫内膜容受性的标志性细胞因子，其表达可能受孕激素、MMP、内皮生长因子、转化生长因子等的调节，但是具体作用机制目前尚不清楚。

2. IL-1

（1）IL-1 的一般情况：IL-1 属于细胞因子，参与免疫细胞增殖、分化并提高其功能。IL-1 的家族成员主要包括 IL-1α、IL-1β 及天然抑制剂和 IL-1 受体拮抗剂。在胚胎着床的调控中涉及的白细胞介素有 IL-1 系统包括 IL-1α、IL-1β、IL-1Ⅰ型受体（IL-1RⅠ）、IL-1RⅡ、IL-1 受体拮抗剂（IL-1rα）、IL-6、IL-8 等。其中与内膜容受性形成、胚胎着床密切相关的是 IL-1 和 IL-6。

（2）IL-1 与子宫内膜容受性：IL-6 和 IL-1RⅠ 在整个女性月经期子宫内膜均有表达，但 IL-6

在增生期的子宫内膜处于低表达状态，然而在胚胎着床窗口期表达增高；IL-1R Ⅰ高表达于子宫内膜分泌期，IL-1rα 在子宫内膜分泌期的表达低于内膜增殖期的表达。研究提示 IL-1 和受体拮抗剂 IL-lrα 在子宫内膜胚胎着床窗口期的表达平衡对胚胎着床十分重要。IL-1 及 IL-1R Ⅰ在整个月经周期的子宫内膜呈规律性表达。IL-1 被发现于排卵期后的第 7~9 日左右表达上调，与"种植窗"期吻合。其中，IL-1β 可通过调节核因子 κB（nuclear factor NF-κB）的表达参与胎盘形成中的免疫耐受，并促进胚胎的成长。IL-1 系统参与了子宫内膜组织和胚胎植入过程中局部细胞间相互作用，通过调节局部黏附分子的表达来提高子宫内膜的黏附能力，因此是调节子宫内膜容受性的重要分子。有研究提示 IL-1 的表达可能受到瘦素的调控，在缺乏 IL-1 的子宫内膜，瘦素可以引发子宫内膜容受性标志物的表达，说明在胚胎着床过程中，瘦素可能成为 IL-1 的替代物。

3. G-CSF 是一组骨髓造血干细胞因子，G-CSF 为其中一种。G-CSF 在排卵期由颗粒细胞分泌，在黄体期由子宫内膜细胞分泌，在妊娠期由胎盘分泌。研究提示卵泡液中 G-CSF 的水平与胚胎着床密切相关，这是因为 G-CSF mRNA 在黄体中期的人类子宫内膜表达水平达到最高，与胚胎的种植窗期吻合，所以这就提示了它可能是与胚胎种植有关的重要细胞因子。卵泡液中 G-CSF 可以促进母体子宫内膜容受性，从而可能影响卵母细胞自身 mRNA 的水平，也可能影响卵母细胞自身的修复功能。

4. IGF 是一类多功能细胞增殖调控因子，在细胞的分化、增殖，在个体生长发育中具有重要的促进作用。IGF 家族由 2 种低分子多肽（IGF-Ⅰ、IGF-Ⅱ）、2 类特异性受体及 6 种结合蛋白组成。IGF 在子宫以自分泌和/（或）旁分泌的形式发挥着重要的调节作用。其中，IGF-Ⅰ mRNA 的表达量与血清中雌激素的浓度呈正相关，增生期的表达量多于分泌期。而 IGF-Ⅱ mRNA 则正相反，其分泌期的表达量多于增生期。IGF 及其相关蛋白可能参与调控子宫内膜的生长、分化、再生及凋亡。

（三）糖原复合物

糖复合物是指糖同蛋白质或脂类共价结合而成的糖蛋白、糖脂、蛋白聚糖化合物，子宫内膜主要含有寡糖链、糖蛋白、蛋白聚糖等。子宫内膜上的糖复合物在容受性形成过程中历经了糖链、组分与数量的变化，这些变化是容受性形成所必需的。子宫内膜上皮细胞是极性化组织，在子宫内膜的非容受期，仅在基膜有糖蛋白分布，介导细胞间的黏附；而顶膜则缺乏此类糖蛋白，因此没有黏附特性。在子宫内膜胚胎着床窗口开放期，受卵巢类固醇激素的调节，子宫内膜细胞的极性发生改变，细胞顶膜变得类似基膜，有糖蛋白沉积，有黏附特性。实验表明，硫酸乙酰肝素蛋白多糖（heparan sulfate proteoglycan，HSPG）在着床期受激素和细胞因子的调节，可由子宫内膜上皮细胞的基底层向细胞的顶膜移动，这种糖复合物的重新分布可能是实现子宫内膜容受性的重要分子基础。着床前子宫内膜上皮细胞的糖复合物重新分布，而且糖链结构也发生明显的变化，这些变化可以减少子宫内膜和胚泡表面相对电荷的排斥，更有利于胚泡的黏附。

在围着床期的子宫内膜上皮细胞还有岩藻糖化的乳糖系列寡糖抗原特异表达，它们与配体结合诱导子宫内膜和胚胎的结合，与子宫内膜容受胚胎的能力有关。此外，子宫凝集素（uterus agglutinin，UA）可以通过与胚胎相应配体结合而介导胚胎黏附，在着床中发挥重要作用。子宫内膜上皮还表达多种不同的多糖类（如乳酸氨基多糖和硫酸蛋白多糖），均有利于子宫内膜容受性的建立。硫酸蛋白多糖定位于基膜上，着床期表达量增加，可以降低上皮细胞核基底部的黏附度，使上皮细胞易于脱落，利于胚胎着床。另外一些分子则对子宫内膜的容受性有抑制作用，如 Muc1、唾液黏蛋白复合体（salivary mucin complex，SMC）是非孕状态子宫内膜的分子标志，在围着床期表达下调，子宫内膜腔上皮细胞顶端高表达的 Muc1 可能抑制细胞与细胞、细胞与细胞外基质黏附，保持子宫内膜的非容受态。可见，在子宫内膜的糖复合物中，存在着对子宫内膜容受性正向和反向两种调节分子，两者的平衡对调节容受性的形成十分重要。一旦平衡被打破，则会阻碍子宫内膜容受性的建立。

（四）同源框基因

1. 同源框基因的概况 同源框基因（homeobox，*HOX*）属于多基因家族的转录调节基因，所有的 *HOX* 基因都包含一个由 183 个核苷酸组成的同源框序列，该序列编码由 61 个氨基酸组成的同源域结构，其通过螺旋-转角-螺旋的结构作为 DNA 的结合域，识别下游靶基因的 DNA 序列，从而激活或抑制下游基因的转录。哺乳动物中存在 4 种 *HOX* 簇，排列在染色体上的 A、B、C 和 D 四个基因簇，分别位于人类第 7、17、12 和 2 号染色体上，而鼠类 *HOX* 簇则位于染色体 6、11、15 和 2 上，每个基因簇由 9～13 个基因组成。*HOXA* 基因簇从 3′ 端到 5′ 端分别有 *HOXA1～13*，与生殖道发育相关的有 *HOXA9*、*HOXA10*、*HOXA11* 和 *HOXA13*，它们分别表达于输卵管、子宫内膜和肌层、子宫下段和宫颈和阴道上皮，其中 *HOXA10* 和 *HOXA11* 与胚胎着床密切相关。*HOXA10* 基因的表达贯穿整个月经周期，并随月经周期呈周期性改变，在增生期和分泌早期，*HOXA10* 基因表达无显著差异，而在黄体期种植窗期的子宫内膜中 *HOXA10* 表达呈显著性增加。此外，在异位妊娠输卵管上 *HOXA10* 的表达也是增加的。而在子宫内膜异位症、PCOS 和特发性不育症的妇女的子宫内膜上，*HOXA10* 的表达水平则明显降低。研究显示黄体中期 *HOXA* 基因呈高表达，特异性表达于子宫内膜腔上皮细胞和基质细胞，且受雌、孕激素调控，这与人类的植入窗开放同步。动物实验研究指出 *HOXA10*、*HOXA11* 缺失可能是导致患者不孕的原因之一，因为 *HOXA10*、*HOXA11* 可能参与了子宫内膜的增生与分化、容受性建立等过程，同时参与了调节胞饮突的形成、胚胎着床和子宫内膜蜕膜化。另外，*HOXA10* 通过诱导其下游基因的激活或抑制发挥作用，整合素 β3 是内膜中被发现受 *HOXA10* 基因调控的第一个靶基因。EMS 和不孕症患者着床期的子宫内膜 *HOXA10* 和整合素 β3 的表达均降低。即 *HOXA10* 表达降低，整合素 β3 表达也降低，*HOXA10* 高表达，整合素 β3 表达也增加。

2. *HOXA10* 与子宫内膜容受性的关系 子宫内膜的容受性是指子宫内膜对胚胎的接受能力。只有当胚泡滋养细胞具有浸润能力，且子宫内膜发育到接受状态才能启动着床。而部分不孕症患者正是因为子宫内膜容受性缺陷，影响了胚胎的成功着床。动物实验证实：*HOXA10* 基因为胚胎着床所必需。研究表明 *HOXA10−/−* 小鼠可以存活，但其表现为不孕，能正常排卵并受精，但是其胚泡不能着床或植入后不久就死亡而被吸收。*HOXA10−/−* 小鼠等产生正常数量的胚胎，把他们移植到野生型假孕小鼠子宫中能正常妊娠，但将野生型小鼠的胚胎移植到 *HOXA10−/−* 小鼠子宫中则不能正常植入存活，说明 *HOXA10−/−* 小鼠子宫内膜缺乏胚胎着床环境，子宫内膜不能达到容受状态，导致胚胎着床失败。

3. *HOXA10* 调控的靶标

（1）胞饮突（pinopod）：是子宫内膜表面的泡样突起，出现于排卵后 1 周，存在时间可以从几小时到几周。在大鼠子宫内膜中的胞饮突的出现时期可以清楚地界定子宫内膜容受期，它的数量在妊娠第 4 日上升，第 5 日达到高峰，第 6 日则迅速下降。在小鼠的子宫内膜中，胞饮突在妊娠第 3.5 日增加直至 7.5 日。在人类中，胞饮突在整个黄体期都有出现。因此有学者认为在小鼠和人类中胞饮突的出现不能被认为是子宫内膜容受性的标志物。胞饮突是否是人类和小鼠子宫内膜容受性的标志仍有争议，但实验也证实在它最丰富表达时妊娠率明显升高，表明胞饮突的表达量与胚胎着床之间存在正相关。研究表明胞饮突的发育受到 *HOXA10* 的调控。通过瞬时转染反义 *HOXA10* 来改变小鼠子宫内膜 *HOXA10* 的表达，可以看到胞饮突数量急剧减少，然而 *HOXA10* 的过度表达则可以大幅度增加胞饮突的数量。

（2）他克莫司结合蛋白 4（FK506 binding protein 4，FKBP52）：是一种由 *FKBP4* 基因编码的蛋白，属于亲免蛋白家族，主要参与免疫调节及与蛋白折叠和运输相关的细胞进程。FKBP52 对于子宫内膜容受性和胚胎的着床起着重要作用，FKBP52在围植入窗口期呈现差异性子宫内膜细胞专一性表达，在妊娠第1日主要表达在子宫上皮，在第4日（子宫容受期）其表达延伸至基质，并且在第5日集中表达于植入点周围的蜕膜基质细胞中。它可影响类固醇激素受体功能，同时也受到激素的调控。Daikoku等研究者证实，在子宫中，FKBP52是 *HOXA10* 调控的信号分子之一，在 *HOXA10*$^{-/-}$ 小鼠的基质细胞中，FKBP52的表达是下调的。且与野生型小鼠相比，在 *HOXA10* 突变小鼠假孕第4日基质细胞中 FKBP52 的表达是下调的，而在腔上皮和腺上皮中表达无变化。

（3）p300/CBPP300/CBP 相关因子（p300/CBP-associated factor，P/CAF）：是真核细胞内一种重要的组蛋白乙酰转移酶，它主要通过催化核心组蛋白的乙酰化，促进特定基因的转录，参与细胞内多种生物学过程。P/CAF 被认为是一种共活化物，参与许多基因的调控。P/CAF 与 PTEN 在物理及功能上可产生相互作用。而 PTEN 对于胚胎发育、胚胎植入和细胞的迁移、分化、凋亡都是必需的。Sun 等研究证实在人类的子宫内膜基质细胞中 *P/CAF* 是 *HOXA10* 的靶基因，位于 *HOXA10* 的下游。*HOXA10* 高表达可降低 P/CAF 启动子的活性，而利用 *HOXA10* 的 siRNA 将其特定敲除，可增强 P/CAF 启动子的活性，这种下调作用是通过 P/CAF 启动子区的3个连续的 TTAT 元件单位实现的。

（4）前列腺素系统（prostaglandin system，PGs）：具有血管活性和促有丝分裂活性，在胚胎植入和蜕膜化过程中起着关键性作用。前列腺素是由花生四烯酸合成的，属于类花生酸类物质家族，由 PGD2、PGE2、PGF2α 和 PGI2 四类组成，它们是由膜磷脂在细胞溶质磷脂酶 A2（cPLA2）和环氧化酶（COX）的作用下产生。在子宫内膜蜕膜化过程中，*HOXA10* 直接或通过 P$_4$ 间接调节下游的 COX-2、EP3 和 EP4 等前列腺素信号系统在着床和蜕膜化期间的表达，使子宫内膜进入窗口期，发生蜕膜化反应，利于胚胎着床。

（5）胰岛素样生长因子结合蛋白-1（insulin-like growth factor-binding protein-1，IGFBP-1）：是能调节 IGF-Ⅰ 和-Ⅱ 生物利用度的可溶性蛋白家族成员，是受 *HOXA10* 调节的下游基因。人类蜕膜细胞中可表达 IGFBP-1，其在母-胎界面可能通过旁分泌形式与胚胎滋养细胞分泌的 IGF-Ⅱ 相互作用，成为胚胎成功着床所必需。同时 IGFBP-1 还可能与母体对滋养细胞侵蚀的限制机制有关，可避免侵蚀过度产生滋养细胞疾病。*HOXA10* 可降低 IGFBP-1 在蜕膜基质细胞中的表达，通过阻止过早分化及消亡来控制其蜕膜化进程。

（6）内皮素-1（endothelin，ET）：可表达于包括子宫内膜上皮细胞在内的多种上皮细胞。ET 具有潜在的血管活性作用，同时也可促进血管平滑肌和其他细胞的增殖。ET 分为 ET-1、ET-2、ET-3。ET-1 可促进月经期子宫内膜血管收缩，同时它也可在子宫内膜再生时直接作用于子宫内膜基质细胞，促进其增殖。ET-1 近年来被认为是生殖功能必需的调节因子，它可调节输精管的收缩、卵泡细胞的抑制和子宫内膜容受性等。ET 主要是通过结合 G 蛋白偶联受体——内皮素受体 A（ETA）和内皮素受体 B（ETB）发挥作用的。ETA 对 ET-1 具有高度特异性，在子宫内膜中，ETA 主要表达于子宫内膜基质中，其表达贯穿于整个月经周期。ETA 也表达于蜕膜中，从妊娠早期即开始调节前列腺素的产生。在子宫内膜中，ETA 是 *HOXA10* 转录调控的靶因子，受 *HOXA10* 的调控，这种调控主要存在于基质和蜕膜中，在腺上皮内 ETA 不受 *HOXA10* 的调控。

（7）钙蛋白酶5（calpain 5）：可在人类的多种组织中表达，包括子宫和胎盘；主要参与复杂的细胞进程，包括细胞的分化和凋亡。在小鼠模型中，妊娠前钙蛋白酶5在子宫中呈低表达，但在妊娠期明显增加，特别是在蜕膜细胞中的表达。研究显示钙蛋白酶5的表达是受 *HOXA10* 调节的，*HOXA10* 上调钙蛋白酶5的表达。

（8）基本转录元件结合蛋白1（basic transcriptional element binding protein1，BTEB1）：是一种子宫内膜转录因子，它通过调节基因的转录来调节子宫内膜细胞生长，直接与孕激素受体结合来调节子宫内膜细胞中孕激素基因的表达。BTEB1 也是 *HOXA10* 的靶基因，在子宫内膜的基质和上皮细胞中，*HOXA10* 可下调 BTEB1 的表达，这种调节可导致子宫内膜对孕激素应答能力发生周期性改变。

（9）*EMX* 基因：是人类与果蝇的同源结构域基因，含同源转录因子，在 *EMX2* 基因调控区有 1 个 150bp 的区域可以和 *HOXA10* 基因结合。*EMX2* 基因是第一个被证实由 *HOXA10* 基因直接负调控的生殖道发育相关因子。*EMX2* mRNA 的表达在子宫内膜增生期显著增高，分泌早期达到高峰，随后在分泌中期即胚胎着床期下降 50%。*EMX2* 转录物在成人子宫内膜表达非常丰富，与内膜增殖呈负相关。抑制 *EMX2* 表达可增加细胞数量和子宫内膜组织体积，促进子宫内膜的增殖和蜕膜化形成，从而优化胚胎着床所需的基础结构。

EMX2 在哺乳动物生殖中是一种必需的增殖抑制基因，生殖周期中自然发生的 *EMX2* 表达下降对正常的增殖、蜕膜化等都是必需的。在月经周期中，*HOXA10* 与 *EMX2* 的表达呈负相关，*HOXA10* 基因上调，则 *EMX2* 表达受到抑制。在着床窗口期，*HOXA10* 高表达，而 *EMX2* 低表达。*HOXA10* 是通过与 *EMX2* 5' 区域的 150bp 元件结合，发挥对 *EMX2* 的抑制作用。在生殖过程中，*EMX2* 表达下降对胚胎着床是非常重要的，*EMX2* 通过增加细胞数量为胚胎着床提供基础，*EMX2* 高表达则会导致胚胎着床率降低。生理情况下，着床期孕激素可以降低子宫内膜增殖，而 *EMX2* 表达的下降可能使子宫内膜腺细胞和基质细胞增殖，有助于中和孕激素的作用，使内膜发生变化，产生更有容受性的子宫内膜。

（10）整合素 β3：整合素是一类广泛分布于细胞表面的黏附分子受体，它由 α 和 β 两条链组成，并以非共价键形式连接成异二聚体分子。α、β 亚基均由胞外、跨膜、胞内 3 个区组成。α、β 异二聚体的胞体外域连接成球形区域，并含有一个二价阳离子结合域，整合素通过此结合域可特异性识别配体的精氨酸-甘氨酸-天冬氨酸三肽序列，从而介导细胞与细胞、细胞与细胞外基质之间的相互作用，发挥其黏附和信号转导两大基本功能，参与胚胎发育、免疫应答、创伤愈合、恶性肿瘤转移等一系列重要生理和病理过程。目前已经发现有 16 种不同的 α 链和 9 种不同的 β 链，组成 20 多种不同的整合素分子。整合素的不同 α、β 链结合决定了其与不同 ECM 蛋白配体结合的特异性。整合素 αvβ3 作为 ECM 纤粘连蛋白、玻粘连蛋白、层粘连蛋白、胶原蛋白等的受体，在胚胎着床中的作用备受关注。在小鼠中，整合素 β3 在子宫内膜上皮呈周期特征性表达，与内膜"着床窗"开放的时间相吻合，有助于子宫内膜由非黏附状态到黏附状态的转变，为胚泡黏附植入做好准备，可作为子宫内膜容受性的分子标志。整合素 β3 及其配体同时参与滋养层-内膜的双向识别过程。在人类，整合素 β3 在处于分泌期的子宫内膜上皮细胞中表达，也正是种植窗期。*HOXA10* 可通过与整合素 β3 基因的 5′端调节区域内一个 41bp 的腹 B 型 HOX 结合位点结合直接调节整合素 β3 的表达，在整合素 β3 的 5′端已发现 7 个 *HOXA10* 结合位点。

4. *HOXA10* 表达的调控因素

（1）类固醇激素对 *HOXA10* 表达的调节：雌二醇调节子宫内膜 *HOXA10* 最初是在人的子宫内膜细胞中被证实的，而且 17-E$_2$ 对 *HOXA10* 的增量调节不仅存在于上皮细胞，同时也存在于基质细胞。黄体分泌的 P$_4$ 在子宫内膜经历终末分化，是胚胎容受所必需的。P$_4$ 对 *HOXA10* 的上调作用是剂量依赖的，给予小剂量抗孕素可使子宫内膜中 *HOXA10* mRNA 和蛋白的表达都下降。P$_4$ 对 *HOXA10* 的上调作用也能被孕激素受体拮抗剂 RU486 抑制。

（2）LIF：在小鼠和人类 LIF 的表达对于胚胎-子宫之间的相互作用及胚胎着床都是必需的。在人类中，LIF mRNA 和蛋白在增殖期为低水平，但在分泌期特别是围植入期显著性增加，许多不孕患者无论在 mRNA 水平还是蛋白水平均表现为低水平 LIF 或 LIF 缺失。*HOXA10* 在着床期的表达局限于基质，在围着床期，腺上皮中 LIF 的上调是着床的必需诱导信号，LIF 表达异常或缺失可导致上皮和基质间的信号中断，最终影响着床。

（3）HB-EGF：HB-EGF mRNA 存在于人类的整个月经周期子宫内膜上皮和基质细胞，随月经周期性变化。当 HB-EGF 在人类子宫内膜中达到最高水平时，其主要位于腔上皮细胞的顶端及胞饮突的表面。在分泌中期，HB-EGF mRNA 在腔上皮和腺上皮中的表达达到高峰，正好在种植窗之前，蛋白水平于分泌早期开始升高，于种植窗口期达到顶峰（第 19～22 日），此时子宫正处于最佳的容受状态。HB-EGF 的表达受雌二醇、P₄ 及 LIF 等调节，同时它还调节 *HOXA10* 的表达。在分泌中期，HB-EGF 表达的上调早于 HOXA10。

（4）维生素 D：在活体内，维生素 D（VitD）在 1α-羟化酶的作用下转化成活性代谢物 1, 25-二羟胆钙化醇后，结合维生素 D 受体配合子联合受体，再结合维生素 D 反应元件（VDRE）进行调节转录。VDRE 位于 *HOXA10* 转录起始位点上游区域–385～–343bp，直接与 1, 25-二羟胆钙化醇-VDR（维生素 D 反应受体）复合物结合使目标基因激活及 *HOXA10* 表达增强。

（五）子宫内膜厚度与血流

在体外受精-胚胎移植（IVF-ET）中，子宫内膜厚度及形态是子宫内膜容受性重要标志之一，子宫内膜厚度是指子宫前、后壁加宫腔间隙。在自然月经周期中，随着卵泡生长，雌激素水平升高，子宫内膜不断增厚，当卵泡达到成熟时，内膜厚度一般可达 8～13mm，这样的内膜有利于胚胎着床，当子宫内膜厚度＜5mm 时则妊娠发生的可能性小。子宫内膜类型是指子宫内膜与肌层相对回声状态的分型，分为三型：A 型为三线型子宫内膜，外层和中部强回声及内层低回声，宫腔中线回声明显；B 型为弱三线型，宫腔中线回声不明显；C 型为均质强回声，无宫腔中线回声。子宫内膜血流是指通过超声多普勒检测到的参数，目前常用的指标为搏动指数（PI）和阻力指数（RI），PI 和 RI 越低，说明血管阻力越低，卵巢和子宫血供良好；反之，血管阻力越高，子宫动脉血流减少，供血障碍，这将不利于胚胎着床。良好的血供可为胞饮突提供良好的生长发育条件。有研究提示口服或阴道内使用枸橼酸西地那非（sildenafil citrate，商品名"万艾可"）可以改善子宫内膜的血流状态，促进子宫内膜生长，其原理可能是：万艾可是一氧化氮（nitricoxide，NO）样药物，通过抑制磷酸二酯酶的活性来提高组织中的环磷酸鸟苷，使平滑肌松弛，增加组织局部血流，由于女性的子宫也是由平滑肌组成的肌性器官，有丰富的子宫动脉及其分支，故万艾可可以通过调节子宫内膜血流来治疗子宫内膜生长不良。此外，小剂量阿司匹林也可以改善子宫内膜容受性，其原理可能是：小剂量阿司匹林通过抑制环氧合酶活性，抑制血小板活性的作用，预防微血栓形成，降低子宫动脉血流阻力，从而改善子宫内膜的血流灌注来促进子宫内膜的生长。

（六）胞饮突

1. 胞饮突的一般情况　子宫内膜腔上皮由纤毛细胞和微绒毛细胞构成，而在子宫内膜表面，纤毛细胞与微绒毛细胞比为 1：（20～30）。纤毛细胞在整个月经周期基本不受各种激素的影响，呈现相对恒定的状态；而微绒毛细胞尤其是在黄体期变化显著，起初微绒毛细胞的表面会形成小的突起，然后逐渐增大，最终失去微绒毛形成胞饮突。因此，胞饮突是子宫内膜腔上皮细胞顶端的胞质突起，是由绒毛状上皮细胞和微绒毛短暂融合而成的单个花状膜突出物。

2. 胞饮突的生长发育　胞饮突的生长发育依赖于孕激素，而雌激素则限制其发育。血清孕激素水平增加导致孕激素受体下调在胞饮突发育过程中起重要作用。有胞饮突的子宫内膜占整个内膜的百分比的表达量可以划分为丰富（＞50%）、适中（20%～50%）和微量≤20%。此外，又可以根据胞饮突随时间变化的形态划分为发育中、成熟和衰退三个阶段。①发育中的胞饮突：细胞膨胀，微绒毛减少，端融合形成一个光滑细长的膜状突起。②成熟的胞饮突：微绒毛消失，突起最大且折叠成类似花朵或者蘑菇状。发育成熟的胞饮突仅能维持 24～48 小时。③退化的胞饮突：微绒毛重现，体积减小，有褶皱。胞饮突的发育过程在所有的哺乳动物中都是相同的。

3. 胞饮突与胚胎着床　胞饮突可能参与了胚胎着床黏附的过程，促进胚胎着床。研究表明，胞饮突的膜中含有胚胎黏附的必需受体，随着胞饮突的出现妊娠相关蛋白也会出现，胞饮突通过与其结合直接参与胚胎黏附过程。Alex Lopata 等研究指出胚胎与胞饮突之间的黏附力要远远大于其他部位子宫内膜上皮细胞的黏附力，并且胞饮突的结构在很大程度上增加了胚胎与子宫内膜接触的面积。胞饮突缺乏的患者，胚胎着床容易反复失败，反之，胞饮突丰富的患者妊娠率高。胚胎移植实验表明大鼠的胞饮突在交配后第 4 日开始出现，第 5 日大量存在，第 6 日就急剧下降，故胞饮突通常被认为是大鼠子宫内膜容受性的形态学标志物。但小鼠的胞饮突在妊娠的第 3.5 日开始出现，第 7.5 日其数目还在上升，表明胞饮突可能不是小鼠胚胎植入的标志物。然而也有文献指出胞饮突在人类整个黄体期均有出现，并且至少持续到怀孕的第 11 周，因而研究者 Quinn 等指出胞饮突不能作为人类胚胎植入的标志物，亦不能视作子宫内膜容受性的标志物。大鼠胞饮突形成时间的特殊性致使大家误认为胞饮突是人类子宫内膜容受性的标志物。

三、子宫内膜容受性的表观遗传调控

近年来，随着表观遗传学的飞速发展，人们逐渐认识到表观遗传在调控子宫内膜容受性和胚胎植入方面有重要作用，目前表观遗传学通常被定义为基因表达通过有丝分裂或减数分裂发生可遗传的改变，而 DNA 序列不发生改变。研究较多的表观遗传现象包括 DNA 甲基化、组蛋白修饰、基因组印记等。研究表明表观遗传机制在胚胎植入、胎盘形成、器官形成和胎儿生长中有重要作用。

（一）DNA 甲基化

1. DNA 甲基化的一般情况　DNA 甲基化（DNA methylation）是指在 DNA 甲基转移酶（DNA methyltransferase，DNMT）的催化下，CpG 二核苷酸中的胞嘧啶被选择性地添加甲基。形成 5-甲基胞嘧啶，DNMTs 主要有 DNMT1、DNMT3a、DNMT3b 和 DNMT3l。甲基化一般与基因的沉默相关，DNA 去甲基化则与基因的活化相关。

2. DNA 甲基化在子宫内膜容受性建立中的作用　DNA 甲基化参与调节子宫内膜容受性的细胞因子、基因表达、细胞黏附分子和性激素。DNA 甲基化是子宫内膜容受性调节网络中的重要一员，但是 DNA 甲基化在其中具体的作用有待进一步的研究证实。表观遗传学调控参与月经周期子宫内膜再生和增殖、血管形成、植入和蜕膜化。然而，目前我们关于表观遗传在月经周期的调控作用还知之甚少。月经周期中子宫内膜 DNMT 表达有显著改变。在 mRNA 表达水平上，分泌期 DNMT1、DNMT3a 和 DNMT3 的表达较增殖期显著降低，其中分泌中期表达最低，而且内膜基质细胞中 DNMT3a 和 DNMT3b 的表达受雌激素、孕激素调控。Rahnama 等研究者指出抑制 DNA 甲基化可以促进 E-钙黏蛋白的表达，且 E-钙黏蛋白表达受 DNMT-1、DNMT 3a 和 DNMT 3b 的调节。Liu 等研究者表明使用去甲基化物质可以上调子宫内膜上皮细胞 HOXA10 的表达，HOXA10 的表达由启动子区的甲基化水平决定。DNA 甲基化一方面调控月经周期中子宫内膜的周期性改变；另一方面参与调控子宫内膜容受相关基因的表达。

（二）组蛋白修饰

组蛋白修饰（histone modification）是指组蛋白在相关酶作用下发生甲基化、乙酰化、磷酸化、腺苷酸化、泛素化、ADP 核糖基化等修饰的过程。这些修饰常在转录后发生变化，从而构成了丰富的"组蛋白密码"（histonecode），影响染色质的压缩松紧程度。目前在子宫内膜容受和胚胎植入方面研究比较多的是组蛋白的乙酰化和去乙酰化。组蛋白乙酰化主要由两种相反的酶调控：组蛋白乙酰化酶（HAT）和组蛋白去乙酰化酶（HDAC），因此在基因表达中起重要的调节作用。组蛋白乙酰化影响细胞外基质调节因子的平衡，进而导致滋养层细胞侵入子宫内膜受阻。组蛋白去乙酰酶抑制因子（HDACI）通过上调妊娠相关子宫内膜蛋白 glycodelin 的表达引起细胞迁移。组蛋白乙酰化和去乙酰化酶通过调节子宫内膜容受性和胚胎植入相关的细胞因子及蛋白表达,从而影响胚泡的顺利植入。

四、微小 RNA 与子宫内膜容受性及胚胎着床

(一)微小 RNA 的一般情况

微小 RNA(MicroRNA,miRNA)是一类由内源基因编码的长度为 20~24 个核苷酸的非编码单链 RNA 分子,在转录后水平负责调节靶基因的表达。miRNA 常靶向一个或者多个 mRNA,阻断翻译或降低 mRNA 稳定性调控基因的表达。miRNA 参与生命过程中一系列的重要进程,包括细胞的增殖、分化、凋亡和死亡甚至是癌症的产生等。

(二)miRNA 的异常表达对早期胚胎发育和着床的影响

据研究显示 miRNA 异常表达通过引发滋养细胞过度凋亡、影响胎盘血管生成异常引起胚胎发育异常;影响子宫内膜蜕膜化;影响母胎界面免疫反应影响胚胎着床进而导致流产。

1. 对早期胚胎发育的影响

(1)引发滋养细胞过度凋亡:滋养层细胞是胚胎与母体直接接触的部分,滋养细胞侵入母体蜕膜后,不被母体排斥而快速增殖是妊娠成功的关键因素。Shomer 等的研究显示在妊娠期间,滋养细胞的增殖和凋亡处于动态平衡之中,如果平衡受到干扰,细胞凋亡在滋养细胞增殖过程中占主导地位,导致胚胎发育异常、胎儿畸形生长和不良妊娠结局。因此,滋养细胞过度凋亡可能是早期胚胎发育异常的原因之一。miRNA 表达增加或降低可能通过调节凋亡相关的基因或信号通路引起滋养细胞过度凋亡。Zhao 等的研究显示,高表达的 miR-365 可能通过抑制 SGK1 表达,使 MDM2 表达降低,$P53$ 表达增加,从而引起滋养细胞的细胞周期 G_1 期阻滞和细胞过度凋亡,引起胚胎发育停滞。2016 年 Wang 等研究者报道 miR-1 和 miR-372 在 RM 患者滋养细胞绒毛中表达下调影响胚胎发育。Tang 等报道 miR-149-3P 在早期 RSA 患者滋养细胞绒毛中表达增加,miR-149-3P 上调可能通过丝裂原活化蛋白激酶(MAPK)信号通路和 Notch 信号通路在早期妊娠中影响滋养细胞增殖、分化、凋亡。

(2)影响胎盘血管生成:胎盘是母体和胎儿的屏障,为发育中的胎儿提供必需的营养物质。妊娠期为了母体与胎儿之间有效地交换营养物质和废物,胎需要通过血管生成来维持自身的循环和新陈代谢。异常的血管生成可导致胚胎发育异常,调节胎盘血管生成的机制可能参与不良妊娠结局的发生。miRNA 通过调节血管生成相关的基因表达或信号通路引起胎盘血管生成异常,导致胚胎发育异常。Zhu 等的研究显示 miR-16 在 RSA 患者绒毛和蜕膜组织中表达上调,抑制 VEGF 的表达,对胎盘血管生成起负调节作用。在妊娠小鼠胎盘中注射 miR-16 引起胎盘血管和微血管密度显著降低,导致异常的胎盘和流产。

2. 对胚胎着床的影响

(1)影响子宫内膜蜕膜化:子宫内膜蜕膜化指人子宫内膜基质细胞转化为蜕膜细胞,调节胚泡着床和随后的胎盘形成。子宫内膜蜕膜化为胚胎着床的关键一步,miRNA 参与人子宫内膜基质细胞蜕膜相关基因的表达调控,使胚胎着床成功。Tochigi 等的研究显示 miR-542-3P 过度表达抑制了包括 IGFBP-1 和 Wnt4 在内的主要蜕膜因子的表达,从而抑制了人子宫内膜基质细胞的形态学变化。miR-96 通过调节转录因子 FOXO1 的表达参与子宫内膜蜕膜化。因此,这些 miRNA 异常表达可通过调节转录因子及蜕膜因子的表达抑制子宫内膜蜕膜化,从而影响胚胎着床。miRNA 可通过调节子宫内膜基质细胞增殖与凋亡参与子宫内膜蜕膜化,如 mmu-miR-96 过度表达通过调控 *Bcl-2* 基因影响基质细胞和蜕膜细胞凋亡,影响孕早期子宫内膜间质细胞蜕膜化。

（2）影响母胎界面免疫反应：在胚胎植入及胎盘形成过程中，免疫平衡的维持受到一系列免疫细胞、免疫因子的调控，其表达失衡或作用异常均可能引起胚胎着床失败。

1）miRNA 可以调节围植入期的抗炎反应相关基因的表达，也可在母胎免疫耐受中发挥作用。蜕膜及其免疫细胞在维持妊娠中起重要作用。在妊娠早期，蜕膜侵入子宫黏膜，控制滋养细胞侵袭的深度。蜕膜含有独特的补体免疫细胞，包括 70% 的自然杀伤（NK）细胞，蜕膜 NK 细胞的表型和功能不同于血液中的 NK 细胞，蜕膜 NK 细胞通过分泌一系列调节因子、趋化因子和细胞因子，在滋养细胞浸润和血管重塑中发挥作用。Li 等指出 RSA 患者的蜕膜组织 NK 细胞中 miR-34a-3p/5p、miR-141-3p/5p 表达上调，miR-24 表达下调。

2）免疫 T 细胞的数量变化与胚胎发育和着床有关。miR-181a 在 T 细胞发育早期上调，直接作用于相关蛋白磷酸酶脱磷酸，使 T 细胞受体（TCR）附近的 LCK、ZAP70 失活，负调节 TCR 信号通路，最终抑制 T 细胞增殖、分化、细胞因子生成和（或）激活诱导 T 细胞凋亡。子宫内膜组织中 T 细胞占蜕膜免疫细胞的 3%～10%，主要分布于子宫内膜的功能层，其中包含丰富的 T 细胞亚群，其中 $CD4^+T$ 细胞可按激活后分泌的细胞因子谱分为 Th1 型和 Th2 型 2 个功能亚群，在机体免疫调节中发挥不同的作用。Th1 型细胞参与细胞介导炎症反应，诱导巨噬细胞及 NK 细胞活化，协同攻击胚胎，Th2 型细胞主要分泌 IL-4、IL-6 及 IL-10 等抑制炎症因子，有利于妊娠的建立与维持。

（三）有关 miRNA 与子宫内膜容受性及胚胎着床的最新报道

在胚胎着床窗口期，子宫内膜发育并使其具有允许胚胎黏附和侵入其上皮的特点。在小鼠胚胎植入过程中，miRNA 调节子宫内膜基因的表达。采用 miRNA 芯片对子宫内膜容受前期和容受期大鼠子宫中的 miRNA 表达谱进行全面筛查，发现在接受期，28 个 miRNA 出现上调，29 个 miRNA 出现下调，差异倍数至少在 2 倍。

1. miRNA-29a　只在植入期大鼠子宫中高水平表达，促凋亡因子 Bak1 和 Bmf 及抗凋亡因子 Bcl-w 均为 miRNA-29a 的靶基因，且 miRNA-29a 和抗凋亡因子基因 Mcl1 的 3′端非编码区结合力较弱。过表达 miRNA-29a 会抑制大鼠子宫内膜基质细胞的晚期凋亡，可能是由于 miRNA-29a 与促凋亡因子的 3′端非编码区的结合能力比其与抗凋亡因子的 3′端非编码区结合能力强造成的。即 miRNA-29a 通过同时调控促凋亡因子和抗凋亡因子在大鼠胚胎植入中发挥重要作用。miRNA-29a 可能主要与促凋亡因子结合，从而抑制细胞的凋亡，进而控制大鼠子宫内膜的容受性。

2. miRNA-98（miR-98）　miR-98 的水平在妊娠第 5～6 天低于第 3～4 天和第 7～8 天，在延迟植入模型中 miR-98 的表达显著降低。miR-98 的下调促进了子宫内膜基质细胞的增殖并抑制其凋亡，miR-98 水平的上调显示出相反的作用。miR-98 能与 *Bcl-xl* 3′端非编码区结合而抑制 *Bcl-xl* 的翻译。总之，在大鼠子宫内膜容受期，miR-98 的下调与靶向 *Bcl-xl* 的细胞增殖数量的增加有关。

3. miRNA-143（miR-143）　Tian S 等研究了 miR-143 在大鼠妊娠早期子宫内膜的表达情况。结果指出在妊娠的第 5～8 天 miR-143 在大鼠子宫中的表达水平高于妊娠第 3～4 天，且其主要表达于基质表面初级蜕膜区的腔上皮和腺上皮。miR-143 可能与 Lifr 的 3′ UTR 区相结合从而抑制 Lifr 的翻译。

五、影响子宫内膜容受性的妇科疾病

（一）子宫内膜异位症及子宫腺肌病

子宫内膜组织（腺体或间质）出现在子宫体以外的部位时，称为子宫内膜异位症（endometriosis，EMT）简称内异症，多合并不孕症，原因多为盆腔组织粘连，卵巢损伤，子宫、输卵管的内环境改变。子宫内膜腺体及间质侵入子宫肌层时，称子宫腺肌病。二者子宫内膜均出现在子宫腔以外的部位。国内外有很多研究是关于子宫内膜异位症对子宫内膜容受性的影响。在基因组学方面，已有研究证明 HOXA10 基因在人类子宫内膜表达，参与介导间质细胞增殖，FKBP4 基因可编码合成 FKBP52 蛋白，FKBP52 蛋白主要参与免疫调节及与蛋白折叠和运输相关的进程，在胚泡种植窗口期在子宫内膜的不同部位表达，是一种孕酮受体的辅助伴侣蛋白，是由 HOXA10 基因介导的信号分子，有研究显示 EMT 患者的在位内膜中这两种基因表达明显下降，可能通过抑制间质细胞增殖，使蜕膜化反应减轻，进而导致胚胎的着床失败。GdA 基因是一个代表宫内子宫内膜的潜在生物学标志物，有实验表明，在正常月经周期中，该基因有很大的变化，并通过双向电泳、蛋白质印迹法、糖链去除及免疫荧光等方法，对 EMT 在位内膜与正常育龄期女性内膜中的该基因的表达情况进行比较，发现 EMT 患者在位内膜与异位病灶中 GdA 表达及其结构改变，且与孕激素受体的表达模式改变相关联，可以产生一定程度的孕激素抵抗作用，由此而形成一个容受性差的内膜环境。国外近期也有研究表明，影响子宫内膜容受性的 238 种基因在不孕症患者（包括子宫内膜异位症不孕患者在内）种植窗的表达是相似的，并且与子宫内膜异位症的分期也是无关的。其他细胞因子等方面也可以评估子宫内膜异位症患者子宫内膜容受性，有研究表明合并 EMT 的不孕患者胚胎着床窗口期，内膜中胞饮突数量与正常育龄期女性相比减少，并且卵泡液中的孕激素水平升高，引起内膜种植窗口期关闭，进而致胚泡着床失败。有研究称，IL-11 和 LIF 二者在 EMT 患者子宫内膜表达较正常育龄期女性减少；整合素 αvβ3 在 EMT 患者窗口期内膜上的表达较正常组女性明显下降，但也有报道显示二者差异不大，因此整合素 αvβ3 在 EMT 不孕患者对子宫内膜容受性影响上还有待进一步证实；Trophin 也是一种黏附分子，该分子在 EMT 不孕患者月经分泌中期子宫内膜上的含量下降，降低胚胎着床率；另外，有 4 项纳入 1865 例女性的研究，包含 456 例子宫腺肌病患者，行 IVF-ET 的方案治疗后，患子宫腺肌病组临床妊娠率为 40.5%，显著低于对照组的 49.8%，但也有研究认为二者的妊娠率无明显差异。

（二）多囊卵巢综合征

多囊卵巢综合征（polycystic ovarian syndrome，PCOS）是一种最常见妇科内分泌疾病之一，临床上以雄激素过高的临床或生化表现、持续无排卵、卵巢多囊改变为特征。PCOS 常伴子宫内膜容受性下降，可导致患者妊娠率低、流产率高。在基因组学及分子细胞学方面的研究显示，PCOS 患者 HOXA10 基因及整合素 αvβ3 表达的下降。TM4SF 是与胚泡黏附相关基因，MMP26 是与细胞外基质降解相关基因，胚泡种植窗期 PCOS 患者子宫内膜上两种基因的表达明显减少。PCOS 无排卵者的子宫动脉 RI 值高于正常对照，而子宫动脉 PI 值低于正常对照，这一变化的结果是子宫血流灌入减低，降低子宫内膜容受性。近年来，小剂量阿司匹林可以通过抑制 TXA2 的生成，增加子宫内膜血流，虽不能增加薄型内厚度，却可以改善子宫内膜容受性，提高 IVF-ET 的临床妊娠率；另外，有研究显示，小剂量阿司匹林可以促进子宫内膜整合素 αvβ3 的表达，而且应用小剂量阿司匹林改善内膜情况已经在国内外广泛应用。此外，子宫内膜搔刮术可以祛除子宫内膜的增生组织，改善局部血供情况，加快内膜小动脉形成，增加内膜胞饮突的数量，从而改善子宫内膜容受性，有研究将不明原因不孕症患者进行子宫内膜搔刮术，术后进行人工授精，与对照组单纯进行人工授精的患者比较观察组的妊娠率明显高于对照组（P<0.01），且随着治疗周期的增加，观察组妊娠率也随之增加（P<0.01），然而该手术针对 PCOS 的患者的治疗的国内外相关研究尚少见。

（三）输卵管积水

输卵管积水是盆腔既往感染、邻近器官感染或者内异症等多种原因造成的输卵管远端的阻塞，最终导致输卵管管壁的扩张和液体积聚的病理过程，其形成机制尚不十分明确。首先，输卵管积水可导致子宫内膜的整合素表达下降，有研究发现输卵管积水可以使 HOXA10 在子宫内膜上的表达下降。其次，输卵管积水造成宫腔积液，子宫内膜变薄，子宫肌层运动的频率快、振幅小，加上机械性冲刷作用，同时子宫内膜的运动方向发生改变，胚胎植入率下降，临床妊娠率减低。最后积水患者的血管化指数与血管化血流指数这两个定量评估组织器官血流的指标明显下降，内膜下血流减少，内膜环境不佳，造成胚泡植入困难。有研究称，输卵管积水患者胚胎移植前进行介入治疗、输卵管切除、结扎术等预处理可以使妊娠率更高，并建议输卵管积水患者进行胚胎移植前进行相应适当的预处理。

（四）子宫肌瘤

子宫肌瘤是女性生殖器最常见的良性肿瘤，由平滑肌及结缔组织组成，根据肌瘤与子宫肌壁的关系，分为浆膜下肌瘤、肌壁间肌瘤及黏膜下肌瘤，后两者可以出现压迫内膜，造成子宫腔形态改变，局部内膜缺血，子宫内膜超微结构改变，引起肌层收缩异常。增加胚胎着床的难度。有研究显示 HOXA10 基因在黏膜下肌瘤内膜基质上的表达与正常组相比降低，有统计学意义，肌壁间肌瘤则表达与正常组无差异。还有研究表明，肌瘤可使子宫内膜 HOXA10 mRNA 表达降低，LIF 表达水平降低，在一定程度上影响子宫内膜容受性。子宫肌瘤最常见的处理方式是手术治疗，位于黏膜下及肌壁间的肌瘤，突向子宫腔者，可在宫腔镜下利用针形电极切开黏膜进行剥离，但要注意保护内膜的相对完整性，以利于子宫内膜的修复。

六、子宫内膜容受性的改善

改善子宫内膜容受性的方法有子宫内膜机械性刺激、宫腔灌注术、宫腔镜检查、GnRH 激动剂调节后人工周期内膜准备、口服或阴道使用药物等。在人类辅助生殖技术治疗过程中，对于反复移植失败或反复自然流产的患者，需结合病史及超声检查、子宫输卵管造影等，严格评估其子宫内膜容受性，尽早选择适合该患者的治疗方法以改善子宫内膜容受性，改善 IVF-ET 的妊娠结局，减少优质胚胎的浪费，减少反复妊娠失败给患者带来的伤害。

（一）子宫内膜机械性刺激

子宫内膜机械性刺激包括子宫内膜组织活检查术、子宫内膜搔刮术。对子宫内膜进行搔刮或活组织检查刺激，能够促进子宫内膜螺旋动脉的生成和子宫内膜局部新生血管增多，促进新周期子宫内膜上皮和基质细胞的增生和分化，调节毛细血管舒缩功能，增加子宫内膜血流，改善子宫内膜形态和内膜下的血流，提高与着床有关的细胞因子或生长因子分泌和表达，同时还可以去除不规则或者病变的子宫内膜，有利于胚胎着床。从子宫内膜对胚胎的容受性来说，子宫内膜的免疫机制起关键性作用。研究表明，内膜损伤可以调节某些与植入相关的细胞因子的表达，提高子宫内膜免疫应答从而增加子宫内膜容受性，在体外受精（IVF）促排卵前一周期或促排卵周期采用子宫内膜机械损伤的方法可以改善不明原因反复移植失败患者的妊娠结局。研究发现子宫内膜活组织检查可促进炎性细胞因子表达，增加巨噬细胞和树突细胞的数量。炎性介质肿瘤坏死因子 α 刺激子宫内膜基质细胞表达细胞因子，这些细胞因子吸引单核细胞并诱导其分化为树突细胞。这些单核细胞介导的树突细胞刺激子宫内膜上皮细胞表达黏附分子分泌的磷酸蛋白（骨桥蛋白）及其受体整合素 β3 和 CD44，而干扰黏附过程中的细胞表面黏蛋白 16 的表达。单核细胞介导的巨噬细胞同时还调节其他与胚胎种植相关的基因，如碳水化合物磺基转移酶 2、四氯化碳（巨噬细胞炎性蛋白 1β）和生长调节致癌基因 α，表明子宫内膜容受性与炎性介质的表达有关。

（二）宫腔灌注术

宫腔灌注术是向宫腔内灌注某些药物以达到刺激子宫内膜，改善子宫内膜容受性的一种方法。

常在移植胚胎前 1～3 天进行。宫腔灌注常用的物质有人绒毛膜促性腺激素（human chorionic gonadotropin，hCG）、粒细胞集落刺激因子（G-CSF）、生长激素等。

1. 人绒毛膜促性腺激素　是由滋养细胞分泌的一种糖蛋白激素，可以上调子宫内膜间质细胞的白细胞介素 1 受体，对血管生成有重要作用，在胎盘的发育中起关键作用。此外，其还能改变母胎界面的免疫微环境，介导免疫耐受。对于复发性流产、反复种植失败的患者、合并子宫内膜异位症的患者，宫腔灌注人绒毛膜促性腺激素可提高着床窗口期的孕酮水平，提高复发性流产患者的成熟期胞饮突表达率，降低流产风险，显著改善临床结局。

2. G-CSF　是一组功能强大的刺激骨髓造血细胞增殖分化的细胞因子，广泛存在于多种组织中，主要作用于中性粒细胞系造血细胞的增殖、分化和活化，刺激粒细胞、单核巨噬细胞成熟，促进成熟细胞向外周血释放，能促进并维持巨噬细胞及嗜酸性细胞的多种生理功能。在女性生殖方面，G-CSF 参与精子和卵泡生长发育、排卵、卵巢刺激、子宫内膜容受性、胚胎着床和胎儿发育等多个环节。许多研究都发现宫腔内灌注 G-CSF 有助于增加薄型子宫内膜厚度，改善子宫内膜下血流状况，有效提高临床妊娠率，尤其对于因子宫内膜薄而导致胚胎反复种植失败的患者具有较好的临床效果，同时可改善反复自然流产患者的子宫内膜容受性，降低流产率。也有学者发现，对于子宫内膜厚度正常的 IVF 患者，进行宫腔灌注 G-CSF 并不能改善妊娠结局。

3. 生长激素　主要生理作用是对人体各种组织有促进合成作用，且能调节体内的物质代谢。近年来生长激素逐渐应用于人类辅助生殖领域，在控制性超排卵治疗中加用生长激素可以改善卵巢反应性，改善卵子及胚胎质量，促进子宫内膜生长，提高受精率及妊娠率。

（三）宫腔镜检查

子宫内膜容受性差的原因包括子宫内膜息肉、子宫纵隔、子宫肌瘤、宫腔粘连、子宫内膜炎、输卵管积水等。行辅助生殖技术助孕前通过宫腔镜检查可以在术中解决此类问题，改善子宫内膜容受性，增加胚胎着床及妊娠率。临床研究显示，宫腔镜检查可以在直视下对宫腔形态及子宫内膜进行观察，同时术中还可以刮除子宫内膜息肉或者去除宫腔粘连带，切除子宫纵隔或者黏膜下子宫肌瘤，恢复正常的宫腔形态，从而改善子宫内膜容受性。对于异常子宫出血、因子宫纵隔所致的反复流产或不孕症患者，行宫腔镜检查并在宫腔镜下进行子宫隔膜切除术、宫腔粘连分离术、子宫内膜息肉刮除术和子宫黏膜下肌瘤切除术是损伤小、安全且高效的治疗方法。所以，对于反复移植失败或自然流产的患者，再次助孕前可行诊断性宫腔镜检查。

（四）GnRH 激动剂降调节后人工周期内膜准备

降调后人工周期内膜准备主要是针对 FET 冷冻胚胎移植治疗周期。有学者发现，经过垂体降调节，可以改善盆腔免疫内环境，增加子宫内膜容受性，从而改善临床结局，尤其是合并子宫内膜异位症的患者，更适合使用降调节后的人工周期进行 FET。

（五）口服或阴道使用药物

（1）戊酸雌二醇：在卵泡期添加雌激素可以促进子宫内膜细胞增殖，促进子宫内膜生长，并适当地诱导子宫内膜孕酮受体，调节子宫内膜的分泌功能。所以，对于子宫内膜薄的患者，适当给予戊酸雌二醇（补佳乐）治疗多能达到理想的子宫内膜厚度。同时给予阿司匹林、西地那非等可以改善子宫内膜局部微循环。阿司匹林是环加氧酶抑制剂，通过抑制血小板聚集，增加子宫动脉的血流和子宫内膜厚度。西地那非是一种磷酸二酯酶 5 抑制剂，可以通过抑制磷酸二酯酶的活性减少细胞内环磷鸟苷的水解，提高组织中环磷酸鸟苷，使平滑肌松弛，从而引起血管扩张、血流增加。

（2）肌内注射黄体酮针剂：目前的黄体酮有胶丸、片剂、针剂、缓释凝胶等，肌内注射黄体酮针剂为目前国内大多数生殖中心的首选，但是它可导致注射后的局部过敏反应及无菌脓肿形成，给患者带来痛苦，无菌脓肿的吸收和过敏反应的恢复常需数周时间。

（3）黄体酮阴道凝胶：黄体酮阴道凝胶广泛应用于辅助生殖领域，其使用方便、无痛苦且吸收充分，用于 IVF-ET 患者取卵后的黄体支持。既往有众多研究者关注不同黄体酮剂型的安全性及有效性，对不同的黄体酮剂型或剂量是否会影响到子宫内膜容受性的关注较少。

第三节　胚胎着床的生理调控

一、胚胎着床的机制

（一）胚胎着床分子间的协同调控作用

着床是子宫内膜和胚胎之间相互作用的结果，两者的相互作用主要是通过分子反应完成，这种分子间的作用被形象地称为"分子对话"（molecular cross-talk）。胚胎和子宫内膜分别表达不同的分子，这些分子间可相互识别及作用，通过对话启动一系列信号转导过程。胚胎和子宫内膜开始接触时，两者之间就建立分子对话。糖复合物在着床期的子宫内膜有大量的特异表达，这些糖基能与胚胎上的相应配体结合，其关系如同锁和钥匙，通过结合彼此识别，因此，糖复合物分子对话对胚胎和内膜的相互识别十分重要，最终使胚胎定位于子宫内膜的某一位点。

如前所述，胚胎定位后的下一步骤是胚胎黏附，此过程一方面是由于子宫内膜和胚泡表面负电荷降低导致的相互吸引；另一方面是子宫内膜和胚胎上特异表达的许多黏附分子和配体的参与所致。黏附分子介导细胞与细胞、细胞与细胞外基质的黏附，胚胎和子宫内膜之间的黏附就是通过这些黏附分子与配体的结合介导的。围着床期子宫内膜和胚胎表面表达着许多细胞因子，如 LIF、IL-1、IL-6、IL-8、IL-10 等，同时还表达相应的受体，如 LIFR、IL-1R、gp130 等。胚胎和内膜接触后，细胞因子与相应受体结合，启动相应的生理过程。由于某些细胞因子受体可以与多种细胞因子结合发挥作用，因此有些细胞因子的作用途径是相通的，因此形成细胞因子网络，相互调节，相互影响，进而形成多分子间的对话。细胞因子的特异性表达一方面可以促进生长、发育，调节免疫；另一方面作为上游因子，调节着床相关的下游分子的表达。

着床过程中存在多种分子对话，其中 IL-1 系统的分子对话十分重要，子宫内膜在着床期特异性表达 IL-1R I，而胚胎则表达 IL-lα、IL-1β，胚胎和子宫内膜接触后，IL-1 与受体结合，上调子宫内膜上皮细胞整合素 β3、ICAM-1 等的表达，同时上调其他细胞因子，如 LIF、IL-6 等的表达。胚胎和子宫内膜通过对话建立联系，从而启动一系列分子事件，调节着床过程。

（二）胚胎着床分子之间的信号转导

1. 细胞表面受体介导的信号途径

（1）cAMP 和 cGMP 介导的信号途径：垂体激素（如 FSH、LH）分别与靶细胞受体蛋白-G蛋白偶联受体结合后，激活细胞内的腺苷酸环化酶（AC），催化胞质中的 ATP 脱去 1 分子焦磷酸形成 cAMP，使 cAMP 浓度升高，通过 cAMP 浓度的变化调控其依赖的信号转导途径，启动相应蛋白质的转录，引发生物学效应。

（2）受体酪氨酸激酶介导的信号途径：受体酪氨酸激酶途径是细胞内信号转导网络中最重要的途径之一。细胞生长因子主要是通过受体酪氨酸激酶介导信号转导。生长因子受体都具有酪氨酸激酶活性，当生长因子与之结合后，受体发生构型改变，激活胞内区的酪氨酸激酶，使受体和底物磷酸化，细胞外信号通过受体传递到细胞内，通过传递子传递给相应的效应子，从而引起细胞生物学变化。EGF、VEGF、TGF、IGF 等许多生长因子在着床点局部高表达，大部分通过受体酪氨酸激酶介导的信号途径参与子宫内膜和胚胎细胞的增殖、分化，调节黏附分子的表达，从而促进子宫内膜的容受性。

（3）gp130介导的细胞因子信号途径：gp130是许多细胞因子受体的共同亚单位，对细胞因子信号转导至关重要。如前所述，细胞因子LIF、IL-6在着床中至关重要，特别是LIF，是着床的必需因子，与胚胎着床启动有关，主要通过gp130介导的细胞因子信号途径转导信号。当LIF、IL-6与受体结合后，引起gp130两个位点的酪氨酸磷酸化，启动胞内一系列信号分子和转录激活分子。着床过程中LIF、IL-6通过gp130和酪氨酸蛋白激酶介导的细胞因子信号途径发挥作用。

（4）整合素介导的信号途径：整合素介导的信号通路在胚胎着床中起着重要作用，通过介导下游信号通路分子黏着斑激酶（FAK）、蛋白激酶B（protein kinase B，PKB，又称Akt）和细胞外信号调节激酶（ERK）在胚胎着床中发挥重要作用。其主要是通过提高子宫内膜的黏附能力，介导胚胎与子宫内膜间的黏附。胚胎滋养层细胞为了促进胚胎着床，不断调节相应整合素的表达水平。整合素通过与配体中的特定氨基酸序列结合引起FAK的磷酸化、活化及Na^+-H^+泵的开放，由此开放细胞内多条信号转导途径。

1）FAK的生物学特点及在胚胎着床中的作用：FAK是胞质内的一种非受体酪氨酸蛋白激酶（PTK）。FAK有3个功能域：C端域、激酶域和N端域。C端域的C端有一个黏着斑定位区FAT（focal adhesion targeting）序列，此外C端域还有2个脯氨酸区；激酶域也叫催化功能域，其氨基酸序列高度保守，其作用是使相应蛋白的氨基酸残基磷酸化；N端域可与多种整合素β亚基胞内域相结合。FAK分子上的6个酪氨酸磷酸化位点（分别是Tyr397、Tyr407、Tyr576、Tyr577、Tyr861和Tyr925）是发挥信号传导功能的关键部位。FAK是整合素胞内第一个信号分子，对信号传递起着至关重要的作用。磷酸化FAK（Tyr397位点上的酪氨酸磷酸化）是滋养层细胞侵袭跨膜信号转导中的关键酶，孕早期的低氧微环境可诱导绒毛外滋养层细胞Tyr397及焦点黏附相关蛋白PAXILLIN高表达，促进滋养层细胞增殖及对内膜的侵袭。随着时间推移，母胎界面氧分压逐渐增加，滋养层细胞FAK蛋白的表达下调，诱导滋养层细胞凋亡和MMP-2表达下调，进而抑制滋养层细胞的迁移和侵袭。

2）Akt的生物学特性及其在胚胎着床中的作用：Akt是一种丝氨酸/苏氨酸蛋白激酶，在哺乳动物中存在3种亚型，分别是Akt1、Akt2和Akt3。Akt是一个多结构域蛋白，N端为HP结构域，可与脂类第二信使三磷酸肌醇（PIP-3）结合，使Akt向质膜转位而被活化，中央是激酶结构域，C端是一个与蛋白激酶调节区类似的区域，包含Akt完全活化所必需的丝氨酸。Akt不仅是整合素-黏着斑激酶信号通路下游的分子，而且是近年来发现的与胚胎着床关系密切的标志性分子，而磷酸化Akt在滋养细胞和子宫内膜蜕膜化过程中都起到了重要作用。磷脂酰肌醇3激酶（PI3K）/Akt信号转导通路对滋养细胞的功能有着重要的作用，PI3K活化后可进一步激活Akt，即生成磷酸化Akt，磷酸化的Akt可促进滋养层细胞的分化、增殖、迁移和侵袭等。在子宫内膜细胞中，一系列的激素和细胞因子可影响磷酸化Akt作用，进而对胚胎着床产生影响，如雌激素、胰岛素和血管收缩肽内皮素-1（ET-1）。

3）ERK的生物学特性及在胚胎着床中的作用：ERK又称丝裂原活化蛋白激酶，属丝裂原活化蛋白激酶信号转导通路家族。由7个成员组成，一类为ERK1和ERK2，统称为ERK1/2，另一类是ERK3、ERK4、ERK5、ERK7和ERK8。ERK1/2位于胞质内，被激活后ERK1/2则进入细胞核，并通过磷酸化反应来调节某些转录因子的活性，如NF-κB，可调节细胞代谢和改变细胞功能，最终使细胞产生特定的生物学效应。ERK是FAK信号通路的下游分子，FAK可通过ERK将细胞外信号最终传递至细胞核。ERK是常见的侵袭性信号通路中的蛋白分子，在滋养层细胞的侵袭过程中起着重要的作用。在滋养层细胞中，ERK能调节多种侵袭相关基因的表达以影响其侵入，如MMP-9、MMP-2等；人类滋养细胞中ERK被激活后进入细胞核，通过磷酸化转录因子调控基因的表达从而影响滋养层细胞的侵袭能力。在子宫内膜基质细胞中，ERK及其磷酸化的研究在国内外较少。有研究显示生长因子和雌激素能快速激活细胞内 Akt 和 ERK1/2 信号转导通路来参与正常子宫内膜基质细胞的迁移和侵入。

2. 细胞内受体介导的信号途径

（1）NF-κB 介导的信号途径：NF-κB 作为广泛存在于真核细胞的一种转录因子，其合成与活化均受到类固醇激素的调节，同时 NF-κB 也可以自身活化，NF-κB 活化后调节子宫内膜容受性建立过程中的重要细胞因子及黏附分子等的表达。

（2）转录因子激活蛋白-1（acdvited protein-1，AP-1）介导的信号途径：AP-1 是原癌基因 c-fos、c-jun 蛋白质产物的异二聚体，能与特定激素核受体相互作用形成 AP-1 激素核受体复合物，这种复合物能结合特定的 DNA 序列，调节相关基因转录。多种因素，如雌激素、孕激素、EGF、TNF、TGF、IL-1 等可以诱导 c-Fos、c-Jun 的表达。研究表明，c-Fos、c-JunmRNA 在孕第 3 天小鼠子宫内膜表达水平达高峰，AP-1 在孕第 4 天小鼠子宫内膜达到高峰，可能参与了小鼠胚胎着床的信号转导过程。在人类孕早期的绒膜中也有 c-Fos、c-Jun 表达，而且孕 35 天表达较高，此后下降。在胚胎滋养细胞入侵过程中，滋养细胞合成的 MMP 起重要作用，较为重要的基质蛋白酶 MMP-9 的表达主要通过 AP-1 信号转导途径。

（三）Wnt 信号通路对胚胎着床的调控

Wnt 家族成员最知名的是在胚胎发育过程中对细胞增殖、分化和凋亡的调控作用，其主要通过与受体、效应物和抑制物之间的相互作用在组织或器官发育过程中发挥功能。现有研究表明，Wnt 家族成员对哺乳动物胚胎着床前子宫内膜的改变和早期胚胎的发育过程具有至关重要的调控作用。

1. Wnt 信号通路的一般情况　Wnt 信号通路与生物体中的多种关键功能相关，如增殖、分化、炎症、再生和凋亡等。由 Wnt 配体激活的信号转导可分为两类：经典的 Wnt/β-catenin 依赖性途径与非经典的 β-catenin 非依赖性途径。经典的 Wnt/β-catenin 信号转导通路依赖于核内 β-catenin 的募集，以激活下游靶基因的表达，调控细胞增殖、分化、凋亡、黏附及极性等多种生物学过程，非经典信号通路，包括依赖 Ca^{2+} 的 Wnt/Ca^{2+} 信号通路和 GTPases 介导的 Wnt/JNK 信号通路。Wnt/β-catenin 信号通路与生殖事件密切相关，参与调控子宫内膜细胞增殖、分泌，子宫内膜层重建和胚胎着床。

人类 *Wnt* 基因定位于染色体 12q13，属于原癌基因，产物为 350～400 个氨基酸组成的分泌型糖蛋白，含一段信号肽及 23～24 个半胱氨酸残基的保守序列。其家族由 19 个成员组成：*Wnt1*、*Wnt2*、*Wnt2b/13*、*Wnt3*、*Wnt3a*、*Wnt4*、*Wnt5a*、*Wnt5b*、*Wnt6*、*Wnt7a*、*Wnt7b*、*Wnt8a*、*Wnt8b*、*Wnt9a*、*Wnt9b*、*Wnt10a*、*Wnt10b*、*Wnt11* 和 *Wnt16*。Wnt 蛋白受体是卷曲蛋白（frizzled，Fzd），卷曲蛋白胞外 N 端富含半胱氨酸的结构域（cysteinerichdomain，CRD）与 Wnt 蛋白结合，形成 Wnt-Fzd 受体复合物。Wnt-Fzd 受体复合物与 LRP5/6 和蛋白激酶-1（CK-1）在细胞表面共同形成一个复杂的三元异构体，发挥多种生物学功能。

（1）Wnt/β-catenin 依赖性途径：Wnt/β-catenin 信号通路主要由细胞外的分泌型 Wnt 配体蛋白、细胞膜表面的受体卷曲蛋白（Fzd）、低密度脂蛋白受体相关蛋白（LRP5/6）、细胞质内的信号转导部分（β-catenin）及核内的转录调控部分核内 T 细胞因子/淋巴细胞增强因子（TCF/LEF）组成。

β-catenin 是 Wnt/β-catenin 信号通路的核心分子，由多肽链组成的分子量为 92 000～95 000 的胞内糖蛋白，它不仅介导细胞与细胞间的黏附，而且还在 Wnt/β-catenin 信号通路中起着信号调节开关作用。β-catenin 编码基因 *CTNNB1*，其定位于染色体 3p21，由 16 个外显子组成。其中外显子 3 的第 33、37、41 及 45 位密码子编码区域构成的 N 端是糖原合成酶激酶 3β（glycogen synthase kinase 3β，GSK-3β）的磷酸化位点，通过磷酸化/去磷酸化调节蛋白降解。β-catenin 蛋白中央区域由 12～14 个氨基酸残基组成的重复序列称为 armadillo 区，相邻的 armadillo 区旋转折叠形成超螺旋结构。

β-catenin 位于细胞基质中，通过其超螺旋结构与由轴蛋白（Axin）、腺瘤性息肉病大肠杆菌（adenomatous polyposis coliprotein，APC）蛋白、糖原合酶激酶-3B（glycogen synthase kinase-3B，GSK-3B）和酪蛋白激酶1α（case-inkinase 1α，CK1α）组成的泛素蛋白酶复合物相结合，其激活与抑制取决于信号通路的开关。当 β-catenin 结合 Axin 和 APC 蛋白时，将会被 GSK-3B 和 CK1α 磷酸化，进而导致其被泛素蛋白酶复合物降解。在 FZD 与 Wnt 配体相互作用时，其可与 LRP 家族的成员共同作用，产生的信号通过蓬乱蛋白（dishevelled，Dsh）转导到 β-catenin 降解复合体，以避免 β-catenin 的磷酸化和降解。因此，β-catenin 能够以未磷酸化的形式累积在细胞基质中，当达到一定的量后，便可以转移到细胞核，在细胞核中，β-catenin 通过置换转录抑制子 Groucho 蛋白家族（transducin-like enhancer of split，TLE）作为 Wnt 靶基因的转录共调节子，然后与 T 细胞因子（T cell factor，TCF）、淋巴增强因子（lymphoid enhancer factor，LEF）及转录因子家族的成员结合来调控 Wnt 靶基因的转录。

（2）β-catenin 非依赖性途径：β-catenin 非依赖性途径被定义为与 β-catenin 转录功能无关的 Wnt- 或 FZD-启动的信号，包含了多种复杂的信号途径，如 Wnt/planar cell polarity（PCP）、Wnt-cGMP/Ca^{2+}、Wnt/cAMP、Wnt/ROR、Wnt/RAP、Wnt/RAC 和 Wnt/RHO 途径。其中 Wnt/PCP 和 Wnt-cGMP/Ca^{2+}途径的特征较为明显。①Wnt/PCP 途径最初是在果蝇中被鉴定出来，由非经典 Wnt 信号配体 Wnt5a 或 Wnt11 与 FZD 和 Dsh 结合诱导，然后，激活的 Wnt/PCP 信号通路可通过 Dsh 活化 Rho 家族 GTPases 酶（pros-homologousA，RhoA）和 Rac 蛋白，以及它们的下游靶点 Rho 相关的卷曲螺旋蛋白激酶1（rho-associated，coiled-coil-containing protein kinase 1，Rock1）和 JNK1 激酶（Jun N terminal kinase1，JNK1）、AP-1 及 c-Jun 的 N 端区域结合后，具有诱导下游靶基因表达的能力，从而在调节细胞极性、细胞运动和形态发生运动方面发挥突出作用。②Wnt-cGMP/Ca^{2+} 途径最初发现于非洲爪蟾和斑马鱼胚胎中。内质网中的 Ca^{2+}释放入胞质是 Wnt/Ca^{2+}信号途径中的关键步骤，进而 Wnt/FZD 结合复合物将使胞质中的 Dsh 活化，一方面可通过抑制阻止 Ca^{2+}释放的 cGMP 依赖性蛋白激酶（cGMP dependent protein kinase，PKG）使内质网 Ca^{2+}释放增多；另一方面可通过激活磷脂酶 C（phospholipaseC，PLC）和升高 1，4，5-三磷酸肌醇（inositol 1，4，5-trisphosphater，IP3）使细胞质游离的 Ca^{2+}增多，然后升高的 Ca^{2+}可激活 Ca^{2+}相关蛋白酶，如钙调磷酸酶、PKC 和 Ca^{2+}-钙调蛋白依赖性蛋白激酶Ⅱ（Ca^{2+}/calmodulin-dependent protein kinaseⅡ，CaMKⅡ）。CaMKⅡ可以进一步激活 TGF-β 激酶（TGF-β-activated kinase 1，TAK1）及 NEMO 激酶（nemo-like kinase，NLK），使 TCF 磷酸化，从而抑制经典 Wnt 信号通路的活性，而钙调磷酸酶可进一步活化 T 细胞核因子（nuclear factor of activated T cells，NF-AT）和 NF-κB 等转录因子，进而诱导下游靶基因的表达。

2. Wnt 信号在围着床过程中的作用　在 Wnt 信号传导中，β-catenin 在腺和基质细胞中表达，并在子宫内膜周期的增殖期和分泌期期间高度表达，参与胚胎着床和子宫内膜增殖、分化及蜕膜化。在小鼠中，Wnt/β-catenin 信号通路的沉默会阻碍胚泡的着床，子宫条件性缺失 β-catenin 或过表达 β-catenin 也会影响正常的着床和蜕膜化过程，子宫条件性缺失 Wnt4 将导致胚胎着床和子宫蜕膜失败。

（1）Wnt 信号与子宫内膜容受性的建立：在子宫接受态前期到子宫接受态配置完成的过程中，子宫腔上皮会发生动态的膜重组和去极化，及时调控上皮细胞膜的成熟并保持子宫腔上皮的完整性，对于人类和小鼠的胚胎着床过程具有至关重要的作用。在此过程中，Wnt 信号被认为是在子宫内膜功能的正常发挥过程中的重要因素。人子宫内膜基质细胞中，雌激素以时间和剂量依赖性的方式诱导 β-catenin RNA 和蛋白质的表达，然后与 TCF/LEF 家族结合，增加子宫内膜基质细胞（endometrial stromal cells，ESC）层的血管生成。雌激素诱导的 β-catenin 可以上调 ESC 中的 VEGF 的表达，从而促进了子宫内膜异位症患者病变血管的生成。在小鼠子宫接受态建立的过程中，即在小鼠妊娠的第 3~4 天，子宫中检测出 *Wnt5a* 基因的时空性表达，也表明 *Wnt5a* 与小鼠子宫的接受态建立有关。

（2）Wnt 信号与胚泡激活：胚泡的激活对于胚胎的成功着床具有重要作用。在此过程中，胚泡获得了附着于容受态子宫内膜的能力。经典 Wnt 信号通路的异常对于胚泡的形成没有明显的影响，但是在胚泡激活的过程中却发挥着至关重要的作用。若经典 Wnt 信号被抑制将会损害胚泡植入子宫内膜的能力，其正常表达需要与非经典的 Wnt/RhoA 信号通路的阻断相结合时，才可以使得胚泡具有正常的植入能力。

（3）Wnt 信号与胚胎着床：在小鼠中，妊娠 1~3 天的子宫处于接受态前期，胚胎不能着床；妊娠第 4 天处于完全接受态，在第 4 天夜晚，胚泡着床部位的子宫内膜血管通透性增加且胚泡附着在子宫腔上皮；在妊娠第 5 天，当基质细胞开始扩大和分化为蜕膜细胞时，将使得着床变得更加牢固。Wnt5a 作为非经典的 Wnt 配体，在着床子宫中存在时空表达。此外，过表达的 β-catenin 干扰基质细胞蜕膜化过程，导致着床位点数显著少。

（4）Wnt 信号与子宫内膜基质细胞蜕膜化：蜕膜化是子宫内膜基质细胞增殖、分化为蜕膜细胞的过程，主要由孕酮引起。在小鼠妊娠的第 4~5 天，胚泡附着到子宫内膜上皮后，基质细胞开始向蜕膜细胞转变。在附着反应之后，着床胚泡周围的基质细胞增殖并分化形成蜕膜床。在妊娠期间，蜕膜细胞产生激素和细胞因子，这对胚胎发育至关重要，如在妊娠期间分泌控制滋养层侵袭的因子。而 Wnt 信号通路同样参与了子宫内膜基质蜕膜化过程。Wnt5a 不仅在着床过程中起作用，同样也影响蜕膜化过程，如敲除或过表达着床子宫中的 Wnt5a 信号将导致初级蜕膜区形成异常。在着床开始时，随着 BMP2 在胚泡周围的基质中表达，蜕膜化程度明显增加，说明 BMP2 在此过程中发挥重要作用，而异常的 Wnt5a 信号表达会降低 BMP2 的表达活性，从而干扰基质细胞的蜕膜化进程。Wnt6 的缺陷也会妨碍子宫基质的蜕膜化过程。Wnt4 在胚胎着床过程中具有调节基质细胞蜕膜化的作用。

（四）胚泡的有控性植入

胚胎滋养细胞在子宫内膜的侵入与肿瘤浸润十分相似，但肿瘤的浸润是没有节制的无限扩张；而胚胎植入是生理性的节制性入侵。胚胎的植入非常复杂，包括细胞的生长、发育，胚胎的入侵和运动，子宫内膜间质水解、细胞移动、组织重建，子宫内膜细胞的程序化死亡（凋亡）等。胚胎植入依赖于滋养细胞侵入子宫内膜，其关键是降解子宫内膜的基质成分并穿越基膜。滋养细胞对子宫内膜的侵入受到严格的分子调控，水解子宫内膜间质主要是蛋白水解酶。与蛋白质水解有关的酶有三大类：金属蛋白酶、丝氨酸蛋白酶和组织蛋白酶类，与胚胎入侵有关的蛋白酶主要有 MMP、丝氨酸蛋白酶类中的尿激酶型纤溶酶原激活酶（urokinase-type plasminogen activator，u-PA）和纤溶酶。MMP 不仅参与了滋养细胞的侵入过程，而且与其抑制剂金属蛋白酶组织抑制物（tissue inhibitor of metalloproteinase，TIMP）一起协调控制滋养层细胞的浸润程度，正是 MMP 与 TIMP 平衡及微环境的协调作用，才避免了滋养层细胞对子宫内膜的过度侵袭，使着床顺利且节制性进行。蛋白水解酶的调节机制十分复杂，主要包括三方面：基因转录的调节、酶原的激活、酶活性的抑制。目前已知多种因素可以调节 MMP 的转录，如激素、细胞因子、生长因子等，它们通过旁分泌和自分泌作用在时间和空间上精密调控这一过程，促进因素包括某些生长因子和细胞因子（如 IL-1、LIF、IL-6），抑制因素主要是孕激素、糖皮质激素、IL-10、TGF-β 等。孕激素可以抑制 MMP 的合成，雌激素则能增强孕激素的抑制作用。

蛋白水解酶调节因子一般是通过激活转录因子，从而调节蛋白酶的转录。转录因子包括 NF-κB 和 AP-1。AP-1 常常受到生长因子等细胞外信号的刺激而活化，与基因中相应位点结合而促进转录。AP-1 能与激素核受体结合，孕激素、糖皮质激素与相应核受体结合后与 AP-1 直接或间接作用，形成核受体 AP-1 异源复合物从而抑制基因转录，雌激素与 AP-1 作用可以诱导基因表达。

尽管随着研究的深入，对胚胎着床的机制有了越来越多的认识。但其分子调节机制仍然像个"黑匣子"。着床过程的复杂性阻碍了人类对其机制的进一步了解，人体研究存在很大困难，体外模型是研究者的重要途径。目前采用较多的是子宫内膜上皮细胞或间质细胞单层+胚胎共培养模型及子宫内膜上皮细胞+间质细胞+胚胎共培养模型。这些模型的缺点是单层细胞培养，难以模拟在体状况。复旦大学妇产科研究所的科研人员探索了子宫内膜上皮细胞+间质细胞+Matrigel 的体外立体培养系统，该模式与在体状况十分相似，是着床机制研究的较为理想的平台。为了模拟在体条件，该课题组又应用组织工程学原理探索了子宫内膜体外重建，将子宫内膜上皮+间质细胞作为种子细胞，多孔生物可降解材料胶原——聚羟基乙酸共聚物交联聚合网体作为立体支架，体外重建人工子宫内膜，现已获得初步成功。子宫内膜的体外重建成功将为胚胎着床机制的研究带来新的曙光。

二、胚胎着床的影响因素

（一）激素及其受体对胚胎着床的影响

下丘脑-垂体-卵巢轴调控着人类生殖过程，卵巢受下丘脑和垂体的调节，子宫则受到卵巢激素的直接调节。子宫作为胚胎着床的场所，主要受雌激素和孕激素影响。在正常育龄妇女的月经周期中，雌激素、孕激素的分泌有其严格的规律。在排卵后 7～8 天，也就是月经周期的第 22～23 天，雌激素和孕激素的分泌水平均达到峰值，这正是子宫内膜着床窗开放期，说明人类胚胎着床受到雌激素和孕激素的调节。

1. 雌激素和孕激素对胚胎着床的影响　雌激素、孕激素的作用之一是促进子宫内膜的增殖和生长。卵泡期，雌激素促使子宫内膜增殖、生长，排卵后，黄体合成的孕激素使子宫内膜腺体分泌、间质细胞增殖和蜕膜样变，为胚胎着床做好准备，可见人类胚胎着床中孕激素的作用更为重要。

2. 雌激素/孕激素（E_2/P_4）值对胚胎着床的影响　合适的 E_2/P_4 值对胚胎着床十分重要。小剂量雌激素的作用是使子宫内膜能容受和传递胚泡给予的信息，孕酮则对子宫内膜的致敏和容受性是必要的。在胚胎着床的调控中，E_2/P_4 值很重要，过高和过低都可能导致着床失败。在人类超排卵刺激中，排卵率很高但妊娠率很低，其主要原因是超排卵刺激时雌激素过高或孕激素相对不足导致 E_2/P_4 值失调，降低了子宫内膜的容受性。此外，E_2/P_4 值还调节着植入前胚泡的极性。E_2/P_4 值失调还可影响子宫内膜相关分子的表达，如整合素 β_3、LIF 等，导致容受性形成缺陷，进而导致植入失败。

3. 雌激素、孕激素信号通路对胚胎着床的影响　雌激素、孕激素并不是着床过程中的终末调节因子，而是作为上游调节分子，通过周期性表达调节胚胎着床局部下游分子的表达，如 LIF、IL-1、整合素 β_3、糖复合物等。雌激素、孕激素的调控使得这些分子在时间和空间上呈现出特异性的表达，并通过一定的信号转导途径激发一系列下游分子事件的发生，以确保子宫内膜在特定的时间范围内能够容受胚胎的植入。在植入过程中雌激素、孕激素通过直接或间接调节滋养细胞 MMP 和其抑制剂 TIMP 的表达，使两者达到平衡状态，控制胚胎植入的节律性。

4. 孕激素在胚胎着床中的重要作用　孕激素在人类胚胎着床中的地位特殊，与胚胎着床有关的因素大部分受孕激素的调节，包括降钙素、Muc1、LIF、同源盒基因（homologous box gene）、骨桥蛋白、胎盘蛋白 14 等。

（1）降钙素在人子宫内膜的分泌期表达，表达量在分泌中期最高，分泌晚期极低。孕酮通过细胞内核受体，在转录水平调节降钙素的基因表达。

（2）Muc1 是胚胎着床的负调节因子，小鼠子宫内膜 Muc1 表达受孕激素抑制，但在人类中还没有被证实。

（3）LIF 在人胚胎着床期子宫内膜表达量是增殖期的 4～6 倍，表达峰值与孕激素峰值一致，也是一种孕激素依赖性因子。

（4）同源盒基因 10 和 11 对子宫内膜容受性的建立是必要的，其表达也受孕激素调节，孕激素主要影响内膜间质细胞的同源盒基因表达，而对上皮细胞无影响。

5. 雌激素、孕激素受体对胚胎着床的影响　雌激素、孕激素通过与靶器官相应受体结合发挥作用，雌激素、孕激素受体主要存在于细胞核内，当激素转入细胞核内与受体结合后，形成激素受体复合物，同时引起受体构形改变并活化，活化后的受体与细胞核内靶基因上的结合位点相互作用，启动相应基因的转录，生成特异的 mRNA，然后通过翻译合成相应的蛋白质发挥生物学效应。

（二）子宫内膜因素对胚胎着床的影响

子宫内膜是胚胎着床的场所，在整个月经周期中，子宫内膜只在一定的时期内允许胚胎着床；而其他时间则拒绝容受胚胎植入。子宫内膜作为胚胎着床的场所，在器官、细胞、分子等不同水平影响着床的过程和结局。

1. 器官水平　在雌激素、孕激素作用下，子宫内膜不断增生分化，其形态、厚度及血流量在月经周期中发生着规律的变化。子宫内膜的形态、厚度和血流对胚胎着床具有重要意义。

（1）子宫内膜厚度对胚胎着床的影响：正常妇女子宫内膜厚度在围着床期达到 10～14mm。影像学研究显示，子宫内膜厚度在 10～14mm 时，着床率最高，而子宫内膜厚度小于 8mm 或大于16mm，着床率明显降低。内膜的厚度变化主要受雌激素、孕激素水平的影响，当卵巢功能衰退，雌激素、孕激素水平降低，会导致子宫内膜增殖不良，着床率降低，围绝经期妇女妊娠率下降的一个重要原因是子宫内膜的容受性降低；其次是子宫内膜的反应性，由于衰老、手术（如人工流产术、刮宫术等）或疾病（如子宫内膜结核、炎症等）等因素的影响，致使内膜的反应性降低或内膜损伤，即使激素水平正常也无法维持内膜正常生长，这是临床上许多内膜性不孕的重要原因。

（2）子宫内膜类型对胚胎着床的影响：B 超检查可以将子宫内膜分为三种类型，A 型为三线型，外部和中部强回声，内层低回声，宫腔中线回声明显；B 型为中部孤立回声，宫腔中线回声不明显；C 型匀质强回声，无宫腔中线回声。A 型子宫内膜的着床率显著高于后两型。

（3）子宫内膜血流情况对胚胎着床的影响：子宫内膜的血流灌注有周期性变化，血流的变化对子宫内膜的容受性影响很大。超声观察显示，自然周期子宫内膜螺旋动脉的脉冲指数（pulse index，PI）在排卵后显著降低，而流量指数（flow index，FI）明显升高，而且发现 PI 低而 FI 高者胚胎着床率高。子宫内膜的动脉血流参数可以反映子宫内膜的血流灌注，可以作为内膜容受性的评价指标。

2. 分子水平

（1）前列腺素：在人子宫内膜非着床期的表达水平较低；在胚胎着床窗口期着床部位的表达却较高。其机制可能是胚泡接触子宫内膜后，刺激基质细胞产生白介素，而白介素介导前列腺素的表达。前列腺素在着床部位的高表达可以促进子宫内膜局部血管的通透性，内膜水肿，从而有利于胚胎植入。

（2）细胞因子：如前所述，参与着床的细胞因子主要包括 LIF、IL-1 系列、IL-6、IL-8 等，其中 IL-1 系列和 LIF 的作用尤为引人关注。细胞因子的在着床中的作用主要通过细胞因子间的相互调节、调节局部附黏附分子的表达、调节滋养细胞蛋白水解酶的表达等关键环节参与胚胎着床的调控。LIF 可以促进早期胚胎的发育、调节滋养细胞人绒毛膜促性腺激素、Fn 和 MMP-9 的表达，在胚胎节制性入侵过程中发挥重要作用。IL-1 与子宫内膜相应受体结合后，可以刺激 LIF、整合素等分子的表达，进而启动黏附过程。

（3）生长因子：EGF、IGF、血小板激活因子（PAF）、TGF 和 VEGF 等分子都参与胚胎着床过程的调控。其中，EGF 受体在植入中可能是胚胎-子宫内膜的信息传递物质。IGF 可以促进细胞生长和分化，并能控制类固醇激素酶的合成，因此影响雌激素的合成。PAF 在着床期子宫内膜的高表达可以通过刺激内膜腺体释放前列腺素，进而扩张血管，增加血管通透性。另外，PAF 还可以通过某些介质引起着床部位结构变化，有利于胚胎着床。TGF 的作用主要是刺激着床前的胚胎滋养层细胞产生 Fn，Fn 是胚泡和子宫内膜发生黏附的必要分子。VEGF 刺激血管生成且增强蛋白水解酶的活性，使细胞基质降解并增加血管通透性，从而促进胚胎着床。

（4）黏附分子：胚胎在子宫内膜上的黏附主要是由黏附分子来介导完成。参与调节胚胎着床的黏附分子主要包括整合素、选择素、ICAM 等，它们与相应配体结合后，促进子宫内膜的黏附能力和内膜细胞的生长、分化，并通过相应的信号转导途径启动胚胎着床。

（5）糖复合物：糖复合物在着床中的作用是介导胚胎和子宫内膜的识别、黏附。在着床初期，子宫内膜有多种糖复合物特异性表达，不同种类的糖复合物在胚胎着床中发挥不同的作用。例如，Le^y、uA、HSPG 等寡糖链可与相应的配体结合介导子宫内膜与胚胎的黏附，促进胚泡着床，而包括 Muc-1、SMC 在内的寡糖链，则抑制胚泡与子宫内膜的黏附，一方面是通过抑制胚泡和内膜接触起到抗黏附作用；另一方面通过抑制降解酶活性，从而间接抑制胚泡的侵入；还有一些寡糖链可以通过局部免疫调节影响着床，如触珠蛋白样糖蛋白（haptoglobin-like glycoprotein）和 β-半乳糖苷结合样凝集素（β-galactoside binding lectin），前者具有一定的免疫抑制作用，后者可与不同分化抗原标志的淋巴细胞结合，对组织中巨噬细胞、嗜碱性粒细胞、肥大细胞等的浸润有重要调节作用。

（三）胚胎自身因素对着床的影响

当胚泡抵达宫腔后，刺激子宫内膜增生并使邻近血管扩张，通透性增加，局部代谢增强。胚胎刺激也可能促进子宫内膜间质的蜕膜化。一方面胚泡通过机械刺激子宫内膜；另一方面胚泡分泌多种胚胎性生物分子，如类固醇激素、人绒毛膜促性腺激素、MMP、黏附分子、细胞因子、生长因子等。类固醇激素和人绒毛膜促性腺激素促进子宫内膜的蜕膜化，并调节子宫内膜相关分子的表达；黏附分子则与子宫内膜的相应受体结合，使胚胎黏附至子宫内膜；胚泡的滋养层细胞分泌大量的蛋白水解酶，如 MMP-9、MMP-2 等，这些蛋白水解酶的底物主要是 ECM 成分，蛋白水解酶分解子宫内膜的 ECM，从而使胚胎植入子宫内膜中。胚胎的质量对成功着床亦起决定性作用，一方面由胚胎性分子的分泌改变影响对子宫内膜的刺激；另一方面，胚胎的质量也影响着其植入子宫内膜的能力。

第四节　子宫内膜重塑

胚胎着床是哺乳动物妊娠的关键环节，子宫内膜基质细胞蜕膜化对于胚胎的成功着床和胚胎的发育至关重要。成功的胚胎植入需要同时具备侵入能力的胚胎及处于接受态的内膜。子宫内膜异常蜕膜化可使得胚胎着床失败或着床异常，一方面可导致不孕不育、反复流产；另一方面可导致子痫前期、早产等一系列妊娠相关疾病的发生。因此，充分认识子宫内膜蜕膜化的生理过程、调节机制及其影响因素具有重要意义。

一、子宫内膜蜕膜化

（一）子宫内膜蜕膜化概述

子宫内膜蜕膜化可理解为子宫内膜组织为胚胎植入而发生的一系列重塑过程，伴随内膜形态显著变化及细胞外基质重建。广义的蜕膜化包括子宫内膜基质细胞（endometrial stromal cell，ESC）增殖分化、腺上皮分泌增加、NK 细胞聚集、血管重塑等。基质细胞在成分上占据内膜组织的主体，改变也最为明显。因此，一般所指狭义的子宫内膜蜕膜化即是基质细胞蜕膜化。

蜕膜化反应一般仅发生于侵入性的着床动物中,如灵长动物及啮齿类动物。大多数胎盘动物(如小鼠)的蜕膜化需外源性刺激,如胚泡或人工刺激来触发,蜕膜化仅发生于胎盘着床部位。人类子宫内膜蜕膜化并不依赖胚泡着床信号,只需在合适的激素环境下即可自发开始。蜕膜化一般发生在月经周期的第 23 天左右,起始于血管周围,随后扩展到整个宫腔,是一个广泛的改变。此时内膜基质细胞变大变圆,发生多核改变,细胞边界不清,且逐渐出现分泌功能,形成前蜕膜细胞(pre-decidual cell)。在超微结构上可见核仁数量和复杂性增加、细胞质中糖原脂滴增多、粗面内质网高度发达、高尔基体膨大。前蜕膜细胞在胚胎着床后进一步发育,形成典型的蜕膜细胞(decidual cell)。蜕膜细胞内具有开放的囊样细胞核,这种特殊的形态使得蜕膜细胞仅从组织学上即可鉴别。若未受孕,内膜组织失去孕酮支持,进而崩解,形成月经。

在卵巢激素充分协调作用下,子宫内膜间质细胞受蜕膜化诱导因子刺激后诱发特定基因和蛋白质表达,促使间质细胞增殖,分化成蜕膜细胞,形成蜕膜。蜕膜可分为基蜕膜、包蜕膜和壁蜕膜三部分,其中基蜕膜是位于胚泡深部的蜕膜,它随着胚泡的发育不断增大,参与胎盘的构成。基蜕膜内的母体血液直接与绒毛膜相连,供给胚胎养分。来自子宫固有层的蜕膜细胞成群地分布于蜕膜组织中,其胞质内含有大量的糖原和脂滴,可为胚泡提供营养。

(二)子宫内膜蜕膜化具有重要生理意义

首先,滋养细胞具有极强的侵袭能力,若无蜕膜组织作为屏障,滋养细胞可穿透子宫肌层,导致肌肉组织破坏及子宫破裂。准确的侵入程度既可保证胎儿从母体获得充足的营养,又可保护母体免受过度侵袭而受损。其次,蜕膜组织还是母胎免疫屏障,参与协调母胎免疫应答,使胎儿免受母体排斥,维持正常妊娠。再次,蜕膜化伴随大量血管形成及重塑,这些血管为胚胎生长发育提供充分的血供及营养。最后,基质细胞发生蜕膜化后可分泌大量生长因子(如上皮生长因子)、细胞因子(如 IL-11)等。这些因子在胚胎的着床和生长发育,以及妊娠的维持中也有非常重要的作用。其中,蜕膜泌乳素(decidua prolactin,dPRL)及 IGFBP-1 已被广泛用来作为蜕膜化的标志因子。

(三)细胞增殖和分化与子宫基质细胞蜕膜的关系

小鼠胚胎着床的起始特征是发生于怀孕第 4 天的胚胎附着部位的局部子宫血管通透性增加。胚胎的黏附反应与子宫基质细胞在胚泡着床部位广泛增殖分化为蜕膜细胞(蜕膜化)一致。相比之下,只有在胚泡附着位置的腔上皮细胞发生凋亡。在小鼠,胚泡在受精后的第 4 天(见阴栓为怀孕第 1 天)到达子宫,附着于子宫内膜上皮细胞,启动子宫内膜基质细胞蜕膜化反应。此时,子宫内膜腔上皮细胞分裂停止,转向分化和凋亡,使胚泡与内膜基质细胞直接接触从而建立稳定的铆钉关系。在胚泡附着处的子宫内膜基质细胞广泛增殖分化,形成蜕膜细胞。第 5 天凌晨,胚胎植入后,内膜基质细胞开始蜕膜化。第 5 天下午,紧邻胚泡周围的基质细胞逐渐停止增生,初级蜕膜区(PDZ)形成。第 6 天早晨,PDZ 完全形成,PDZ 以外的基质细胞继续增生,形成次级蜕膜区(SDZ)。第 7 天,SDZ 发育完全,PDZ 开始凋亡。第 8 天,PDZ 基本消失。随着时间的推移,SDZ 也开始凋亡,为胚胎生长和胎盘形成提供空间。

哺乳动物子宫内膜的蜕膜化与多核细胞和巨细胞的形成密切相关。细胞通过有丝分裂转变成为核内分裂周期,即细胞停滞在 G-S 期,连续进行 DNA 复制却不发生细胞质分裂,导致多倍体的产生。因为多倍体细胞核内复制改变了细胞核的空间构象,降低了细胞基因组的稳定性,所以细胞的多倍体化能够增加遗传多样性,还能够保护细胞不受基因毒性的损伤,因此细胞多倍体的发生必然有其独特的生理意义。在小鼠围着床期,细胞多倍体化是子宫内膜基质细胞蜕膜化的重要标志。当基质细胞的多倍性减少时,蜕膜化过程就会受到抑制。多倍体细胞作为一种末端分化细胞,其意义在于通过不断增加基因拷贝数转录来确保高水平的蛋白合成,支持胚胎发育。多倍体蜕膜细胞是终末分化的细胞，其发育经历了一个独特的过程，需要从有丝分裂细胞周期过渡到内复制周期（endocycle），在这个过程中，细胞经历了一轮又一轮的 DNA 复制，而没有连续的细胞分裂（胞质分裂）。在小鼠中，蜕膜细胞多倍体的发育导致大的单核或双核细胞的产生。

二、子宫内膜蜕膜化的调节机制

研究发现，可采用多种手段在体内和体外模拟正常蜕膜反应。在小鼠子宫内，可通过注射芝麻油、置入玻璃弹珠或人为划伤内膜等方式模拟出胚泡着床信号，诱导内膜蜕膜转化。在体外培养的小鼠或人类间质细胞中，可通过添加不同构成方案的外源性甾体激素或环腺苷酸（cyclic adenosine monophoshate，cAMP）诱导蜕膜化。常用的诱导药物组合包括孕激素、雌激素+孕激素、孕激素+cAMP、cAMP 等。研究证实，诱导的蜕膜细胞跟自然妊娠的蜕膜细胞在形态上仅存一些细微的差别，相关基因的表达也是非常接近的。两者间差异性表达的基因，可能多是需胚胎诱导才会进一步表达的基因，如纤维细胞生长因子 2（fibroblast growth factor，FGF2）等。

1. 干细胞　不少学者推测子宫内膜强大的修复、再生能力取决于基底层的内膜干/祖细胞。研究者已在子宫内膜组织中发现上皮干/祖细胞（epithelial stem/progenitor cell，EPS）及间充质干细胞（mesenchymal stem cell，MSC）。这两种细胞有高度增殖潜能，能在体外自我更新，进一步分化为成熟的子代细胞。

2. 信号转导分子

（1）雌孕激素：孕激素在子宫内膜蜕膜化过程中的主导地位已非常明确。排卵后，间质细胞在孕激素持续作用下于月经周期 23 天左右逐渐出现蜕膜化改变。孕激素的生物学效应主要通过作用于细胞中孕激素受体实现。适宜的雌激素水平对于内膜-蜕膜转化非常重要。母体对高剂量的孕激素有一个很宽的耐受范围，然而对于雌激素却不如此。研究发现，给予人工诱导妊娠的大鼠过量雌激素可导致蜕膜发育不良，抑制内膜蜕膜化。雌激素调节内膜蜕膜化是更为精细的过程。

（2）cAMP：虽然雌激素、孕激素在内膜-蜕膜转化中起重要作用，但单用孕激素或雌孕激素联合在体外诱导间质细胞蜕膜化需要较长时间（8～10 天）。增加 cAMP 类似物（如 8-Br-cAMP）后蜕膜化诱导时间明显缩短。目前国内外研究者已普遍认同细胞内一定水平的 cAMP 是诱导蜕膜反应的必备条件。联合孕激素及 cAMP 处理体外培养的子宫内膜间质细胞可以获得快速、稳定且持久的蜕膜表型。

（3）FOXO（fork head box O）：是转录因子 FOX 家属中一类亚族，参与调节细胞周期、凋亡及细胞分化。体外培养的间质细胞蜕膜化诱导过程中 FOXO1 水平升高。研究发现 75%孕激素受体基因结合区域与 FOXO1 结合区域重叠的，二者可以共同调节下游靶基因。FOXO1 参与调节一系列蜕膜相关基因表达，当 siRNA 干扰间质细胞中 FOXO1 表达后，蜕膜化标志 IGFBP1 和 dPRL 明显降低。

（4）STAT：STAT（signal transducers and activators of transcription）家族广泛存在于胞质中。STAT3 是间质细胞蜕膜化过程的重要调节因子，沉默 STAT3 可使蜕膜反应受阻。

3. C/EBP（CCAAT enhancer binding proteins）　是一类与靶基因增强子结合的反式作用因子。雌激素、孕激素发挥作用的关键介质包括 C/EBPβ。其表达随着月经周期发生规律变化，在分泌晚期达到峰值，与内膜组织学形态变化一致。C/EBPβ 的表达具有时空特异性，在胚泡周围的蜕膜细胞中明显升高。着床前雌激素升高诱导了 C/EBPβ 的表达，随后孕激素受体成为其主要的调节因素。妊娠第 6 天孕激素受体拮抗剂 RU486 明显抑制 C/EBPβ 的表达。C/EBPβ 可通过结合 STAT3 基因 5′UTR 发挥转录抑制效应，从而抑制基质细胞增殖分化。

4. HOX　研究已证实 *HOXA10* 及 *HOXA11* 为间质细胞在蜕膜反应中雌激素、孕激素调节的靶基因。*HOXA10* 主要表达于子宫内膜及蜕膜组织中，且随着月经周期变化而变化，表达水平与血中孕酮浓度一致，在窗口期明显升高。参与维持内膜正常形态及增殖分化、子宫内膜容受性的建立、调节胚胎着床及发育、维持母胎免疫平衡。

5. 信号转导通路

（1）Notch 信号通路：是一条保守的信号转导途径，广泛存在于脊椎动物和非脊椎动物中，在体内参与调节细胞增殖、分化及凋亡。Notch 信号通路由受体、配体和 DNA 结合蛋白 3 部分组成。在孕早期的蜕膜组织中，存在 Notch1、Notch2 受体及其配体 Jagged1、DLL1 及 DLL4 的表达。

（2）TGFβ/BMP 信号通路：是一个包含众多成员的细胞因子大家族。其中配体分子 activin 及 BMP 等可作用于相关受体，活化底物 Smad，影响下游靶基因转录，从而调控内膜间质细胞蜕膜化。BMP 家族中的 BMP7 具有抑制子宫内膜蜕膜化的作用，降低分泌中期内膜中 BMP7 转录水平可提高子宫内膜的容受性。

（3）细胞周期调控网络：人类与小鼠蜕膜化过程中都伴有多倍体性蜕膜间质细胞的形成，多倍体性是间质细胞蜕膜化的重要标志。多倍体间质细胞的形成需细胞周期不断重复完成 G_1 和 S 期，而 G_2～M 期过渡受到阻滞。研究发现，细胞周期调控因子，如细胞周期调控蛋白（cyclin）、细胞周期依赖性激酶（CDK）和细胞周期依赖激酶抑制物（CKI，如 p21、p57 等），均参与调节子宫内膜蜕膜化反应。在小鼠围植入期，CyclinD3 表达随子宫内膜蜕膜化进程逐渐上调，展现出时空和细胞特异性，CyclinD3 和 p21 表达与蜕膜间质细胞滞留在 G_1～S 期和多倍性增加有关。CDK4、CDK6 在 G_1 期被 CyclinD3 激活，CyclinD3/CDK4 能促进子宫间质细胞增殖，随着 CDK4 表达水平的下调，CDK6 上调，进而促使间质细胞转向分化和多倍体化。p21 和 p57 都可使细胞周期停滞在 G_1 期，促进间质细胞蜕膜化和多倍体化。

1）在子宫蜕膜过程中，细胞周期调控蛋白的调节作用。

A. CyclinD3 与子宫内膜蜕膜化。CyclinD3 的表达水平已经成为人工体外诱导基质细胞蜕膜化是否成功的一个检测指标与度量参考标准。CyclinD3 能够促进小鼠围植入期子宫内膜蜕膜细胞的增殖，是子宫内膜蜕膜细胞多倍体化的主要调节者，且在蜕膜化进程中 CyclinD3 能够补偿 *HOXA10* 的功能。CyclinD3 在 G_1 期聚集，对于细胞周期 G_0～G_1 期的转换是必不可少的，且在核内复制周期中呈周期性波动，但其自身不呈周期性表达，只要有生长因子的持续刺激就可以合成。在小鼠胚胎围植入过程中，CyclinD3 mRNA 的表达具有时空特异性，其表达水平随着子宫内膜蜕膜化进程逐渐上调。研究发现 CyclinD3$^{-/-}$ 小鼠可导致蜕膜细胞多倍体化障碍，使着床点处蜕膜结构受损，胚胎植入点数量显著减少；但同时也发现其抑制胚胎植入的效应并不彻底，具体分子机制目前尚不明朗，推测可能是 CyclinD3 的功能与 CyclinD1 和 CyclinD3 的功能之间存在部分重叠。

B. CyclinE 与子宫内膜蜕膜化。CyclinE 是子宫内膜细胞增殖的调节因子，在 G_1 期合成，是 G_1～S 期转换和细胞周期再进入的必备细胞因子。CyclinE mRNA 在小鼠妊娠第 5 天子宫中表达水平达到峰值，随后逐渐下降。当从小鼠子宫角注射抗 CyclinE 的单克隆抗体后，小鼠胚胎的植入受到明显抑制，但抑制效应也并不彻底。由此可见 CyclinE 能促进胚胎植入窗口期子宫内膜细胞的增殖，在植入过程中具有作用，但其并非是唯一的影响因素。

C. CyclinG 与子宫内膜蜕膜化。CyclinG 是细胞周期调控因子中的负调控因子，其有 CyclinG1 和 CyclinG2 两个亚型，均是 *HOXA10* 基因的下游靶基因，对子宫内膜细胞增殖起到负调控作用。CyclinG1 的表达贯穿整个细胞周期，对 G_2～M 期停滞起到关键作用。CyclinG2 在细胞周期中波动性表达，与 G_1～S 期的停滞有关。CyclinG 两个亚型的 mRNA 在小鼠围植入期子宫内膜中的表达具有时空差异性。CyclinG1 mRNA 主要表达于妊娠第 3～7 天的上皮细胞和次级蜕膜区（SDZ）中，受到孕酮的调控；CyclinG2 mRNA 则主要表达于妊娠第 1～8 天的上皮细胞和初级蜕膜区（PDZ），但不受孕酮的调控。在小鼠子宫内膜蜕膜化过程中，CyclinG1 主要是限制子宫内膜基质细胞增殖，

CyclinG2 主要促进蜕膜细胞的终端分化和凋亡，为胚胎的生长提供空间。

2）细胞周期依赖性激酶（CDK）在子宫内膜基质细胞蜕膜化的调控作用。在不同的细胞周期中，CDK 只有磷酸化特定细胞周期调控蛋白上的丝氨酸和苏氨酸残基，使得细胞周期调控蛋白结构变构后才展现出活性；具有活性的 Cyclin/CDK 复合物才能启动或调控细胞周期中的主要事件。CDK4、CDK6 在 G_1 期被 CyclinD3 激活，促进细胞进入 S 期。CDK4、CDK6 和 CyclinD3 mRNA 的表达水平与基质细胞蜕膜化情况在时空上存在很大程度的重叠，但在小鼠妊娠第 8 天时，CDK4 mRNA 只在植入对侧表达，而 CDK6 mRNA 只在胚胎植入侧表达。CyclinD3/CDK4 能够促进子宫基质细胞增殖，随着 CDK4 表达水平的下调和 CDK6 的上调，促使子宫内膜基质细胞转向分化和多倍体化。

3）细胞周期依赖激酶抑制物（CKI）在子宫内膜基质细胞蜕膜化中的作用。CKI 是 CDK 的负调控因子，其活性受到 CDKN1A 和 CDKN2A 的抑制。CDKN1A 对于 CDK 的抑制具有特异性，如 p21、p57 和 p27；CDKN2A 特异地抑制 CyclinD/CDK4 和 CDK6，如 p16 和 p18。CKI 通过 N 端的结构域与 CDK 竞争性结合拮抗细胞周期调控蛋白作用，来调节细胞周期进程。p21 的 C 端与细胞增殖核抗原（proliferating cell nuclear antigen，PCNA）相互作用，阻断 PCNA 活化 DNA 聚合酶的活性，直接抑制 DNA 合成，这是其他抑制剂所不具备的特点。p21 和 p57 均可以使细胞周期停滞在 G_1 期，抑制细胞在 $G_1 \sim S$ 期的转变从而抑制 DNA 的合成。

在小鼠妊娠的第 1～4 天，p21 mRNA 在子宫内未见表达，胚胎植入后其表达水平随蜕膜细胞脱离细胞周期过程而上调，直到妊娠第 8 天，随着 CyclinD3/CDK4 mRNA 在植入侧的 PDZ 表达停止，p21 mRNA 在此区域表达上调，提示 p21 通过抑制 CyclinD3/CDK4 活性使细胞周期停滞在 G1 期，从而抑制蜕膜细胞增殖，使细胞转向分化。p57mRNA 的表达在时空上与蜕膜细胞脱离细胞周期一致，并且 p57 在蜕膜过程中的上调是因为失去了 *HOXA10* 的抑制作用。

（4）免疫细胞调控网络：在胚胎围植入期和早孕阶段，大量免疫细胞从外周血中被招募至子宫内膜局部，形成蜕膜免疫细胞（decidual immune cell，DIC），可达子宫细胞总数的 30%～40%。包括子宫自然杀伤细胞（uterine natural killer cell，uNK）、树突细胞（dendritic cell，DC），巨噬细胞（macrophage）及 T 淋巴细胞。其中以 uNK 数量最多，约占 70%，其中 90%表型为 $CD56^+CD16^-$。uNK 及 DC 不仅可促进子宫蜕膜新生血管形成和血管重塑、维持母胎免疫平衡，同时可能参与调节间质细胞增殖分化及促进内膜-蜕膜转化。

第6章　自然环境因素与女性生殖健康

生殖健康是人类繁衍的重要保障。人类在漫长的进化过程中形成了对生态环境适应和依存的关系，环境与生殖健康处于一个动态平衡之中。目前，人口剧增与全球化的科技发展，给人类带来繁荣的同时，也产生了环境污染的问题，使生态环境遭到严重破坏，对人类健康包括生殖健康产生了潜在的危害。随着现代科学技术和生活水平的提高，各种生殖系统疾病的发病率也逐年上升，生殖健康问题已成为医学工作者面临的重要课题之一。生殖健康受到诸多因素影响，环境因素是其中比较重要的因素之一。环境有害因素不仅可影响女性生殖健康本身，还可通过妊娠及哺乳等环节影响胎儿、婴儿的生长发育，因此，研究环境有害因素对女性生殖健康的影响，关系到女性及其胎儿健康的安危。WHO 指出生殖健康不仅仅是生物医学的问题，也是整个人类健康与环境、社会、经济发展密切相关的问题。各种不良的环境因素可能会导致月经异常、不孕不育、流产、胎儿生长受限及先天畸形等诸多不良后果。

本章就环境因素对女性生殖健康的影响进行著述，介绍环境物理因素、化学因素和生物因素等中的主要环境有害因素对女性生殖健康的影响，同时关注了目前环境有害因素对女性生殖健康影响机制、其危害的实验评估方法和人群预防干预措施，对从事女性生殖健康的研究，临床诊断和治疗、预防提供参考。

第一节　环境与女性生殖健康概述

一、环　境　因　素

（一）人类生存环境

人类生存环境包括自然环境和社会环境。从更广义的理解，环境是指与人类生存有关的物理、化学、生物、行为、社会经济因素及人类自身状况的总称。对于胚胎和胎儿来说，其外环境主要指子宫内环境。影响胎儿宫内发育的环境因素包括外源性环境因素、母体因素和胎盘因素。子宫内环境的质量将直接影响宫内胚胎和胎儿的生长发育。

（二）影响女性生殖健康的外环境因素

1. 按其属性分类　可分为物理因素、化学因素和生物因素。

（1）物理因素：如电离辐射、噪声、高温、微波及家用电器所产生的电磁波等都有影响胎儿发育的报道。

（2）化学因素：随着工农业的发展，未经处理的工业"三废"、农药、各类生活垃圾、污染物等侵入环境，污染大气、水源成为公害。例如，空气质量指标中常提到的二氧化硫、二氧化碳、氮氧化物、可吸入颗粒物均可以通过血液循环进入胎儿体内，干扰胎儿的正常发育。空气中的氯化物、香烟排出的焦油、苯并芘之类也可通过母体进入胎体。女性妊娠期接触汞、铅、砷、镉等重金属毒物，可引起人类生殖细胞染色体畸变，如母源性小儿铅中毒可导致儿童智力低下；甲基汞、多氯联苯、有机溶剂和麻醉性气体均已被证实对人类生殖和发育有害；人工合成的雌激素类化学物质，使生殖细胞发生持久性的损伤而导致不孕、流产、畸形；来自家具、房屋装修、厨房等居室内的空气污染也直接危害女性及其胎婴儿生长发育。

（3）生物因素：包括各种传染性因子，如巨细胞病毒、风疹病毒、单纯疱疹病毒、弓形虫、性病病原体等，均可致流产、早产、死产及畸胎等。

2. 按其接触方式分类　可分为自然环境的影响及环境污染的影响。

（1）自然环境的影响：如居住地区地质性缺碘引起的碘缺乏病，高氟地区引起的先天氟中毒等。

（2）环境污染的影响：人们每天都生活在各种环境因素的包围之中。环境有害因素通过呼吸、饮水、食物摄入和皮肤吸收等不同途径进入人体内，对人类生殖健康产生危害。①工业"三废"对周围地区的大气和水源造成污染，污染地区早产率、死产率及新生儿死亡率显著高于非污染区。例如，甲基汞污染水体，经过食物链经由妊娠母体进入胎体，可引起胎儿先天性甲基汞中毒。②生活接触：由于燃煤、吸烟、装修等造成的居室空气污染，食品受到农药、微生物污染，营养素缺乏引起的营养不良或营养过度及维生素补充过量都对胎儿有不利的影响。③医源性接触：如医疗用药、医源性照射等。④不良生活习惯：如吸烟包括被动吸烟及酗酒等。⑤患有严重疾病：如糖尿病、苯丙酮尿症的孕妇胎儿先天畸形的发生率较高等。

二、环境有害因素暴露与女性健康效应

环境暴露是环境因素产生健康效应的决定因素，没有暴露也就没有相应的效应。然而，暴露的途径、剂量和时间与其健康效应的产生有着密切关系。

（一）暴露途径

同一种环境有害物质，可以有不同的污染来源。即使是同一来源，由于环境介质的迁移作用可以在不同的介质之间进行，许多环境有害化合物进入环境后都会在多种介质中存在。环境有害化合物通过这些介质经呼吸道、口、皮肤暴露途径进入人体。暴露途径与效应产生的关系密切，往往通过影响总暴露量、吸收率和改变作用靶器官来影响有害效应的产生。

（二）暴露剂量

剂量通常指进入机体的有害物质的数量。与机体出现各种有害效应关系最为密切的是有害物质到达机体靶器官或靶组织的数量。但是，靶器官和靶组织中的剂量在测定上有许多困难。因而在工作实践中常用环境外暴露量来反映人体的接触剂量。随着有害因素剂量增加，产生某种特定生物学效应的个体数或强度随之增加的关系，称为剂量-反应关系。根据环境有害化学物的剂量-反应关系，可将其分为无阈值化合物和有阈值化合物。无阈值化合物是指在大于零的暴露剂量下均能产生有害效应的化合物，又称为零阈值化合物，这类化合物无安全暴露剂量。遗传毒性致癌物均视为无阈值化合物。无阈值理论在学术上仍有争议。除了遗传毒性致癌物，一般的环境化合物都存在阈值，有些化合物还有两个阈值。仅在达到或大于某剂量（阈剂量）才产生其效应，低于其阈剂量则不产生其效应的物质属于单阈值化合物，其剂量-反应曲线多呈"S"形或抛物线形。有两个阈值的化合物主要有必需微量元素或必需营养素。必需微量元素的剂量-反应曲线的形状，在整个剂量范围内呈"U"形。

（三）暴露时间

环境有害因素的暴露可能是一次短时间的，也可能是多次长期的或者无限期持续性的。对于环境污染物的暴露，往往是在较低的剂量下数月或数年内的重复暴露。重复暴露的时间包括暴露频率和暴露持续期两个要素。暴露频率和持续期与污染物在靶器官及靶组织中的剂量（浓度）有关，它们是影响有害效应产生的重要因素。除了作用时间以外，影响体内或靶部位蓄积量的重要因素还有化合物的生物半衰期和摄入量。

三、环境因素的多样性和联合毒性作用

（一）环境因素的多样性

环境有害因素包括物理性、化学性和生物性因素。每一大类又包含许多亚类和具体因素。因此，人体吸入的空气、饮用的水、摄入的食物中的污染物都不是单一的，而是多种物质同时存在。

（二）联合毒性作用

多种环境物质同时存在时对人体的作用与其中任何一种物质单独存在时所产生的健康效应有所不同，它们在体内往往呈现出十分复杂的交互作用，影响彼此的生物转运、转化、排泄过程，使机体的危害效应发生改变。凡两种或两种以上的化学物同时或短期内先后作用于机体所产生的综合毒性作用，称为化学物的联合毒性作用。随着外环境污染日益增多，联合毒性作用的危害已引起高度关注。

1. 相加作用（additive effect）　各种化合物在化学结构上如为同系物，或其毒性作用的靶器官相同，则其对机体产生的总效应等于各个化合物成分单独效应的总和，这种现象即为化合物的相加作用。例如，大部分刺激性气体的刺激作用一般呈相加作用，具有麻醉作用的化合物，一般也呈相加作用。

2. 独立作用（independent effect）　两种或两种以上的化合物作用于机体，由于其各自作用的受体、部位、靶细胞或靶器官等不同，所引发的生物效应也不相互干扰，从而其交互作用表现为化合物各自的毒性效应，对此称为独立作用。

3. 协同作用（synergistic effect）　各化合物交互作用结果引起毒性增强，即其联合作用所发生的总效应大于各个化合物单独效应的总和，这种现象即为化合物的协同作用。多个化合物之间发生协同作用的机制复杂而多样。可能与化合物之间影响吸收速率，促使吸收、排出延缓、干扰体内降解过程和在体内的代谢动力学过程的改变等有关。

4. 增强作用（potentiation effect）　一种化学物对某器官或系统并无毒性，但与另一种化学物同时或先后暴露时使其毒性效应增强，称为增强作用。

5. 拮抗作用（antagonism）　各化合物在体内交互作用的总效应，低于各化合物单独效应的总和，这一现象称为拮抗作用。化合物在体内产生拮抗作用可能有三种形式，其一是化合物之间的竞争作用，其二是化合物间引起体内代谢过程的变化，其三是功能性或效应性拮抗。

环境中共存的因素众多，它们之间交互作用类型和机制的复杂性可能远远超过了人们的认识水平。很多环境有害因素对女性生殖健康的影响及其机制目前均未阐明，且未找到最佳的干预方案。随着人群或实验研究的不断深入，人群健康意识的逐步提升，自我健康防护能力的增强，环境有害因素对女性生殖健康的影响将得到最大程度的降低。

四、环境有害因素的健康效应谱与易感人群

（一）环境有害因素的健康效应谱

环境有害因素引起的不同程度健康效应，从弱到强可分为如下五个层级。层级一：污染物在体内负荷增加，但不引起生理功能和生化代谢的变化。层级二：体内负荷进一步增加，出现某些生理功能和生化代谢变化，但是这种变化多为生理代偿性的，而非病理性改变。层级三：引起某些生化代谢或生理功能的异常改变，这些改变已能说明对健康有不良影响，具有病理学意义。不过，机体处于病理性的代偿和调节状态，无明显临床症状，视为准病态（亚临床状态）。层级四：机体功能失调，出现临床症状，成为临床性疾病。层级五：出现严重中毒，导致死亡。在环境有

害因素作用的人群中，由于个体暴露剂量水平、暴露时间存在着差异，在年龄、性别、生理状态及对该有害因素的遗传易感性也不同，会出现不同级别的效应。而每一种级别的效应在人群中出现的比例是不同的。最强的危害、最严重的效应是死亡，所占比例很少；而最弱的效应所占比例最大。不同级别的效应在人群中的分布称为健康效应谱（spectrum of health effect），也称为效应谱的冰山现象。

（二）易感人群及影响人群易感性的因素

人群对环境有害因素的反应存在着差异。尽管多数人在环境有害因素作用下仅有生理负荷增加或出现生理性变化，但仍有少数人产生机体功能严重失调、中毒，甚至死亡。通常把这类对环境有害因素反应更为敏感和强烈的人群称为易感人群（敏感人群）。与普通人群相比，易感人群会在更低的暴露剂量下出现有害效应，或者在相同环境因素变化条件下，易感人群中出现某种不良效应的反应率明显增高。影响人群对环境有害因素易感性的因素很多，包括与遗传特征有关的遗传因素和与非遗传因素两大类。非遗传因素主要包括年龄、健康状况、营养状态、生活习惯、暴露史、心理状态、保护性措施等。不同年龄段的人群易感性可能有较大差异。遗传因素包括性别、种族、遗传缺陷和环境应答基因的基因多态性（gene polymorphism）等。遗传缺陷是某些个体对特定的作用因素易感的原因。对环境因素的作用产生应答反应有关的基因称为环境应答基因（environmental response gene），环境应答基因的多态性是造成人群易感性差异的重要原因。

五、环境因素影响生殖健康的特征

环境因素对生殖健康的影响，表现在人与环境的动态联系过程中，良好的环境对人类生殖健康是有利的，不良的环境对人类生殖健康是有潜在危害的。研究已经表明，进入生活环境中的污染物作用于人体一般具有浓度低、时间长及有多种毒物同时存在联合作用的特点，往往近期看不见损伤，多为远期效应，如致突变、致畸、致癌效应。具体表现：①环境因素可诱发生殖细胞突变，影响生殖过程和生殖结局，如发生不孕、早早孕丢失、自然流产、死胎、畸胎或其他先天缺陷；②环境因素可影响生殖过程的任何环节，造成生殖功能障碍或不良生殖结局，如月经失调、子宫内膜增生、流产、先天畸形等；③环境导致发育异常因素可通过母体干扰正常的胚胎发育引起先天缺陷；④孕期接触环境有害因素可导致子代身体和智力受到损害等。

六、环境致发育毒性因子和致生殖危害的条件

（一）环境致发育毒性因子

环境致发育毒性因子是指能引起胚胎发育异常或先天缺陷的环境因素。环境致发育毒性因子可以是物理性、化学性或生物性因素。这些有害因素通过妊娠中母体干扰正常的胚胎发育过程，这种作用称为致发育毒性作用。致畸因子或致畸原是指某些有害环境因素使胎儿出现永久性的结构异常，导致先天缺陷的出现。环境对胚胎的发育毒性作用可有四种表观：胚胎死亡，即出现流产；畸形，形态上出现的永久性异常；生长发育迟滞，如低体重儿；功能发育不全，如免疫功能低下等。

（二）环境致生殖危害的条件

环境生殖危害的发生及严重程度取决于环境因素的特性、强度（剂量）、作用持续时间、生殖过程的具体时期（如生殖细胞期、胚胎期、胎儿期）、母体基因型等。不同类型的致发育毒性因子可引起不同类型先天缺陷的发生，如沙利度胺引起短肢畸形、甲基汞引起婴儿脑性麻痹及

精神迟钝、X 线引起小头畸形等。按胚胎器官系统分化顺序，与妊娠的不同时期受致畸原影响，可出现不同类型的畸形。对胚胎危害最严重的阶段是妊娠第 8 周内，此时期是细胞高度分化和各器官、系统基本形成的时期，因此容易产生畸形。例如，人受精后第 21～41 天时，胚胎心脏最易受影响，随后为四肢及眼睛。神经系统的易感时期最长，自受精后第 20 天直到胎儿娩出。妊娠第 8 周后至妊娠终了的胎儿期，器官分化已基本完成，各器官进入生长发育阶段。随着胎龄的增加，对致发育毒性因子的敏感性逐渐下降，但大脑和小脑及泌尿生殖系统仍在继续分化，此期受有害环境因素作用后，主要发生生理功能缺陷及宫内发育迟滞，出生后行为异常，听力、视力障碍、智力低下等。因此，妊娠期的全过程都应注意避免接触环境中的有害因素，以保护母婴健康。

第二节　环境物理因素与女性生殖健康

环境物理因素包括电离辐射、非电离辐射、噪声、超声波、高温、低温等多种因素。电离辐射和非电离辐射统称为电磁辐射（electromagnetic fields）。本节主要介绍噪声、电离辐射、非电离辐射和超声波对女性生殖健康的影响。

一、噪声污染对女性生殖健康的影响

噪声是一种看不见污染的危害，已成为仅次于大气污染和水污染的第三大城市公害。长期接触噪声除可导致听力损伤外，还可导致全身多个器官系统的损害。

（一）噪声的一般情况

凡是使人感到厌烦的、不喜欢的，或是主观上不需要的声音统称噪声（noise）。噪声有生产性噪声、环境噪声和生活噪声。工业生产中，机械摩擦、碰撞、转动均可发出噪声，如工厂的织布机、车床等发出的噪声。这种声音干扰人们休息、睡眠、学习和工作，达到一定强度时引起听力损害，或使机体出现有害的生理变化。室内噪声的危害主要有三个方面。一是影响休息和睡眠：超过 50dB（A）就会影响休息和睡眠。二是影响生活质量和工作效率：70dB（A）的噪声干扰谈话、造成精神不集中、心烦意乱、影响学习和工作效率，生活质量下降。三是对健康的影响：这种影响可分为特异性的，如对听觉系统的影响和非特异性的影响两个方面。

（二）噪声对女性生殖功能及胚胎发育的影响

1. 对女性月经的影响　一项有关纺织厂女工的职业噪声暴露对女性月经功能影响的调查结果提示：噪声暴露可使女性月经周期的长度显著缩短，并且与月经周期存在显著的负相关。对 260 名纺织作业女工和 120 名对照组女工进行生殖职业流行病学调查发现接触噪声声压级＞85dB（A）的纺织女工月经经量、周期异常及早产、流产、妊娠合并症的发生率均明显高于对照组（$P<0.05$），差异具有统计学意义。

2. 对妊娠经过和妊娠结局的影响　妊娠期接触高强度的噪声，特别是＞100dB（A）的噪声，妊娠恶阻和妊娠高血压综合征的发病率明显增高。Meta 分析结果也显示，职业性噪声接触是女工发生妊娠高血压和妊娠贫血的危险因素（$P<0.01$），并且是女工发生早产、自然流产、先兆流产及死胎死产的危险因素（$P<0.01$）。

3. 对胎儿发育和听力的影响　接触噪声的女工，早产和低出生体重的发生率增高；也有妊娠期接触噪声导致胎儿宫内发育迟缓发生率增高的报道。胎儿的听力系统对噪声非常敏感。研究发现噪声对胎儿听力有明显的不良影响，噪声对胎儿听力的影响随噪声强度的增加而增强，并且有明显的阈值，<85dB（A）对听力的影响非常小。这一数值正是我国和其他国家为保护人的听力而规定的阈值。

4. 对子代智力发育的影响 我国学者对母亲妊娠期接触噪声对子代出生后智力发育的影响进行了研究，发现母亲妊娠期接触强噪声的织布车间女工的子女平均智商低于母亲妊娠期不接触噪声的儿童智商。

二、电离辐射对女性生殖健康的影响

（一）电离辐射的概况

电离辐射（ionizing radiation）是指凡能引起物质发生电离的辐射，包括 X 线、γ 射线、宇宙射线、α 射线、β 射线，以及中子、质子等辐射。根据电离作用的特点电离可分为直接电离和间接电离。某些带电粒子（α、β 等）可直接引起物质电离的，属于直接电离粒子；不带电粒子（X 线、γ 射线）和另一些带电粒子（中子等），它们通过产生次级的带电粒子引起物质的电离，属于间接电离粒子。由直接或间接电离粒子或两者混合组成的任何射线所致的辐射，统称为电离辐射。

（二）女性暴露于电离辐射的机会

环境中人体接触电离辐射的机会很多，工业上放射性矿物质的开采、冶炼及燃料的后处理，核反应堆、核动力装置、加速器的运行和维修，X 线探伤，γ 射线扫描，发光材料的使用，原子能的研究和利用等，医疗中 X 线检查、放射治疗、放射性介入操作、放射性核素生产和应用、影射事故等。医疗照射中以 X 线诊断的影响最大，如节育环透视、放射性介入、CT 等。它是妇女所受电离辐射的最大外照射人工来源。外照射是指来自体外的放射线对机体的照射；内照射是指放射性核素进入体内，对机体的电离辐射作用。

（三）对女性生殖健康的影响

1. 对月经和生育力的影响 当性腺遭受小剂量照射时，往往出现性功能的改变，如妇女出现月经异常，月经周期延长而血量减少。停止照射后可以恢复且不影响受孕。当大剂量照射，一般认为吸收剂量在 3.0Gy 以上，可造成性腺不可逆的损伤，甚至失去生殖能力而导致不孕。

2. 对生殖结局的影响 研究者对我国 25 个省、自治区、直辖市医用 X 线工作者进行调查，共分析了 13 056 例，活产子女 22 089 人；对照组 16 925 例，活产子女 24 460 人，X 线暴露组和对照组的子女 20 种先天畸形和遗传性疾病总发生率分别为 9.19‰和 4.27‰，X 线工作者明显高于对照组，但与妊娠前累积剂量、年平均剂量和工龄无关。

3. 对胚胎发育的影响 近年来研究表明，低剂量照射对胚胎是有害的。胚胎对射线的敏感性，在整个宫内发育期是不断变化的。在着床前期（妊娠后 1～10 天），此期的受精卵对射线呈"全或无"反应，即或者出现流产、死产，或者出生正常婴儿；器官形成时期（妊娠后 10 天到第 8 周），受 0.1Gy 以上的射线照射，有可能使畸形发生率增高，严重的畸形可导致流产、早产等。胎儿期（怀孕 8 周后到出生前），虽然胎儿大部分器官已基本形成，但牙齿、生殖腺及中枢神经系统还在继续分化，受射线照射可引起发育障碍。电离辐射引起的发育障碍，其严重程度和特点取决于受照剂量大小、剂量率、照射方式、射线种类和能量，特别是胚胎发育不同时期对射线的敏感性更为重要。

4. 宫内照射与儿童期癌症 目前研究结果不一致，根据 Stewar 及其同事对英国及美国部分地区 70 余万儿童进行随访观察，发现胚胎或胎儿受到几十毫戈瑞的照射时，白血病及癌症发生率有所增加，表明胚胎期致癌作用的敏感性比成年时期高两倍多。

（四）电离辐射的预防干预措施

1. 严格遵守国家卫生标准　我国《工作场所有害因素职业接触限值（第二部分　物理因素）》（GBZ2.2—2007）规定：

（1）超高频辐射 8 小时/天接触的容许限值，连续波为 0.05mW/cm^2（14V/m），脉冲波为 0.025mW/cm^2（10V/m）。

（2）高频电磁场职业接触限值为：频率在大于等于 0.1MHz、小于等于 3.0MHz 范围时，电场强度为 50V/m，磁场强度为 5A/m；频率在大于 3.0MHz、小于等于 30MHz 时，电场强度为 25V/m。

（3）高频电磁场职业接触限值为：连续波全身性照射日剂量为 400μW·h/cm^2，8h 平均功率密度为 50μW/cm^2，短时间接触功率密度为 5mW/cm^2；脉冲波全身性照射日剂量为 200μW·h/cm^2，8h 平均功率密度为 25μW/cm^2，短时间接触功率密度为 5mW/cm^2；连续波或脉冲波肢体局部照射日剂量为 4000μW·h/cm^2，8h 平均功率密度为 500μW/cm^2，短时间接触功率密度为 5mW/cm^2。

2. 严格掌握终止妊娠的指征　当胚胎或胎儿在妊娠的最初 4 个月中受照剂量超过 10cGy（10rad）时，医师可考虑给孕妇行医疗性流产；当胎儿受照剂量为 5～10cGy（5～10rad）时，没有其他原因，一般不考虑终止妊娠；胎儿受照剂量在 5cGy（5rad）以下时，不需做医疗性流产。

三、非电离辐射对女性生殖健康的影响

（一）非电离辐射的概况

工频、射频辐射、微波、红外线、紫外线和可见光，它们的波长较 X 线及 γ 射线长，且频率低，能量低，没有电离作用（或紫外线只有弱的电离作用），统称为非电离辐射（non-ionizing radiation）。射频辐射和微波是电磁辐射中波长较长，频率较低的辐射线。射频辐射的波长为 1～3000m，频率为 1×10^5～3×10^8Hz；微波的波长为 1mm～1m，频率为 3×10^8～3×10^{11}Hz。超低频磁场是指频率在 0～300Hz 的磁场，是与人们日常生活关系最为密切的电磁场之一。在电力或动力领域中，通常将 50Hz（或 60Hz）频率称为"工业频率"，简称"工频"。

（二）女性暴露于非电离辐射机会

金属在高频电磁场内的热加工，如金属熔炼及焊接等，介质和半导体在高频电磁场内加热，如雷达导航，无线电通信、电视及无线电广播，医学上用于理疗等，食品、药物等的加热干燥及消毒均可产生射频辐射和微波。接触工业电磁场的机会主要有发电机、高压输电线和变/配电站附近，以及接触多种家用电器、电焊等。已知各种家用电器、医疗保健仪器及移动通信设备，只要处于使用状态，周围就会产生电磁辐射。

电磁波按照频率由低到高组成整个电磁波谱音频（低频）、视频（低到高频）、射频（低到超高频）和微波（特高到超高频）。对人体的危害，高频以热效应为主，低频以非热效应为主。家用电器所发生的电磁辐射造成的损伤，多属于低频、低强度，长期慢性积累的损伤。当积累到一定程度时会出现以神经衰弱综合征及心血管系统为主的自主神经系统功能紊乱、造血及免疫系统改变等。研究发现，人体对电磁辐射最敏感期是胚胎器官发生期，胎儿对电磁场的敏感性较成人高 2～3 倍，其中又以发育期的脑对电磁场最敏感。关于电磁辐射致癌的报道尚不一致。美国国家环境卫生研究所工作小组认为，极低频电磁场应被视为可疑的人类致癌物。

（三）对女性生殖健康的影响

1. 对月经的影响　据国内高频电磁场及微波作业调查 180 名女工中，有 33.8%女工发生月经紊乱。电子工业部高频作业卫生学调查，有 28.3%作业女工月经障碍。

2. 对妊娠结局的影响 国内外均有妇女暴露于微波引起自然流产的报道。微波照射可使乳汁分泌减少。此外，据调查显示非电离辐射中，除射频辐射中的短波可致死胎、畸胎外，其他对妊娠结局无影响。国内外均有报道，因微波炉质量不好或使用不当造成微波泄漏，对孕妇和胎儿可能有不良影响，有导致流产或致畸的个案报道。一般情况下，孕妇接触微波炉，未见对胎儿有不良影响的报道。另有报道，电热毯有可能使流产增多、胎儿发育迟缓。流行病学研究发现，孕早期（妊娠12 周以内）使用电热毯，与自然流产率增高有关。孕早期使用电热毯最易使胎儿的心脏、神经、骨骼等重要器官组织受到影响。母体于整个妊娠期暴露于电热毯可影响子代出生后早期脑内神经递质的代谢。电热毯温度越高，电磁场对胎儿的影响越大。

（四）非电离辐射的预防干预措施

1. 严格遵守国家卫生标准 我国《电离辐射防护与辐射源安全基本标准》（GB18871—2002)规定：

（1）孕妇的工作条件：①女性工作人员发觉自己怀孕后要及时通知用人单位,以便必要时改善其工作条件。孕妇和授乳妇女应避免受到内照射。②用人单位不得把怀孕作为拒绝女性工作人员继续工作的理由。用人单位有责任改善怀孕女性工作人员的工作条件，以保证为胚胎和胎儿提供与公众成员相同的防护水平。

（2）注册者/许可证持有者和用人单位的职业照射管理规定，应向可能进入控制区或监督区工作的女性工作人员提供下列信息：①孕妇受到照射对胚胎和胎儿的危险；②女性工作人员怀孕后尽快通知注册者、许可证持有者和用人单位的重要性；③婴儿经哺乳食入放射性物质的危险性。

（3）对于放射诊断与核医学，许可证持有者应保证：①除临床上有充分理由证明需要进行的检查外，避免对怀孕或可能怀孕的妇女施行会引起其腹部或骨盆受到照射的放射学检查；②周密安排对有生育能力的妇女的腹部或骨盆的任何诊断检查，以使可能存在的胚胎或胎儿所受到的剂量最小。

2. 采取适当防护措施 ①采取屏蔽措施，如在输电线下距地适当高度架设屏蔽线；②加大与辐射源的距离，设置隔离带或种植树木等；③缩短接触时间，如孕妇使用电脑时间每周不应超过20h，每天不超过 4h 为宜。

3. 孕妇尽量不使用电热毯，采用其他取暖保温措施 如果条件有限而只能使用电热毯取暖时，可采用在睡前预热，睡时关闭并拔掉电源插头的策略来防护。

4. 家用电器不要集中摆放 在孕妇和儿童房间不宜摆放过多的电器。购买家用电器时尽量选电耗低的小型家电等。

四、超声波对女性生殖健康的影响

（一）超声波的一般情况

超声波（ultrasound）是机械振动的传播，其频率>20kHz（0.02MHz），计量单位为 W/cm^2 或dB。超声波具有波束集中向某一方向传播的特性，强度比声波强。超声波生物学效应大小与其频率、强度、波的发射类型（连续或脉冲）、物质密度及体积等因素有关。

（二）女性暴露于超声波的机会

超声波在医疗上的应用极其广泛。超声波检查是最常见的产前检查手段，在产科应用已有几十年的历史。使用超声波检查，可以检测胎儿的发育状况和有无先天畸形、胎盘位置及胎儿是否死亡等。同时还可以判断胎儿的性别，评价胎儿的生命和功能等，因此使超声波在产科的应用迅速发展，在围产期保健中起着重要的作用。超声波诊断常用的频率为 2～4MHz（探头）及 7.5～10MHz（传感器）。多普勒设备产生重复脉冲波。诊断筛查用的强度常常≤3μW/cm²；治疗用强度为 0.5～3W/cm²。

（三）超声波暴露对女性生殖健康的影响

1. 生殖器官对超声波是否敏感，目前意见尚不一致　动物实验研究提示，生殖器官对超声波特别敏感，可产生退化、坏死和萎缩。用超声波能使豚鼠和小鼠暂时不孕。但低剂量超声波能增大和延长大鼠的动情期。有研究者用 8 周龄 ICR 小鼠做实验，观察其母体及子代的细胞遗传学变化，结果表明诊断组（5MHz，24mW/cm²，照射 5min）与治疗组（0.8MHz，1.5W/cm²，照射 1min）染色体畸变率、姐妹染色单体交换率（SCE）、微核率无明显改变。对雌性动物，在交配前 1 天到几天用强度 45W/cm² 的脉冲性超声波照射，或在交配当天用连续性超声波照射，可使交配无效。由此可见，尽管生殖器官对超声波是否敏感的意见尚不一致，但高强度无疑是有害的。

2. 流行病调查也认为女性在正常剂量的超声波暴露下未见生殖风险　多项研究表明，孕妇受诊断剂量 B 超照射，未见有不安全的影响。美国丹佛进行的病例对照调查中，425 名儿童曾在母亲子宫中接触过超声波诊断，与 381 名对照儿童比较，未见生育缺陷增加。在丹佛，7～12 岁儿童认知功能或行为没有因接受超声波检查而受累。妊娠期超声波照射也未增加儿童期患癌症的危险性。1993 年加拿大的调查发现宫内接受超声检查的儿童比未受照组儿童有说话延迟倾向，但在挪威的随机研究中未见难语症，也未发现阅读和写作能力及由教师报告的在校行为与超声波有关。

3. 超声诊断安全性实验研究显示，胎儿接受诊断超声辐照在 10min 内是安全的　临床上对孕妇超声扫描为滑行移动连续扫描检查，完成全方位检查，一般仅需 5min，疑难病例一般也在 10min 左右。因此胎儿各脏器部位接受超声波辐照时间更短暂，所以产科诊断剂量超声扫描的安全度更高。

（四）合理使用超声波检查

女性在妊娠期接受诊断剂量超声波检查是安全的，还没有发现造成胎儿明显的损害。但由于存在孕早期超声波检查次数过多，每次检查时间不受约束等滥用超声波现象，因此应注意合理使用超声波检查。首先，在超声波检查过程中，要严格掌握以最小剂量来获取必要的诊断信息的原则，尽量利用小频率和低强度，缩短照射时间。其次，严格遵守超声波检查的指征，尽量避免孕早期不必要的超声波检查，控制检查次数。控制定点对胎儿心脏、眼、脑等重要器官的照射。最后，订立规章制度，加强超声波使用管理。

第三节　环境化学因素与女性生殖健康

一、外源化学物质概述

（一）外源化学物质的一般情况

外源化学物质为外界存在而非机体内部所产生的化学物质，经常接触机体的外源化学物质包括食品添加剂、药物及其辅料、环境污染物、日用品添加剂等。外源化学物质在给生活带来更加便利、舒适的同时，也给女性生殖健康带来隐患。外源化学物质在机体内可引起一定的生物学效应，包括损害作用和非损害作用。损害作用也称为健康效应，即引起机体功能紊乱、损伤、疾病或死亡的生物学效应。外源化学物的剂量越大，所致机体发生的健康效应强度也越大。剂量包括外剂量、内剂量和靶剂量。外剂量是指外源化合物进入剂量或染毒剂量。内剂量也称为吸收剂量，是指已被人体吸收进入体内的外源化学物的量。靶剂量是指到达靶组织的可与特定器官或细胞交互作用的外源化学物和（或）其代谢物的剂量。一般而言，暴露或摄入的剂量越大，靶器官的剂量也越大。

（二）外源化学物质在人体内的生物转运转化与排泄

进入人体的外源化学物质将经历生物转运和生物转化等过程，最终在多种影响因素下决定其生物效应。外源化学物质在体内的转运往往需要穿越多个生物膜屏障，研究证实其主要以被动转运（简单扩散和滤过）和特殊转运（主动转运、易化扩散和膜动转运）两类方式穿透生物膜而被吸收。吸收是外源化学物质从机体的接触部位透过生物屏障进入血液的过程。吸收的主要部位是胃肠道、呼吸道和皮肤。被吸收的外源化学物质随着血流或淋巴液分散到全身组织细胞。外源化学物质在体内的分布往往并不均匀，达到各组织器官的速度也不相同。在初期，影响因素主要是组织器官的血流量，其后则取决于外源化学物质与不同组织的亲和力。被吸收入机体的外源化学物质存在蓄积现象，即外源化学物质以相对较高的浓度富集于某些组织器官的现象。蓄积包括物质蓄积和功能蓄积：物质蓄积是指外源化学物质反复进入机体内，在体内的吸收量大于排出量，并在体内逐渐积累的过程，可以用一定方法测得机体内存在的化学物母体及其代谢产物。功能蓄积是指不断进入机体的外源化学物质对机体反复作用并引起功能发生改变的累积加重，最后导致出现损害作用的过程，功能蓄积往往测不出该外源化学物质。进入机体的外源化学物质经生物转化等生理及病理过程后或经肾脏随尿液排泄，其次是随粪便排泄，或经肺随着呼气而排出，或者随着脑脊液、乳汁、汗液、唾液等分泌物及毛发和指甲排出体外。

二、常见外源化学物质对女性生殖健康的影响

（一）乙醇对女性生殖健康的影响

1. 对女性生殖的影响 在受孕时和胚胎发育第 1 周，乙醇摄入对受精卵和胚胎产生毒性；妊娠第 4～10 周乙醇摄入可致胚胎中枢神经系统神经细胞变性、坏死；在妊娠第 8～10 周乙醇摄入可使胚胎分化延缓，胚胎中枢神经系统发育障碍。此外，乙醇摄入可导致孕妇自然流产、早产、死产和过期妊娠等不良生殖结局。乙醇可致女性性激素分泌变化，如 FSH 和 LH 的水平降低。有饮酒习惯的女性月经周期提前和延后比不饮酒的女性明显增多。酒精中毒的育龄妇女的卵巢可发生脂肪变性，无不成熟卵细胞排出。有研究指出，大鼠喂饲 7 周含有乙醇的饲料后，解剖发现大鼠子宫、输卵管和卵巢均发生萎缩，卵巢组织学检查可见减少的成熟滤泡、黄体，出现分泌性粒层细胞，排卵受到抑制。

2. 对胎儿的影响 孕妇酗酒可严重影响胎儿性器官和性功能的发育。长期大量饮酒的孕妇，其胎儿性器官畸形率明显高于不饮酒和少量饮酒孕妇的胎儿。常见的畸形类型有两性畸形、阴茎和阴囊发育不良或缺失，阴蒂、阴唇、阴道肥厚，卵巢、输卵管和子宫异常等。动物研究发现，酒精中毒雄鼠与正常雌鼠交配后，孕鼠子宫内早期胚胎吸收的数量增多，出生的仔鼠数量减少。胎儿酒精综合征（fetal alcohol syndrome，FAS），是母亲在妊娠期间酗酒对胎儿所造成的永久性出生缺陷，缺陷程度会受到母亲喝酒的分量、频率及时间的影响。胎儿酒精综合征的主要影响是永久的对中枢神经系统破坏。胎儿酒精综合征的典型表现如下所示：①出生前后生长发育不良：身长、体重和头围都小于正常值的第三百分位数（$<P_3$），多为中度的生长发育不良。②中枢神经系统功能异常：早期表现为新生儿-婴儿酒精撤药综合征：多动、哭闹、易激惹、吸吮力差、颤抖、睡眠不宁、食欲亢进、多汗，少数可见惊厥，之后表现为运动和精神发育迟缓和异常，不同年龄段均呈轻至中度智商低下，注意力难集中，视、听感和语言能力差。③特殊的面容特征：表现为短眼裂、鼻短、鼻孔上翻、鼻唇沟平坦、上唇缘薄、上颌平坦等。④多器官系统畸形。

（二）二硫化碳对女性生殖健康的影响

1. 二硫化碳的一般情况　二硫化碳（carbon disulfide，化学式 CS_2），无色液体，主要用于生产人造粘胶纤维（人造棉、人造毛）、黏胶薄膜，生产农用杀虫剂等，能大部分从呼吸道摄入体内，也可经皮肤吸收。摄入的有 1/4 经呼吸排出，少量由尿排出，其余经代谢转化。尿中的代谢产物是硫酸盐和存在对碘叠氮基反应具有阳性的物质，用此为二硫化碳暴露的生物指标。

2. 二硫化碳对女性生殖健康的影响

（1）对女性月经的影响：流行病学调查发现接触 $30 \sim 80 mg/m^3$ 二硫化碳的女工月经异常率为对照组的 $2 \sim 3$ 倍。接触二硫化碳总平均浓度为 17.80 mg/m^3，平均工龄 12.1 年的女工月经异常率高达 50.49%，为对照组的 2.32 倍，且工龄越长其异常率越高，两者存在接触时间（年限）-反应关系，提示月经异常率升高与接触二硫化碳有关。

（2）导致自然流产率及早产率增加：有报道接触二硫化碳 $30mg/m^3$ 3 年以上的女工，自然流产率高达 14%，早产率达 9%，都比对照组高 3 倍。单纯女方接触者和女方及其配偶均为接触者早产率分别为 6.12% 和 9.1%，为对照组的 2.34 倍和 3.49 倍；混合组的自然流产率为对照组的 2.82 倍。

（3）影响子代生长发育：动物实验研究表明尽管亲代雌鼠二硫化碳染毒对胎鼠宫内发育影响不明显，但对出生后 F_1 代子鼠的影响较大，且随其年龄增加，体重下降趋势明显。

（三）碘与女性生殖健康

碘是人体必需的微量元素，它是合成甲状腺素不可缺少的原料，甲状腺素能增强机体能量代谢，是胎婴儿生长发育的重要的微量元素。人体对碘的需求有一定的限值。当机体摄入碘不足时会引起碘缺乏病；摄入碘过多时，引起高碘甲状腺肿、碘性甲状腺功能亢进（甲亢）及甲状腺功能减退（甲减）、碘过敏及碘中毒等。

1. 环境碘缺乏对女性及胎儿健康的影响　由于地质性原因造成环境碘缺乏，使长期居住在缺碘地区的人们，因机体摄入碘不足而发生碘缺乏病（iodine deficiency disorder，IDD）。全世界估计有 16 亿人生活在低碘地区。我国是碘缺乏病较严重的国家之一，碘的缺乏严重危害女性及其胎儿健康。

（1）对月经和生育率的影响：许多资料报道了碘缺乏地区妇女月经失调、不孕、流产和死产的发生率显著高于非缺乏地区。

（2）对妊娠结局的影响：已证实碘缺乏地区流产、早产、死胎、先天缺陷发生率和围生期婴儿死亡率显著高于非缺乏地区。

（3）对胎婴儿生长发育的影响：胚胎期轻度缺碘可发生胎儿甲减、发育迟缓、神经运动功能发育落后等。地方性克汀病（endemic cretinism）往往是在严重缺碘地区儿童中发生，是碘缺乏病的最严重病症。其病因是孕早期母体严重缺碘导致胎儿脑形态发生期缺碘，严重影响了胎儿脑的发育和功能，致出生后在儿童期表现为呆小症。目前国内外学者研究碘缺乏对胎儿、新生儿、儿童脑发育和功能的影响及垂体-甲状腺轴的代谢与功能状态，发现孕妇由于缺碘，可引起早产、流产、死产、先天畸形、地方性克汀病、地方性聋哑、新生儿甲状腺功能低下、脑皮质发育不全、智力低下、不孕症、地方性甲状腺肿等一系列亲代和子代的各种功能障碍，这些病不能简单地用地方性甲状腺肿和地方性克汀病来概括。实质上是环境碘缺乏，引起机体不同程度缺碘，对人类不同发育阶段造成的一系列损伤，即碘缺乏病，对人类最大的危害是使脑发育落后。

2. 高碘对女性健康的影响　高碘是指碘含量过多（iodine excess），2001 年 WHO 提出尿碘中位数 $\geqslant 300\mu g/L$ 为碘过多。水源性的高碘及食源性的过量用碘和滥用补碘食物、药物等可引起碘过多症。碘过多症是一种泛指，指一次大剂量碘或长期持续性摄入较高剂量的碘所引起的一系列功能、形态和代谢障碍，常表现为高碘甲状腺肿。据报道，1978 年我国首次在河北省发现水源性高碘至今，在沿海、内陆有 10 个省、自治区、直辖市的 123 个县市发现了水源性高碘地区，至少有 5000万人生活在高碘环境中。按照我国 2004 年 4 月 1 日实施的《水源性高碘地区和地方性高碘甲状腺肿病区的划定》的规定，高碘地区即凡一个地区（以乡、镇为单位），未采取补碘或改水措施，具有以下指标的地区：①居民饮用水碘含量＞150μg/L；②8～10 岁儿童尿碘中位数＞400μg/L。高碘病区，即凡一个地区（以乡、镇为单位），具有以下指标，而又能排除高碘以外原因的甲状腺肿流行的地区：①居民饮用水碘含量＞300μg/L；②8～10 岁儿童尿碘中位＞800μg/L；③8～10 岁儿童甲状腺肿大率＞5%的地区。

（1）碘过多可推迟女性月经初潮。

（2）高碘病区的孕妇摄入碘过量时，可导致胎儿和乳婴的甲状腺肿大，伴有或不伴有甲状腺功能减退（甲减）。其临床表现有三个不同于低碘甲状腺肿的特点：甲状腺组织质地较坚韧或坚硬，触诊时手感完全不同于低碘甲状腺肿；尽管绝大多数高碘甲状腺肿表现为弥散性肿大，也可发现有结节，但很难发现巨大甲状腺肿；与低碘甲状腺肿相比，自身免疫指标增强在高碘甲状腺肿中较为多见。

（3）高碘对胚胎发育及子代的生长发育有影响。有报道指出高碘病区儿童的生长发育、智商、反应速度、动作技巧、动作的稳定性、准确性均明显低于非高碘区的儿童，也有不同的报道动物实验已证明高碘对小鼠受孕、胚胎和仔鼠的生长发育及记忆力有影响。

3. 环境碘浓度异常的预防干预

（1）碘缺乏病的预防干预：食盐加碘是预防碘缺乏病的最佳办法，做好食盐加碘的组织工作，保证食盐中如实加入足够量的碘，并保证碘盐的供应，还要宣传群众，提高群众对碘盐的认识。

1）科学补碘：中国营养学会推荐的碘摄入量标准，育龄妇女为 150μg/d；孕妇及乳母为 200μg/d。合理食用加碘盐：每日自饮食摄入合格碘盐中的含碘量已足以满足生理需要。孕妇摄入碘过量时，经胎盘进入胎儿体内的碘量过多，可影响胎儿的甲状腺功能，有发生新生儿碘性甲状腺功能亢进（甲亢）的危险。正确使用碘油：使用碘油补碘的应用范围为暂时未供应碘盐的地区，中、重度碘缺乏病流行区；尿碘中位数低于 100μg/L；有地方性克汀病新发病例或新生儿甲减发生率较高的地区。剂量要求：群体防治，新婚育龄妇女每年 400mg，孕妇每年 200mg；个体治疗，以尿碘值为指标，新婚育龄妇女尿碘值＜100μg/L 时，口服碘油 400mg/每年，孕妇尿碘值＜150μg/L 时，口服碘油200mg/每年。

2）合理膳食：合理膳食可以促进碘的充分吸收和利用，满足碘的需求。膳食中蛋白质、热量、营养不足时可影响肠道对碘的吸收，以及甲状腺对碘的吸收和转化。因此应注意蛋白质和微量元素的补充，多食含碘丰富的海产品。

3）尿碘检测：在碘平衡条件下，尿含碘量与碘的摄入量近似。尿碘量是监测的重要指标，也是观察补碘效果的重要指标。在缺碘地区，尤其是碘缺乏病流行地区，孕妇、乳母等特殊人群的碘摄入量既要满足自身的需要，还要满足胎儿或婴幼儿的需求，且随着妊娠月份的增加，需要量还在不断加大。因此，为了解她们的碘营养状况，做到按需补碘，应进行以检测尿碘含量为主要指标的碘营养监测。孕妇、乳母的最适宜尿碘浓度范围应在 100～300μg/L。低于 100μg/L，表明碘摄入不足；＞300μg/L 为大于适宜量。尿碘检测在整个妊娠期以及哺乳期，至少要各进行 3～4 次尿碘检测，发现缺乏就及时补碘。

（2）环境高碘预防干预

1）高碘地区供应非碘食盐：停止供应碘盐及停止碘油和含碘药物的使用；停服或减少含碘食物或含碘保健品的摄入；控制居民高碘食物的食用量。

2）改换饮用水源以避免饮用高碘水。

3）保护碘敏感人群，严防误食、误用碘制剂，预防碘过敏或碘中毒等的发生。

（四）邻苯二甲酸酯

1. 邻苯二甲酸酯一般情况　邻苯二甲酸酯类（PAE），是一类在工业生产中应用广泛的人工合成有机化合物，主要用于塑料增塑剂，可提高塑料的可塑性和易弯曲性，属于环境化学污染物。邻苯二甲酸酯[di-（2-ethylhcxyl）phthalate，DEHP]是最常用的邻苯二甲酸酯类化合物之一，其产量在 PAE 中居首位。DEHP 被广泛用于玩具、建筑材料、汽车配件、电子与医疗部件等大量塑料制品中，是迄今为止产量和消费量最大的助剂。DEHP 长期以来被认为是一种无毒物质，多数国家的卫生法规许可其广泛用于各种塑料产品中，也存在于某些特定行业所使用的溶剂。它在塑料中的含量较高，如在聚氯乙烯中的添加量可达 20%～30%。

2. DEHP 的体内代谢　DEHP 为环境中普遍存在的环境化学污染物，在空气、水质、土壤及生活用品中均有存在，人体可通过呼吸道、消化道、皮肤接触及静脉滴注等多种途径感染。在人体内通过多种代谢途径进行降解及排出，但仍有部分存留在体内，尤其是脂肪内，对人体造成持续性损害，导致生殖系统病变及子代生殖系统畸形。DEHP 经口摄入后，一部分以原型直接吸收；另一部分在肠道酶的作用下水解为单酯 MEHP，并在肠道进一步被吸收。进入人体内的 DEHP 可通过尿液、粪便和胆汁排出体外，少数则滞留在脂肪或分泌到乳汁中。尿液为主要的排出途径，染毒 24h 内仅 10% 为原型排出，约 67% 转化为代谢产物后排出，剩余 23% 的染毒量在此后逐渐被排出。

3. DEHP 对女性生殖健康的影响

（1）对子宫结构的影响：DEHP 染毒处理（400mg/kg 和 1600mg/kg）的小鼠子宫内膜上皮厚度均显著下降，且小鼠子宫内膜上皮的厚度随着 DEHP 染毒剂量的升高而下降。有研究指出，125mg/（kg·d）、500mg/（kg·d）和 2000mg/（kg·d）的 DEHP 染毒雌鼠 16 周后发现子宫内膜出现厚薄不均的现象，可见子宫内膜上皮增生和内皮纤维化，固有层腺体数目减少，部分腺体萎缩，此外 Erα 在子宫的呈现出高表达。

（2）对卵巢的影响：DEHP 可能影响卵泡的正常生长发育，甚至发生明显的病理变化，干扰卵巢的内分泌功能，导致成熟卵泡减少，闭锁卵泡增多。马明月等利用体外培养初断乳 ICR 小鼠的卵巢颗粒细胞，分别加入 DEHP（10nmol/L、50nmol/L、250nmol/L），MEHP（10nmol/L、50nmol/L、250nmol/L）和溶剂对照（DMSO），作用细胞 24h 后发现 DEHP 及 MEHP 影响了颗粒细胞类固醇激素合成酶、PPARs 的基因表达及分泌功能。李娜等提出卵巢可能是 DEHP 毒性作用的主要靶器官。经 DEHP 染毒处理后发现卵巢颗粒细胞结构疏松、水肿变性、脱落、核固缩、核碎裂等明显的病理变化，颗粒细胞和膜细胞的间隙增宽，黄体细胞结构疏松，浆细胞和嗜酸性粒细胞浸润。谭琴等以动物染毒的方式探讨 DEHP 的卵巢毒性（染毒剂量：低剂量组 100mg/kg、中剂量组 500mg/kg 和高剂量组 1500mg/kg，染毒时间为 6 周），结果发现初级卵泡卵母细胞核消失，中剂量组和高剂量组处理组中均出现核染色质凝聚于核膜下呈新月形的凋亡细胞，中剂量组出现闭锁卵泡，中剂量和高剂量处理组颗粒细胞均出现排列紊乱，脱落的病理改变，由此说明 DEHP 引起大鼠卵巢组织病理损害，表现在使得卵泡结构异常、卵巢颗粒细胞中出现线粒体异常、核染色质凝聚、形成凋亡小体等凋亡现象。

（3）对生殖激素的影响：DEHP 暴露可导致血中雌二醇和 FSH 含量下降，孕激素水平下降。

（五）苯、甲苯、二甲苯

1. 一般情况　苯（benzene）、甲苯（toluene）、二甲苯（xylene）均为常见的有机溶剂，在生产环境中三者或其中二者常常混合存在，因此，将这三种苯系混合物又称为混苯。接触苯系混合物的工种多集中于喷漆、涂料、制漆、制鞋、染料、化工、橡胶等行业，作为溶剂或稀释剂。甲苯及二甲苯的毒性较苯低，常作为苯的替代品。短时间内大量吸入苯蒸气可引起急性苯中毒，主要表现为神经系统症状。慢性中毒常见神经衰弱综合征及造血系统的损伤。早期为白细胞数降低，以后可有血小板减少，皮肤黏膜有出血倾向，严重中毒出现再生障碍性贫血。长期接触高浓度苯可引起白血病。血液系统的改变主要为苯的毒性作用，甲苯及二甲苯引起血液系统的改变轻微，易恢复。

《中华人民共和国国家职业卫生标准》中规定，工作场所空气中有毒物质容许浓度时间加权平均容许浓度苯为 $6mg/m^3$，甲苯为 $50mg/m^3$，二甲苯为 $50mg/m^3$；短时间接触容许浓度苯为 $10mg/m^3$，甲苯为 $100mg/m^3$，二甲苯为 $100\ mg/m^3$。

2. 对女性生殖功能的影响

（1）对月经的影响：接触苯、甲苯、二甲苯的女工，月经异常较多见，主要表现为月经过多、经期延长、月经周期缩短或紊乱及痛经等，而以月经过多及经期延长较为多见，且月经异常患病率与接触苯浓度有关。月经异常往往是慢性苯中毒的早期表现。在临床上，对月经过多或功能性子宫出血的患者，应注意了解其职业史，以免误诊。

（2）对妊娠经过及妊娠结局的影响：妊娠期接触苯、甲苯、二甲苯的女工，妊娠剧吐、妊娠高血压综合征及妊娠合并贫血的发生率增高；作业女工受孕力降低。

（3）对胚胎和胎儿发育的影响：多数研究报道，孕期（尤其孕早期）接触苯系混合物的女工，自然流产发生率高于对照女工。母亲妊娠期接触低浓度苯系混合物，其幼儿血红蛋白低于正常值下限者增多，对子代智力发育有轻微的影响。接触女工新生儿低出生体重发生率增高。

（六）甲醛

1. 甲醛的一般情况　甲醛（formaldehyde，FA）是一种无色的刺激性气体，是挥发性有机化合物，其 40%的水溶液被称为福尔马林，在医学上作常用作防腐剂，具有活泼的化学性质及生物活性。在工业生产中甲醛有着广泛的应用，如在服装面料生产中，为了达到防皱、防缩、阻燃等作用，或为了保持印花、染色的耐久性需在助剂中添加甲醛。用甲醛印染助剂比较多的是纯棉纺织品，因为纯棉纺织品容易起皱，使用含甲醛的助剂能提高棉布的硬挺度。此外，甲醛广泛地存在人们的衣食住行中，如室内装修材料、印刷油墨、化妆品、杀虫剂、清洁剂、消毒剂、防腐剂及各种燃料的燃烧中均不同程度地含有甲醛。室内甲醛超标已是室内主要的污染源。通常室温在 19℃以上，物体中的甲醛容易释放出来。2010 年 WHO 制定了甲醛的室内标准，测量 30min 内室内甲醛含量不超过 $0.1mg/m^3$，欧洲及美国规定不超过 $20\sim40\mu g/m^3$，日本标准也大致为此水平，而中国标准最高不超过 $240\mu g/m^3$。2017 年 10 月 27 日，WHO 国际癌症研究机构公布的致癌物清单中，甲醛被归入一类致癌物清单中。

2. 甲醛的体内代谢　甲醛主要是通过呼吸道进入人体并快速代谢为甲酸、二氧化碳，甲醛及其代谢物还可与氨基酸、蛋白质、核酸等形成不稳定化合物，转移至肾、肝和造血组织发挥作用，影响机体功能。

3. 甲醛对女性生殖健康的影响

（1）导致月经紊乱及受孕能力降低：有研究提示甲醛职业暴露可以显著增加纺织裁剪女工月经紊乱和痛经发生率（分别为 4.75%和 2.43%），原发不孕和继发不孕发生率（分别为 5.2%和 15.3%）。一项有关妊娠期甲醛暴露与女性自然流产关系的 Meta 分析结果指出妊娠期甲醛暴露可能会增加自然流产的发生风险。Shumilina 调查了 446 名暴露于甲醛的职业妇女，对她们的月经及生殖情况进行了研究，结果发现非暴露组女工月经紊乱为 18.6%，暴露组为 47.5%；暴露在高浓度组的女工有痛经史者为 24.3%（甲醛浓度为 $1.5\sim4.5mg/m^3$ 的 130 名织物裁剪车间女工），低浓度组为 20.2%（甲醛浓度为 0.05～0.7mg/m³ 的 316 名织物仓库检查员），非暴露组（200 名百货店售货员）仅为 9.2%，经显著性检验，差异均有统计学差异（$P<0.05$）。

（2）对卵巢的影响：甲醛可引起雌性大鼠卵巢组织发生病理改变，如卵巢皮质轻度萎缩、结构紊乱，间质小血管扩张充血及纤维组织增生等，其病理变化程度与甲醛呈剂量依赖性。电镜检查发现甲醛可破坏卵母细胞、颗粒细胞超微结构，出现细胞核模糊、不规则，粗面内质网及线粒体数量明显减少，线粒体肿胀及嵴模糊，以及核膜皱缩、染色质边集、核仁变小或消失等细胞早期凋亡特征。

（3）对胚胎着床及发育的影响：体外研究结果表明，动物胚胎直接暴露甲醛可致胚胎畸形。

第四节　重金属及其化合物与女性生殖健康

一、重金属环境污染

重金属是指比重大于 5 的金属（密度大于 4.5g/cm³ 的金属），包括金、银、铜、铁、铅等。重金属污染是指由重金属或其化合物造成的环境污染，主要由采矿、废气排放、污水灌溉和使用重金属超标制品等人为因素所致。目前在重金属的开采、冶炼、加工过程中，造成不少重金属如铅、汞、镉、钴等进入大气、水、土壤引起严重的环境污染。随废水排出的重金属，即使浓度小，也可在藻类和底泥中积累，被鱼和贝类体表吸附，产生食物链浓缩，从而造成公害，如日本的水俣病是由汞污染所引起。其危害程度取决于重金属在环境、食品和生物体中存在的浓度和化学形态。重金属的污染与其他有机化合物的污染不同。不少有机化合物可以通过自然界本身物理的、化学的或生物的净化，使有害性降低或解除。但重金属具有富集性，很难在环境中降解。

二、常见重金属及其化合物对女性生殖的影响

（一）铅污染对女性生殖的影响

铅是人体非必需的元素，存在于环境中，如空气、土壤、水、食物、生活用具、建筑物油漆、汽车尾气、化妆品及某些药物。因而非职业接触人群的体内可以普遍检测出铅。铅可通过胎盘进入胎儿体内，孕妇血铅水平与脐血铅水平呈高度相关。随着现代工业和交通的发展，环境铅污染日益严重。

1. 接触机会及铅的吸收与排泄　职业人群铅暴露主要是吸入作业环境中铅烟和铅尘，主要的职业人群是从事蓄电池、油漆、塑料等生产人员。除此之外，使用含铅汽油作为燃料的机动车是空气铅污染的主要来源。生活中主要是接触含铅的颜料、化妆品、陶瓷中的釉彩等，以及被铅污染的食品等。吸收入体内的铅，主要经过肾脏由尿排泄，小部分经过排便、唾液、乳汁、汗液及月经排除。此外，毛发和指甲也可少量排出。

2. 环境铅污染对生殖健康的影响

（1）对生育力及妊娠结局的影响：古罗马时代，贵族阶层的贵妇人中不断地出现流产、死胎和不孕，加速了罗马帝国的没落。究其原因是古罗马人将葡萄酒和果汁储存于含铅的酒壶中，而发生慢性铅中毒所引起的生育力下降。环境铅是一种机体内分泌干扰物，其通过抑制与类固醇激素合成中的关键酶的活性和减少促性腺激素与卵巢上受体的结合，而抑制卵巢合成分泌雌激素、孕激素和影响卵泡成熟。部分研究报道铅可引起子宫肌肉兴奋性增高，与胎膜早破有关，会增加自然流产和早产的机会。

（2）铅对妊娠过程的影响：铅暴露能延长胚胎着床、抑制胚胎植入，引起受孕时间延长或受孕力降低甚至不孕症等，此影响可能与铅干扰雌二醇、孕激素和绒毛膜促性腺激素的代谢及子宫内

膜上性激素受体敏感性改变有关。此外，妊娠期间铅暴露可使妊娠并发症发生率上升。

（3）铅对胎儿生长发育的影响：铅可以经过胎盘屏障进入胎儿的血循环中，进而影响胎儿的生长发育。胎儿和婴幼儿血脑屏障和各方面功能尚不健全，大脑处于快速发育阶段，微量的接触铅即容易进入脑组织，而损害中枢神经系统，影响胎儿的脑发育。特别是对出生后婴儿的记忆、思维、判断功能产生不可恢复的损伤。近年来，许多研究证明，孕妇血铅或新生儿脐带血铅超过 0.483μmol/L 即影响新生儿神经行为能力，包括视听能力，并使婴儿的智商下降，听力减退，生长发育迟滞。

（4）铅及其化合物的雌性生殖毒性表现：流行病学调查结果显示，长期职业性接触铅的女性出现月经失调、白带异常、腹（腰）痛、闭经等症状；自然流产、早产检出率明显高于非接触者；痛经发生率、死胎死产、低体重儿、围产儿死亡率升高。动物研究发现铅可使小鼠卵巢组织结构发生病变，显微镜下可见卵巢组织结构不完整，皮质区变薄，并有大量的颗粒细胞和成纤维细胞巢状增生。中高剂量的铅暴露可导致部分卵泡破裂、出血、变形，卵泡内颗粒细胞排列紊乱，以及缺少卵母细胞。卵巢中的原始卵泡、闭锁卵泡增多，而初级卵泡、次级卵泡和成熟卵泡数目明显减少，且暴露剂量越多，数目减少越多。

3. 环境铅污染的预防干预

（1）控制铅对环境的污染：如采取措施降低含铅工业"三废"的排放和使用无铅汽油代替含铅汽油，杜绝汽车尾气中铅对周围空气环境的污染，确保大气和地面水中铅含量达到国家规定的卫生标准。

（2）减少铅的摄入：妇女和儿童，特别是孕妇少去铅污染严重的地区；不食含铅食物。

（3）纠正孕妇蛋白质、钙、铁的缺乏，并增加维生素 E 和维生素 C 的摄入：我国是发展中国家，孕妇营养素的摄入量与 WHO 的推荐量有一定差距。研究表明，孕妇钙、铁及蛋白质缺乏时，可增加孕母血铅水平及铅对胎儿的发育毒性；钙缺乏时，可增加肠道铅的吸收；维生素 E 和维生素 C 有减少血铅浓度的作用。

（4）加强机体铅负荷的监测：环境铅污染是目前重大的环境卫生问题之一，铅以不同的来源，经过不同途径进入人体，并于体内蓄积。通过测定人体生物材料中的铅含量，可以了解机体铅负荷的状况，从而反映机体接触各种环境铅污染的总水平。对机体铅负荷进行监测时，常用到的监测指标有血铅浓度、尿铅浓度、乳汁铅浓度、脐血铅浓度等。通过这些指标的测定可以反映环境铅污染的水平，对采取措施控制污染及进行预防保健有重要意义。孕妇、乳母体内铅负荷量的大小，是决定胎儿、婴儿铅污染程度的重要来源。但我国有关这方面的调查研究资料尚很少。为了及时发现孕妇和胎婴儿是否已受到铅污染的危害，妇女保健部门应积极开展孕妇、乳母机体铅负荷的监测工作。我国目前尚未规定孕妇的血铅限值。根据 1991 年美国 CDC（疾病预防控制中心）的意见，认为血铅＜0.483μmol/L 对儿童是相对安全的水平，故有人认为孕妇的血铅水平也应达到上述限值（即 10μg/dl）。在铅污染严重地区，育龄妇女和孕妇应作血铅测定，根据血铅值来采取相应措施。

（二）汞及其化合物对女性生殖的影响

1. 汞的一般情况　汞（mercury，Hg），俗称水银，是在常温、常压下唯一以液态存在的金属。汞以金属汞、无机汞和有机汞的化合物等形式广泛地存在于自然界，汞元素具有持久性、易迁性和高度的生物富集性。汞的用途很广，如仪表、仪器制造（如各种温度计、血压计、荧光灯、整流器等生产），印染，医药，冶金，木材保管等。有机汞化合物曾用作农药杀菌剂，现已禁止使用。接触到有机汞化合物常是环境污染的结果。水俣病就是在日本九州湾发生的典型食源性甲基汞中毒。

《中华人民共和国国家职业卫生标准》中规定，工作场所空气中有毒物质容许浓度时间加权平均容许浓度（指以时间为权数规定 8h 工作日的平均容许接触浓度）金属汞为 $0.02mg/m^3$，有机汞化合物为 0.01 mg/m^3，升汞为 $0.025mg/m^3$；短时间接触容许浓度（是指一个工作日内，任何一次接触不得超过 15min 的时间加权平均容许接触水平）金属汞为 $0.04mg/m^3$，有机汞化合物为 $0.03mg/m^3$，升汞为 $0.075mg/m^3$。

2. 汞及其化合物在体内的代谢　在生产条件下，汞及其化合物主要通过呼吸道进入人体。汞蒸气具有高度弥散性与脂溶性，因此，易于迅速透过肺泡膜而扩散，并溶解于血液类脂中迅速弥散于全身组织；金属汞易于透过血脑屏障，引起中枢神经系统损害。甲基汞经人的皮肤、呼吸道或消化道侵入人体后经肺泡壁的扩散入血液，又经血细胞膜的扩散和携带作用到全身各器官组织中。

3. 汞及其化合物对女性生殖健康的影响

（1）对月经的影响：流行病学调查结果显示，汞的长期接触对女工的月经周期、月经量、行经期等均有影响；汞作业女工月经异常患病率增高，主要表现为月经周期紊乱、经期缩短、经量减少、经前紧张和痛经发生率增高且月经异常率与接触汞浓度呈剂量-效应关系。

（2）对妊娠过程和妊娠结局的影响：金属汞及汞的无机化合物对妊娠的影响报道不一致，但确有大量调查显示，接触汞的妇女妊娠中毒症、早产、自然流产、难产、死产的发生率明显高于非接触人群，但也有无明显差异的报道。可能与接触汞化合物的种类、现场个人防护情况、接触汞的浓度等不同有关。

（3）对子代发育的影响：日本的一项调查显示，当摄入一定量的甲基汞，母亲虽未出现任何症状，但胎儿的神经系统可能已经受到严重损伤；汞及其化合物可通过胎盘屏障进入胎体，造成胎儿在宫内经母体接触汞，且能通过血-乳屏障分泌至乳汁，通过哺乳，对子代产生不良影响。动物研究显示，甲基汞中毒的雌性小鼠所生的子鼠，个体弱小，并出现死胎、胎吸收现象及畸形等；甲基汞暴露可诱发雌性大鼠孕育的胎鼠口唇裂、腭裂、额裂、脐疝、脑疝及面部缺损等畸形。腹腔氯化汞暴露的雌性小鼠，在 1.5mg/kg 剂量下的暴露超排卵母细胞数显著降低。汞可通过抑制卵母细胞的减数分裂，降低卵母细胞的受精能力和存活率。甲基汞暴露的雌鼠生育的后代子鼠出现水俣病，表现为神经发育受阻、步履蹒跚无力，流涎、营养障碍和身体发育迟缓等。

4. 环境甲基汞污染的预防干预措施

（1）控制汞对环境的污染：加强管理减少污染源，特别是对水源的污染。生活饮用水水质标准要求汞的含量不超过 0.001mg/L。

（2）减少经口摄入甲基汞：如不吃被甲基汞污染水中的鱼贝，不吃用甲基汞处理过的谷物等；WHO 和联合国粮食及农业组织（FAO）提出，每人每周摄入总汞量以不超过 0.3mg 为宜，其中甲基汞不超过 0.2mg。我国制定了食品中总汞和水产品中甲基汞的允许标准（mg/kg，以汞计）：粮食（成品粮）≤0.02；薯类、蔬菜、水果、牛奶≤0.01；肉、蛋（去壳）、油≤0.05；鱼≤0.3。

（3）加强汞的生物监测：在汞污染区应注意孕妇血汞值、发汞值、乳汞值及新生儿脐血汞、发汞值的检测，以期早发现异常早防治。我国《水污染慢性甲基汞中毒诊断标准及处理原则》（GB 6989—1986）规定人发甲基汞超过 5μg/g 为甲基汞吸收。

（三）镉及其化合物对女性生殖的影响

1. 镉的一般情况　镉（cadmium）是一种在环境中普遍存在的重金属元素。镉是一种银白色的金属，质地柔软，富有延展性，抗腐蚀、耐磨。常与锌相伴存在，如锌矿含镉量一般为 0.0015%～0.5%，而最高可达 2%～5%。因此，镉常伴随着有色金属矿（主要是锌矿、铅矿和铜矿）的开采而被释放到环境中。此外，镉还被广泛应用于聚氯乙烯（PVC）产品、电镀、合金和镍镉充电电池等工业产品及杀虫剂、防腐剂和磷肥缓释剂等农业产品。随着城市工业化、都市化的发展，大量的镉连续不断地进入土壤、水和空气。空气中的镉污染主要来自含镉矿的开采和冶炼、煤石的燃烧及城市废弃物的燃烧等均可造成大气镉污染,工厂排出的含镉废水,镉尘沉降于土壤是环境镉污染的主要来源。镉的来源广泛并且使用量大,在日常饮用水、食品和呼吸的空气中经常检测到微量镉的存在,并且镉污染在世界范围内呈上升趋势。镉在人体内的生物学半衰期可长达 10～40 年,在各组织器官尤其是肝组织和肾组织中会累积相当长一段时间。由于尿镉可以反映人体在长期镉暴露后的负荷情况,可用作职业性镉接触和镉吸收的生物标志物,血镉主要反映近期接触量。目前我国使用的镉暴露致镉损伤的尿镉判定标准有两种:一种是适用于职业人群的职业卫生标准 5μg/g,另一种是适用于普通人群环境卫生标准 15μg/g,此外,WHO 提出尿镉的临界值为 10μg/g。5μmol/mol 肌酐的尿镉作为现职工人慢性镉中毒的诊断下限值。

2. 女性环境镉暴露途径

(1)吸入:氧化镉是环境镉通过呼吸道进入人体的主要形式,主要发生在处于职业暴露环境下的特定人群,包括特定职业人群和吸烟人群。在涉镉的生产过程中,含镉灰尘和含镉烟雾会导致空气环境中镉浓度水平升高,增加特定人群吸入镉的水平。人体对空气中镉化合物的吸收取决于空气中镉的物理化学形态,如颗粒大小和溶解度等。氧化镉和硫化镉均不能溶解于水,但前者易在肺内溶解而后者易在肺内被清除,大约吸入高于氯化镉或氧化镉 10 倍剂量的硫化镉可引起同样的急性肺损伤。吸入氯化镉对肺的毒性与其在肺内的沉积量有关,而沉积量与吸入微粒的大小呈负相关。吸烟是镉通过呼吸道进入人体的另外一个重要途径。在香烟燃烧的过程中,生成具有高生物活性的氧化镉,在吸烟过程中,有 30%～40%被吸入的氧化镉通过肺部组织进入循环系统,而另有 10%的氧化镉会沉积在肺部组织中。

(2)胃肠道吸收:镉主要通过消化道和呼吸道途径进入生物体内,其中氯化镉是镉通过消化道进入生物体的主要形式。镉的摄入吸收率随着动物种属和镉化合物的类型而定,胃肠道对镉的吸收受到膳食和生理因素的影响,当人体摄入镉的主要来源是食物时,仅 1%～3%被吸收,其余的从粪便排出。体内铁储存低、膳食钙含量低及缺少维生素 D 可导致镉的吸收增加。镉是通过二价金属载体 1(DMT1)在肠上皮细胞被吸收,在机体缺铁及妊娠情况下,小肠内功能性 DMT1 蛋白随 mRNA 水平的上调而增加,从而促进镉在胃肠道的吸收。

3. 镉在人体的生物代谢　镉的存在形式影响胃肠道对镉的吸收效率和后期转运。大气气溶胶是环境镉通过呼吸系统进入人体的主要介质,在这个过程中,约有 50%的镉通过吸附在更细小颗粒上而沉积在肺部,只有一小部分镉通过胃肠道吸收。通过消化道进入人体的镉,根据食物中镉的来源不同和存在形式不同,进入肠道组织细胞的形式也是不同。此外,人体对镉的吸收率也受到包括个体体质、营养状态和发育阶段等多种因素的影响;其中铁离子水平尤其重要,一旦铁离子缺少就会导致镉吸收显著升高。

肝组织是镉作用的首要靶器官。镉进入生物体后,一部分通过胆小管进入胆汁,随后进入胆总管和十二指肠;另一部分则随着代谢物被排到体外。镉通过肝毛细血管进入肝细胞。在暴露初期,绝大部分的镉在肝组织中富集。进入肝组织的镉诱导金属硫蛋白-1 和金属硫蛋白-2 的合成并与之结合,减弱或解除镉的靶细胞毒性。当镉浓度水平超过肝细胞的结合能力和解毒能力时,就会损伤细胞的质膜结构,导致肝细胞发生脂质过氧化作用,继而死亡;而与金属硫蛋白结合的镉将被释放再次进入内循环系统,对人体健康产生更大的危害。相对于肝等其他组织,肾组织是对镉暴露最为敏感的器官。

4. 环境镉污染对女性生殖系统的影响

(1)影响类固醇激素的合成:影响妊娠和非妊娠小鼠的性类固醇激素水平。研究提示镉主要是通过干扰 cAMP 合成和信号传导途径影响激素合成,进而抑制孕酮合成途径中的关键酶包括类固醇合成急性调节蛋白(StAR)和细胞色素 P_{450} 胆固醇侧链裂解酶(P_{450}Scc)基因的表达,影响血清性激素雌二醇及孕酮水平。

（2）干扰女性的正常月经周期：流行病学调查发现镉暴露女工的月经周期明显紊乱。镉引起的月经周期异常与接触年限有关，镉作业 5 年以上，月经异常率（43.2%）是 5 年以下者（20.0%）2 倍以上。

（3）影响垂体激素的分泌或改变垂体对促性腺激素释放的反应。

（4）镉导致卵巢病理组织学改变：健康妇女卵巢组织中镉含量测定的研究显示：30 岁以后其卵巢镉水平呈上升趋势；65 岁开始呈下降趋势。镉在卵巢中蓄积后能够抑制排卵、刺激子宫增长和促进性腺发育等雌激素效应。长期给大鼠染镉可引起大鼠卵巢的小血管壁变厚、卵巢萎缩、坏死。用一定剂量的氯化镉水溶液皮下注射小白鼠，给药 1 年后处死，取其卵巢，连续石蜡切片，常规染色，光镜镜检。结果表明，间质细胞增生几乎充满整个卵巢，在增生的间质细胞之间充满大小团块不等的间质腺，并且间质细胞之间有大量闭锁的原始卵泡和少量闭锁的生长卵泡，存在黄体蜕变及卵巢纤维样变，静脉血管充血等病变。

（5）影响卵泡的生长发育及受精：抑制卵泡的生长发育，给大鼠染镉可影响正常卵细胞的生长，使闭锁卵泡数量明显增多。镉可引起卵母细胞超微结构发生改变，给雌性小鼠皮下一次性注射氯化镉，电镜观察发现，初级和次级卵母细胞有明显的病理学变化，细胞核膜严重扩散，核基质电子密度增加，核仁凝聚成团，胞质线粒体肿胀，峭模糊、断裂甚至消失，高尔基复合体及内质网严重扩张与肿胀。有研究关注了镉对卵巢颗粒细胞的凋亡诱导作用。结果表明，镉能增加小鼠卵巢颗粒细胞的凋亡。沈维干等采用细胞体外培养、体外受精的方法研究了镉对小鼠卵母细胞的生发泡破裂（GVBD）、第一极体释放及体外受精（LVF）的影响。结果表明，镉对生发卵泡破裂没有影响，但可以抑制卵母细胞第一级体的释放，影响卵母细胞的存活率，并可降低体外受精率。

（四）锰及其化合物对女性生殖的影响

流行病学调查表明，锰作业女工的月经周期、经期长短及经血量与锰接触的剂量呈现出明显的剂量-反应关系。此外，锰对后代出生缺陷有一定的潜在危险性。一项有关锰作业女工后代出生缺陷的流行病学调查显示，锰暴露组妇女后代出生缺陷率为 34.5‰，已远远超出了全国出生缺陷的平均发生率（13‰），是非暴露组妇女的 3 倍。体外实验显示硫酸锰影响小鼠卵母细胞的成熟和受精，抑制卵母细胞第一极体的释放，使小鼠平均超排卵的卵母细胞数和卵母细胞的成活率和体外受精率均降低，并且还抑制受精卵的卵裂。

（五）砷及其化合物对女性生殖的影响

1. 砷及其化合物的一般情况　砷（arsenic），俗称砒霜，是一种类金属元素。砷及其化合物主要用于合金冶炼、农药医药、颜料等工业，还常常作为杂质存在于原料、废渣、半成品及成品中。在上述生产或使用砷化合物作业中，如防护不当吸入含砷空气或摄入被砷污染的食物、饮料时，常有发生急、慢性砷中毒的可能。砷的许多化合物都含有致命的毒性，常被加在除草剂、杀鼠药等中。砷为电的导体，用于半导体生产。化合物通称为砷化物，常用于涂料、壁纸和陶器的制作。单质砷无毒性，砷化合物均有毒性。三价砷比五价砷毒性大，约为 60 倍；有机砷与无机砷毒性相似。砷在土壤、淡水、海水中的含量差异很大。淡水中砷的含量为 0.01～0.6mg/L，海水中砷的含量为 0.03～0.06mg/L。不同地区的煤炭含砷量也不同，如我国西南地区部分煤炭含砷量在 876.3～8300mg/kg，个别地区甚至达到 35 000mg/kg；因此，如在无排烟或排烟效果不好的室内燃烧，可能造成室内空气砷污染。

2. 女性环境砷暴露途径

（1）呼吸道吸入：室内外空气中的砷大部分是三价砷，且多以颗粒物为载体被吸入肺部。室内外空气中的砷多来自含砷煤炭的燃烧，并多以氧化物的形式向空气中排放，其中三氧化二砷毒性较强。

（2）消化道吸收：三价或五价砷出现在饮用水、粮食和果蔬中，经消化道摄入后，大部分在胃肠道吸收。在消化道内五价砷较三价砷容易吸收，无机砷较有机砷易被吸收。砷在胃肠道吸收率较高，一般可达95%~97%甚至更高。

（3）皮肤吸收：被皮肤吸收的砷可以储存在皮肤角蛋白中。

3. 环境砷暴露对女性生殖健康的影响

（1）干扰内分泌：郭志伟等利用4周龄雌性Wistar大鼠砷染毒模型[砷暴露组：饮用砷含量分别为0.05μg/ml、0.1μg/ml、0.2μg/ml和0.4μg/ml的水）；对照组（饮用去离子水）]研究发现慢性砷暴露有内分泌干扰作用。与对照组相比，各浓度砷暴露组雌二醇和孕激素含量均有升高趋势，LH水平有降低趋势，但差异均无显著性（$P>0.05$）；FSH和PRL水平在低砷暴露组有升高趋势，而高砷暴露则有降低趋势（$P>0.05$）；GnRH和皮质醇（Cort）含量升高，且0.4μg/ml暴露组大鼠GnRH明显升高（$P<0.05$），0.1μg/ml、0.4μg/ml组大鼠Cort升高明显（$P<0.05$）。郭宏宇等研究者发现慢性砷暴露20周的雌鼠血清雌二醇和孕酮（progesterone，P）含量均有改变，与对照组比较，0.20μg/ml组（$P<0.01$）与0.40μg/ml组（$P<0.05$）雌二醇含量降低，0.10μg/ml组孕酮含量减少（$P<0.01$）。郑冲等的研究表明FSH、LH、雌二醇、雌激素受体表达量随着砷、尿砷剂量的增加逐渐降低，以高砷水平时最为明显，存在明显的剂量-效应关系。砷对FSH、LH、雌二醇、雌激素受体的效应均为负向作用。有研究提示，砷可抑制ER-VEGF/CYC-D1/PR信号通路相关指标的表达水平。砷引起的生殖损害效应的机制可能以环境内分泌干扰物的途径进行，砷通过与靶细胞核内的雌激素受体结合，雌激素受体发生构象变化在靶基因雌激素反应元件（ERE）处形成二聚体，然后与靶基因启动子内的ERE结合，抑制其下游基因转录。

（2）影响子宫的正常发育：郭宏宇等的研究提示慢性砷暴露下雌鼠的子宫内膜腺体减少，腺腔变小，腺上皮细胞由柱状变矮，间质增宽，子宫内膜变薄。

（3）影响卵巢的功能：实验研究提示0.28mg/（kg·d）砷染毒大鼠卵巢组织与对照组相比闭锁卵泡增多，生长卵泡、原始卵泡、黄体少见，并且髓质血管扩张充血。1.4mg/（kg·d）砷染毒大鼠卵巢组织与对照组相比闭锁卵泡增多，黄体增多，偶见生长卵泡，髓质血管扩张充血。郑冲等的研究也发现1.44mg/（kg·d）大鼠卵泡闭锁或塌陷，间质细胞增生且为弱嗜酸性颗粒状，而5.77mg/（kg·d）大鼠卵泡闭锁或塌陷，间质细胞大量增生呈现铺石板状或梭状排列。

4. 环境砷及其化合物污染的预防干预措施

（1）改换水源：在地下水含砷量较高的地区，建议改换水源，引水质清洁的地表水供居民饮用和灌溉农田。

（2）饮水除砷：采用家庭自制滤水器、社区小型砂滤池等过滤设施除去饮水中的砷。对饮用水采用投加明矾、碱式氯化铝、活性氧化铝等混凝剂和助凝剂等方式沉淀过滤水中悬浮物。此外在设施中添加活性炭等吸附材料可增强饮水除砷效果。

（3）限制高砷煤炭的开采使用，减少砷化合物向环境中的排放。

（4）改良炉灶以减少室内空气砷污染。如修建烟囱，增加室内通风换气，避免粮食在炉灶上方烘干等方式以防止砷煤烟污染食物。

（5）增加营养支持，增加膳食中的优质蛋白质及多种维生素的摄取，提高女性机体的抗病能力。

（6）如出现身体不适及时就医，做到早发现、早治疗。

第五节　环境生物因素与女性生殖健康

随着社会与科学的发展，经过多年来的研究，先后发现多种病毒、寄生虫和细菌等，同样也可以通过孕妇感染胎儿，造成婴儿的先天缺陷称先天性感染，亦称宫内感染。这种母婴垂直传播的疾病有弓形虫、风疹病毒、巨细胞病毒和单纯疱疹病毒。近年来将又发现乙型肝炎病毒、水痘-带状疱疹病毒、肠道病毒、人免疫缺陷病毒、人微小病毒 B19 及疟原虫等均会对女性生殖健康产生危害。

妇女妊娠期的体内发生着一系列的生理变化，尤其是在妊娠前 3 个月，妊娠期女性的免疫功能下降，抵抗力降低，对微生物感染的易感性增加。妊娠期女性体内的这些变化，可能引起本身潜伏在体内的病毒再活化，或者使普通的感染反应更严重，这不仅会对孕产妇造成某些损害，而且可能对发育中的胎儿造成永久性的损害。本节就常见的微生物感染如风疹病毒、巨细胞病毒、弓形虫感染等进行著述。

一、风疹病毒感染

（一）风疹病毒的一般情况

风疹病毒（rubella virus，RV）感染引起的风疹是一种经呼吸道传播、临床症状轻微、预后良好、易被忽视的病毒传染病，由于孕妇感染风疹，特别是在妊娠早期，风疹病毒对胎儿伤害很大，而受到国内外学者的重视。风疹的病原体是风疹病毒，属披膜病毒科，是限于人类的病毒。风疹病毒外形为不规则球形，病毒核酸为单链 RNA。风疹病毒的主要结构蛋白为 E_1 蛋白、E_2 蛋白和 C 蛋白。E_1 蛋白及 E_2 蛋白在病毒表面囊膜上均为糖蛋白，C 蛋白为核蛋白，对人均有抗原性，只有一个血清型，与披膜病毒科的其他病毒无抗原交叉。风疹病毒不耐热，56℃ 30min 灭活。耐冷，在 -60℃能长时间生存，易被紫外线、脂溶剂（如乙醚、氯仿及胆汁等）灭活。

（二）风疹病毒的传播及流行

1. 风疹病毒的传染源　为风疹患者。

2. 风疹病毒的传播途径　主要是通过获得性传播和母婴传播。①获得性传播：经风疹患者的口、鼻及眼部分泌物中的风疹病毒直接传播或经呼吸道飞沫传播给他人。风疹患者的上呼吸道分泌物于出疹 1 周前至出疹后 5 天均有传染性。②母婴传播：孕妇感染风疹病毒后，孕妇血中的病原体经胎盘传播和上行性羊膜炎性传播给胚胎或胎儿。

3. 风疹病毒的易感人群　风疹本身是一种预后良好的病毒传染病，可不治自愈，感染后获持久性免疫。育龄妇女风疹的发生率与其免疫状况和风疹大流行有关。曾有一项调查显示我国 20 个省、自治区、直辖市近 1.7 万人血清风疹红细胞凝集抑制抗体（HI 抗体），育龄妇女的易感率平均为 4.5%，个别地区达 12.4%，虽低于日本育龄妇女的易感率 20%～30%，但表明孕妇风疹的感染率不容忽视。

4. 风疹病毒的流行情况　风疹多在春季和冬季发病流行，具有地区性流行的特点。风疹曾在日本、美国出现过 3 次大流行，在我国至今尚无风疹大流行的系统报道。

（三）风疹病毒感染对女性生殖健康的影响

1. 先天性风疹综合征　孕妇受感染时，全身症状轻，有时皮疹并不明显，常被误认为一般性的上呼吸道感染，但病毒可于出疹前 7～10 天通过胎盘屏障感染胎儿，可引起胎儿流产、死胎、早产、胎儿先天多发性畸形、出生后持续性病毒感染和进行性组织损害等严重后果，在临床上称先天性风疹综合征。

2. 对胎儿的影响　不取决于孕妇受风疹感染时症状的轻重，而与母体感染的孕周有关。在妊娠 12 周内，孕妇若感染风疹病毒，胎儿的感染率为 81%，即妊娠前 3 个月内风疹的垂直感染率较高。妊娠 13～15 周，胎儿感染率为 54%，妊娠第 4 个月为 17% 以下，妊娠第 5 个月及以后仅偶有发生。研究者还发现感染的时间与畸形的程度及种类也有一定关系。在妊娠的前 8 周感染，胎儿异常表现为多种器官，致畸率几乎高达 100%。15～16 周表现为神经性耳聋，占被感染胎儿的 50%。还发现幼年听力正常者不能排除日后发生进行性耳聋的倾向。宫内风疹病毒感染引起的生长发育迟缓也与胎龄有关，妊娠早期感染者宫内发育及出生后发育都表现迟缓，妊娠后期感染只表现宫内发育迟缓。

（四）风疹病毒感染的预防干预措施

1. 隔离患者，至少应隔离风疹患者至出疹后 5 天。

2. 孕妇于妊娠头 3 个月，尽量避免与风疹患者接触。

3. 接种风疹减毒活疫苗，以控制先天性风疹病儿的发生。①对儿童进行普遍接种，提高人群对风疹病毒的免疫力；②对妇女进行选择性接种，妇女于孕前检测血清风疹 sIgG 抗体阴性者，应予接种风疹减毒活疫苗。接种疫苗至少 3 个月后才能怀孕。

4. 必要时考虑终止妊娠。孕妇在妊娠早期感染风疹，原则上应终止妊娠，以减少胎儿感染所致先天性风疹综合征儿的出生。在妊娠中、晚期患病应排除胎儿感染或畸形后方能继续妊娠。

二、巨细胞病毒感染

（一）巨细胞病毒感染的一般情况

巨细胞病毒感染是由巨细胞病毒（cytomegalovirus，CMV）引起的人类感染性疾病。由于受感染组织的细胞内有很多含包涵体的大细胞，曾名为巨细胞包涵体病，又因 CMV 常引起唾液腺病变，又称为唾液腺病毒病，目前统称为巨细胞病毒病。先天性 CMV 感染率，欧美资料为 0.2%～2.3%，我国资料为 0.9%～3.5%，估计每年出生先天性 CMV 感染儿达数十万。因此，积极开展先天性 CMV 感染的预防，是提高我国人口素质的一项重要措施。

巨细胞病毒属疱疹病毒科，为双链线状 DNA 病毒，直径 180～250nm，具有典型的疱疹病毒形态结构，至今尚未发现有不同的血清型，但不同血清型之间的抗原结构有差异。CMV 具有高度种属特异性，只能感染人类。CMV 在 pH<5 环境仅能生存 1h，既不耐酸，也不耐热。20% 乙醚 2h、56℃ 30min，紫外线照射 5min 均可使 CMV 灭活。

（二）CMV 的传播及流行

1. CMV 的传染源　CMV 只对人致病，传染源为 CMV 感染患者及无症状 CMV 隐性感染者和长期慢性携带 CMV 者。

2. CMV 的传播途径

（1）接触传播：传染源主要是患者。无症状 CMV 隐性感染者和长期慢性携带 CMV 者，几乎所有体液，如唾液、泪液、血液、乳汁、尿液、精液及宫颈分泌物等均含有 CMV，可以长期或间歇地从这些体液排出。婴儿主要通过母亲乳汁、唾液等方式受到感染。成人主要通过性接触传播。

（2）母婴传播：①经胎盘感染，CMV 通过胎盘感染胎儿，尤以孕早期胎儿感染率最高，妊娠后期通常不引起胎儿感染。②上行性感染：CMV 经上行性胎膜外感染，再经胎盘感染胎儿及胎儿吞噬感染 CMV 的羊水而引起的感染。③经软产道感染：CMV 隐性感染的产妇，在妊娠后期 CMV 可被激活，从宫颈管排出 CMV，胎儿在分娩过程中经软产道时，接触或吞咽含有 CMV 的宫颈分泌物和血液而感染，感染率可高达 40%。④经母乳喂养感染。

3. CMV 的易感人群　CMV 感染本身是一种预后良好的病毒传染病，可不治自愈，感染后获持久性免疫。育龄妇女 CMV 感染的发生率与其免疫状况和 CMV 感染大流行有关。人体对 CMV 的易感程度，取决于年龄、免疫功能状态等因素。通常年龄越小，易感性越高，病情也越重。免疫功能正常者很少发病，多为 CMV 隐性感染，而免疫缺陷或免疫功能降低者则易发生重症或全身感染。

4. CMV 感染的流行情况　呈全球性分布。据报道世界大多数地区育龄妇女血清 CMV 抗体阳性率超过 60%。美国成年妇女中的感染率为 30%～50%，日本为 65%～90%，WHO 资料指出在热带和亚热带地区的人群中，几乎 100% 受感染。我国大城市孕妇 CMV 感染率达 94.7%～96.3%。美国血清 CMV 流行病学调查结果表明，≤4 岁儿童仅 10% 体内有 CMV 抗体，易感率高达 90%，18～25 岁易感率降至 47%，＞35 岁易感率仅为 19%。我国 90% 以上成年人体内已有 CMV 抗体，易感率不足 10%。

（三）CMV 感染对女性及其胎儿健康的影响

1. 对妊娠的影响　妇女妊娠前 CMV 感染，仅 5%～15% 的感染有临床表现，如发热、乏力、肌痛、咽痛及淋巴结肿大等。在孕早期感染 CMV 能产生病毒血症，急性期持续 2 周至 2 个月，这期间几乎所有体液（泪液、唾液、精液、尿液和宫颈分泌物）均有 CMV。排毒持续数周至数月后潜伏在肾及宫颈等组织中。当妇女妊娠或免疫功能低下时，潜伏的病毒被激活而引起复发感染。这是因为 CMV 与其他病毒不同，感染后产生的抗 CMV 性抗体对人体再感染没有保护作用，也不能保护胎儿不受感染，因此复发感染的孕妇，仍有可能将 CMV 传播给婴儿。但是检测血清中 CMV 抗体有助于了解感染状态，也是判断孕妇是否是活动性感染和胎儿感染危险性的重要指标。

2. 对胎婴儿的影响　绝大多数妇女妊娠前已有感染，不过只有活动期的孕妇才可能将病毒传给胎儿。宫内 CMV 感染对胎儿的影响程度与孕妇感染类型和孕周有关。孕妇患原发性 CMV 感染，引起胎儿先天异常，比再发性 CMV 感染的发生率高且病情严重。其临床表现可由隐性感染、轻症、呈现明显症状和体征，直至流产、死胎、死产及新生儿死亡。尽管胎儿感染 CMV 多数是隐性感染，出生时外观正常并无明显症状及体征，但尿中可以查出 CMV-DNA。在无症状者中有 5%～15% 于出生后数年可出现发育异常。有 10% 新生儿出生时有明显症状，出现新生儿黄疸、肝脾大、小头畸形、瘀斑、耳聋、脉络视网膜炎及生长迟缓等，重者有呼吸困难、抽搐，数日内死亡，死亡率高达 50%～80%。幸存者常有智力低下、听力丧失和迟发性中枢神经系统损害为主的远期后遗症。不同年龄感染后可有不同的结局，在孕早期（小于孕 12 周）感染可导致流产；孕 20 周感染胎儿尚能生长，但成熟程度大受影响，可引起足月新生儿低体重，伴有脑部畸形；孕晚期感染，胎儿器官发育基本完成，感染后对胎儿影响不大。

（四）CMV 感染的预防干预措施

鉴于此病毒无特殊的治疗药物。接种疫苗以防感染尚在研究中。因此，必须重视先天性 CMV 感染的预防。第一，切断 CMV 的传播途径：应认真隔离患者，对已感染的婴幼儿群体、育龄及孕妇群体，对其排泄物应及时进行消毒处理。第二，加强孕前 CMV 血清学检查。第三，妊娠早期确诊孕妇 CMV 感染，应考虑终止妊娠，可防止或减少严重感染儿和畸形的出生。第四，孕妇于妊娠晚期感染 CMV，通常无须特殊处理。第五，乳汁中检测出 CMV 的产妇，应停止哺乳，改用人工喂养为宜。

三、弓形虫感染

（一）弓形虫感染的一般情况

弓形虫感染引起的弓形虫病（toxoplasmosis，TOX）是一种人畜共患的寄生虫病。它侵犯人畜各种组织，在细胞内快速分裂繁殖，造成更为广泛的临床病变，对人类危害性最大的是先天性弓形虫病。弓形虫病的病原体为刚地弓形虫，是原虫类寄生虫，属弓形虫科。弓形虫滋养体寄生在中间宿主的细胞质内，又称弓浆虫。弓形虫的生活史属于循环传播型，中间宿主非常广泛，从爬虫类、鱼类、昆虫类到哺乳动物和人等，而猫是终末宿主。

（二）弓形虫的传播及流行

1. 传染源　受感染的猫及猫科动物为主要传染源，其他与人类关系密切的家畜，如犬、猪、羊、鸟类等动物均可为传染源。猫和猫科动物是唯一的终末宿主，也是中间宿主，当人直接或间接接触猫时即可被感染。急性弓形虫感染患者的粪便、尿液、唾液、废液中均有病原体，除孕妇通过胎盘能感染胎儿外，因弓形虫不能在外界生存长久，故患者作为传染源的意义不大。

2. 弓形虫的传播途径

（1）获得性传播：以经口感染为主，主要通过吃含有弓形虫包囊的未煮熟的肉或生肉、生乳、生蛋等，也可通过吃被猫、犬粪便污染的食物而患病。此外猫、犬唾液中的弓形虫还可经伤口进入人体。

（2）胎盘传播：是指孕妇初次感染弓形虫，出现虫血症后，弓形虫通过胎盘传给胎儿，引起胎儿先天性弓形虫感染。

3. 弓形虫的流行特点　弓形虫病呈世界性流行分布，据估计全世界有5亿～10亿人受到弓形虫的感染。由于居民的生活习惯不同。感染率差别很大，最低为0.6%，最高超过90%，平均为25%～50%。我国人群中的平均感染率为4%～9%，胎儿宫内感染率为0.5%～1.0%，已引起人们广泛的重视。

4. 易感人群　免疫功能降低的孕妇，免疫缺陷者及胎儿等是易感人群。易感者感染弓形虫多呈显性感染。

（三）弓形虫感染对女性生殖健康的影响

人类对弓形虫有一定的先天免疫性，故弓形虫感染后不一定出现急性症状，只形成包囊而呈长期隐性感染，通常无症状或为亚临床型。妇女妊娠时免疫功能改变，易感染弓形虫病或使慢性弓形虫病活化。孕妇感染后本人可能无明显症状或有轻微症状，如低热、头痛、肌痛、乏力、皮疹和淋巴结肿大等。然而，孕妇感染弓形虫，约有46%的机会传给胎儿。特别是初次感染，无论其有无症状，常可通过胎盘将弓形虫传给胎儿。孕期越早，对胎儿的损害越大，但在整个孕期都可传并造成不良后果。轻者使胎儿带病，重者可导致畸形、流产、胎死宫内或死产。据报道，对有不良妊娠结局的妇女检查弓形虫抗体，其阳性率（10.3%）比妊娠正常者（1.3%）高6.9倍。对流产儿、死胎或畸形儿死后做病理检查，体液作动物试验，证明弓形虫是胎儿致畸、致死的重要病原体。

（四）弓形虫感染的预防干预措施

1. 开展卫生宣传教育，提高人们对弓形虫病的认识　搞好环境卫生，做好粪便、家畜管理，防止水源被污染；肉类食品加工厂应建立严格的检测制度，以控制传播；养成饮食卫生习惯，如食前洗手，食瓜果要洗净等；孕妇应避免接触猫、狗等动物；不吃生的和未煮熟的鱼片或肉片、生奶、生蛋，不喝生水，生熟菜板应分开等。

2. 加强妊娠前弓形虫抗体的检测　女性如有弓形虫感染，应该痊愈后再考虑妊娠。一般人感染弓形虫不需要特殊治疗即可自愈。

3. 女性妊娠期弓形虫感染者应该给予治疗　乙胺嘧啶是治疗弓形虫病的特效药，但因未排除对胎儿的影响，故孕妇多改用螺旋霉素。螺旋霉素口服后，组织中浓度迅速提高，主要作用于细胞外的弓形虫，对胎儿基本无害，适用于患弓形虫病的孕妇。如发现怀孕初期感染本病者，除积极治疗外，应尽早行人工流产终止妊娠。治疗弓形虫感染越早，发生后遗症的机会越少。

第六节　环境内分泌干扰物与女性生殖健康

一、环境内分泌干扰物概述

环境内分泌干扰物（environmental endocrine disruptors）是指环境中能干扰内分泌功能的外源性物质或能起到类似激素作用的化学物质。这些外源性物质也称环境激素。目前研究较多的是具有雌激素样作用的物质，有人将其称为环境雌激素。环境内分泌干扰物是现代工业污染环境的产物。它们通过食物链进入人体，在血液中循环，在脂肪中蓄积，引起人体自身内分泌功能紊乱。人类长期接触环境内分泌干扰物，导致内分泌、神经等多系统出现异常。

目前，已知的环境内分泌干扰物至少达 70 多种，其中 40 余种是农药的组分。环境内分泌干扰物主要以除草剂、杀虫剂、杀菌剂、防腐剂、塑料增塑剂和软化剂、洗涤剂、医用品、药物、食品添加剂、残留农药、化妆品、汽油排放物、日常生活用品等形式进入环境中，对人体可能产生有害作用。典型的一类被称为"持久性有机污染物"（persistent organic pollutant，POP），如滴滴涕类的杀虫剂和除草剂物质、多氯联苯类的绝缘材料和塑料物质、二噁英类的物质、环境内分泌干扰物的医用药物等。单个环境内分泌干扰物具有很弱的激素样作用，但数种环境内分泌干扰物在体内的协同作用很强，可达数百至千倍以上，所以低剂量的环境内分泌干扰物对人体生殖系统就可以产生危害作用。出生前后和青春期是其敏感期。有研究者指出，环境内分泌干扰物对人类生殖健康的影响可能是 21 世纪人类健康所面临的最大挑战。

二、环境雌激素

环境雌激素（environmental estrogen，EE）是指存在于环境中的，具有与雌激素类似结构，能够与雌激素 α 和（或）β 受体结合，模拟或干扰天然雌激素的生理和生化作用的外源化学物。

（一）环境雌激素的来源及种类

1. 环境雌激素的来源　目前，环境雌激素类化合物主要包括植物合成的抗病因子、释放到环境中的内源或合成雌激素及具有雌激素活性的化工物质。植物雌激素主要有来自豆类植物、茶叶和三叶草等多种植物中的异黄酮、香豆雌酚；真菌性雌激素代表有玉米赤霉烯酮，用其合成的衍生物玉米赤霉醇广泛用作饲料添加剂，促进家畜生长。释放到环境中的内源或合成雌激素有人工合成的甾体类雌激素，如己烯雌酚和炔雌醇等；还有用作避孕药或促进牲畜生长的同化激素，结构与天然雌二醇相似，为类固酮衍生物，这些物质有较强的生物学活性，经人或牲畜排出后在环境中稳定存在且不易降解，随水体循环进入食物链，造成污染。植物雌激素以糖苷形式存在于大豆谷物、蔬菜及其他富含纤维的食物中，人和动物消化吸收这些食物后植物雌激素会出现在血液和尿液中，经尿排出量占吸收量的 7%～30%，生物半衰期短，不易造成体内蓄积，但个体间差异很大。

2. 环境雌激素种类　常见的环境雌激素如下：多氯联苯类，如聚乙烯，PCB 聚氯联苯，多氯联苯；双酚类和烷基酚类，联苯酚 A，双酚 A，七-辛基酚，壬基酚；二噁英类，如 2，3，7，8-四氟二苯二噁英（TCDD，简称二噁英）；农用化学品类，如 DDT，狄氏剂，艾氏剂，有机氯农药等；酞酸酯类，如邻苯二甲酸酯、DEP（邻苯二甲酸二乙酯）、DOP（邻苯二甲酸二辛酯）、DMP（邻苯二甲酸二甲酯）；类固醇类，如雌酮、雌二醇、炔雌醇等；其他环境激素类，如氟利昂，化妆品中苯酮，防酸剂 BHA（丁基化羟基茴香醚）等。

（二）环境雌激素对雌性动物生殖的影响

环境雌激素可使动物生殖道上皮细胞异常，作用效果取决于暴露初始年龄及期限，主要表现在细胞成熟度及形态学改变，还导致牲畜发情期缩短、生殖能力下降甚至不育。环境雌激素可能通过以下几种方式发挥其生物学作用：①类似内源性雌激素；②调节内源性雌激素的合成与代谢；③拮抗内源性雌激素；④调节雌激素受体。

新生幼鼠持续暴露于外源性雌激素双酚 A 可使与子宫内膜增生分化紧密相关的同源异形盒（HOX）基因家族表达下调，致使成年后的大鼠子宫内膜对于雌激素反应发生改变；双酚 A 对子宫有剂量相关的营养作用，同时降调宫体细胞雌激素受体。周飞飞等的研究指出在多囊卵巢综合征病理生理过程中双酚 A 是可能的内分泌干扰物，雄激素和双酚 A 之间呈正相关。拟雌内酯可使幼鼠阴道上皮过度角化，形成阴道囊肿，4 月龄时仍可检测到阴道上皮角化；子宫平滑肌细胞 DNA 量不变，子宫内膜增厚，子宫内膜细胞 DNA 量增加；卵巢萎缩，卵泡颗粒细胞凋亡增多。辛基酚和壬基酚可使大鼠血清 FSH、LH、雌二醇下降，能明显增加大鼠子宫脏器指数；镜下观察子宫的间质细胞核仁增大变圆，细胞增殖能力增强，卵巢组织出现明显的病理学改变。

（三）环境雌激素对女性生殖及月经的影响

少量植物雌激素可降低生殖系统患癌风险；而大量外源性雌激素可导致生殖道细胞瘤样化生、月经周期改变和不孕不育；已烯雌酚可导致宫颈腺癌和胎儿尿道下裂等；食品添加剂使阴道上皮成熟减少；三嗪类除草剂有弱的拟雌激素和抗雄激素性。女性长期接触三嗪类除草剂，卵巢上皮性肿瘤发生率增加，其机制可能是通过阻断雄烯二酮芳香化，阻止睾酮向雌激素转化，从而发挥其生物学效应。

三、环境内分泌干扰物对生殖健康的影响

（一）对子宫内膜增生和生育力及月经的影响

美国研究者调查表明，环境激素的暴露可引起女性的性早熟。美国 48.3% 的黑色人种女孩和 14.7% 的白色人种女孩 8 岁以前就开始月经初潮。甚至，有的 3 岁女孩就有乳房增大、长出阴毛和月经来潮现象。Koninekx 等报道，子宫内膜异位症在比利时妇女中发生率高且严重。这项观察提出二噁英与人的子宫内膜异位的发病机制有关，研究人员检查了 45 例有子宫内膜异位症的不育妇女及年龄相匹配的 35 例有输卵管问题不能生育妇女的血液中二噁英的浓度。在子宫内膜异位症组中有 8 名（18%）妇女二噁英阳性，而在输卵管不育组只有 1 例（3%）二噁英阳性。另外对子宫内膜异位症患者血液中的二噁英浓度进行了测定。结果显示子宫内膜异位症患者的血中二噁英浓度偏高。以后又测定了患者脂肪组织中二噁英的含量。发现重症患者有更严重的受二噁英污染的倾向。动物实验也表明二者有关联。例如，对猴子以二噁英染毒 4 年，经过长达 10 年的观察，发现各剂量组子宫内膜异位症的发生率均有增加，且剂量越高，发生率增加越明显。染毒的猴子有激素水平改变，受孕率降低。大鼠在子宫内和哺乳期暴露到二噁英，引起动情周期改变，生育力降低，生殖道和外生殖器发育异常，卵巢重量减少 25%，引起囊性子宫内膜增生。李虹等通过检测不孕不育患者体内环境雌激素类物质的水平，分析环境雌激素与不孕不育的相关性，结果发现：人工合成的已烯雌酚，植物雌激素酞酸酯类包括大豆苷元、染料木黄酮和开环异落叶松树脂酚，有机氯类滴滴涕和二氯二苯二氯乙烯，工业化学物质类多氯联苯和双酚 A 类化合物均是不孕不育发生的危险因素，与不孕不育呈正相关性，说明环境雌激素是发生不孕不育的危险因素。

（二）对生殖结局的影响及致畸作用

1. 二噁英 是生产农药 2，4，5-T 过程中的副产品，有致畸作用。2，4，5-T 可用作除草剂（或称落叶剂）。美国在越南战争中使用落叶剂，以高于国内用量 13 倍的浓度，自空中撒布。1961～1970年间污染了大面积耕地和森林。1969 年报纸上公布了落叶剂撒布地区发生流产和畸形儿发生率增加。1983 年在胡志明市召开国际研讨会，发表资料表明，受害地区的先天性腭裂和脊柱裂、流产、死产、葡萄胎、新生儿死亡明显增加，胎儿畸形（如联体双胎、无脑儿、无眼症、肢体畸形等）明显高于其他地区。该地区的人体染色体结构异常率、姐妹染色体交换的发生率也有增加。

2. 多氯联苯（PCB） 妇女孕期接触 PCB 有发生不良妊娠结局的报道。在日本西部地区由于食用混入多氯联苯化合物（PCB）的米糠油，发生了 1000 多人中毒的米糠油事件。事件中有 13 名孕妇，分娩的 13 例新生儿中，有 2 例死产，2 例早产儿。新生儿出现体重低、皮肤色素沉着、严重氯痤疮、眼分泌物增多、牙跟着色等症状，称为油症儿。死产儿尸检可见表皮角化症、表皮萎缩、毛囊扩张、脏器充血、肺不张等。常青等利用体外全胚培养小鼠模型，观察多氯联苯同系物 PCB_{153} 对胚胎生长发育的影响，结果发现 PCB_{153} 使胚胎发育迟缓、具有发育毒性和致畸性，作用的敏感部位主要是卵黄囊、头长、颅臀长、中脑和鳃弓；PCB_{153} 能诱导胚胎细胞凋亡和损害卵黄囊超微结构。

（三）致癌作用

己烯雌酚是已经证实的人类致癌物。孕妇服用己烯雌酚，其女性子代在青春发育期易患阴道透明细胞腺癌，表明摄入合成雌激素可致癌。流行病学研究表明，环境激素可诱导与人类内分泌相关的肿瘤，如 PCB 和 DDT 与乳腺癌的关系已得到证实。美国分析 1973～1991 年的肿瘤发生率，发现激素依赖性器官肿瘤发生率增加，乳腺癌增加 24%，卵巢癌增加 4%。许多报告提出人体内有机氯农药的蓄积量与乳腺癌发病有关。研究表明体内脂肪和血清中 DDT 和 PCB 含量高的妇女，其乳腺癌发生率高于对照组，药物使用评价其可能具有弱的雌激素样作用，可能是一种促癌剂。

（四）经胎盘转运

以二噁英为代表的环境激素几乎均可通过胎盘转运，影响胎儿发育，并可能致畸。PCB 一般是通过其有毒降解产物对机体产生损害，它能通过胎盘和乳汁对胎婴儿产生毒害作用。

（五）经乳汁传递

在人的乳汁中发现有二噁英。二噁英的允许摄入量为 4pg/（kg·d），但从母乳中的二噁英含量来推算，母乳喂养的婴儿的摄入量可达 100pg/（kg·d），Lacobeon 观察了 212 个孩子，他们的母亲吃了被 PCB 污染的鲑鱼。在母亲血清和乳汁中的 PCB 明显高于一般人群的水平。脐带血是在出生时得到的，并作为出生前暴露的指标，母乳喂养的孩子体内蓄积的 PCB 的含量与他们母亲体内的含量类似。但在 11 岁前，这些孩子的血清 PCB 的浓度已明显下降，表明断奶后没有另外的暴露。在 11 岁时，用智商（IQ）和学习成绩测验，对孩子进行了评价。调整了潜在的混杂变量后，出生前接触到最高剂量暴露的孩子（30 例），其智商积分比不接触的孩子（21 例）和低剂量接触的孩子（27 例）有明显降低。

四、如何减少环境内分泌干扰物

1. 控制环境激素的来源 从治本方面着手，堵住环境激素产生和排放的源头，如禁止使用DDT、PCB，减少使用产生二噁英的产品，减少其在食物链中的沉积及在人体内的负荷。例如，1999年比利时发生的二噁英事件，主要是因为生产家畜、家禽的饲料中，被二噁英污染所致。研制环境激素的卫生标准是防治工作中的关键。

2. 提高环境监测水平　我国是发展中国家,环境保护和环境污染的治理任务十分繁重,现已将治理二噁英、PCB联苯等这类环境内分泌干扰物的污染,列为第一代环境污染物;如煤烟、氮氧化合物为第二代环境污染物;如汽车尾气为第三代环境污染物。以二噁英为代表的有机化学污染物,其污染的全球化趋势引起国际社会的关注。1997年确定了各国必须立即控制和治理以二噁英为代表的12种具有高残留、高生物富集性、高生物毒性的物质,即聚烯烃塑性体物质,包括PCB、二噁英、呋喃、艾氏剂、狄氏剂、滴滴涕、异狄氏剂、氯丹、六六六、灭蚊灵、毒杀芬、七氯。2001年5月,在斯德哥尔摩,各国全权代表会议上经投票有91个国家,包括我国,赞成通过了《斯德哥尔摩公约》。履行公约,首先必须对我国的污染源进行调查并建立自己的检测体系及研究体系,可借鉴先进国家的经验,做好规划,制定切实可行的措施,推进清洁生产,防止污染转移。

3. 加强对人工合成化学物质从生产到食用的管理　减少使用人工合成的激素类药物,防止破坏体内激素的平衡。

4. 正确使用某些日常用品　如最好不用苯乙烯、聚氯乙烯、聚碳酸酯材料作食品容器。不用发泡沫塑料容器泡方便面,不用聚氯乙烯塑料容器在微波炉中加热,因为在聚氯乙烯塑料制品中的添加剂,邻苯二甲酸酯类化合物是一种典型的环境激素。正确的做法是把食品移到耐热玻璃器皿或陶瓷器皿中进行加热,奶瓶最好用玻璃的。

5. 多食用绿色食品　如多食用菠菜、萝卜、白菜等蔬菜和小米、黄米、糙米、荞麦等,有助于排出人体内积蓄的二噁英等化学物质;多饮茶也有助于将体内的环境激素排出体外;少食生海鱼,防止通过食物链浓缩而积聚在海鱼体内的环境激素进入人体。

第七节　环境有害因素对女性生殖健康影响机制

一、内分泌干扰作用

环境内分泌干扰物,又称为环境激素,是存在于环境中的、能够干扰人体内分泌功能引起内分泌失调而导致生殖、发育、行为等损害效应的一类环境外源化学物。潜在的内分泌干扰物则是一种可能导致未受损伤的有机体内分泌紊乱的物质。环境内分泌干扰物通过某些途径,如污染水源、食物或经皮肤吸收进入机体后,干扰内分泌激素的合成、释放、转运、与受体结合、代谢等途径,从而影响内分泌系统功能,破坏机体内环境的协调和稳定。根据环境内分泌干扰物对内分泌腺及其相关激素的影响,可分为雌激素干扰物、雄激素干扰物、甲状腺激素干扰物、孕激素干扰物、糖皮质激素干扰物、肾上腺皮质激素干扰物、生长激素干扰物等。下面就环境雌激素、环境孕激素干扰物进行介绍。

(一) 环境雌激素

1. 氧化应激　环境雌激素在体内可引起活性氧(ROS)蓄积,造成氧化应激,如双酚A(BPA)可显著增加大鼠睾丸和附睾细胞中超氧阴离子及H_2O_2含量,引起睾丸和附睾氧化损伤,并造成SOD(超氧化物歧化酶)、GSH-Px(谷胱甘肽过氧化物酶)活性和GSH(谷胱甘肽)含量显著降低。

2. 通过细胞凋亡途径导致生殖细胞受损　具有卵泡毒性的多环芳烃、4-乙烯基环己烯及其代谢产物4-乙烯基环己烯双环氧化物,可破坏雌性大鼠和小鼠卵巢原始卵泡和初级卵泡,可能与Bax基因表达上调及 *Caspase-2, Caspase-3* 基因活性增强,进而促进细胞凋亡有关。

3. 通过雌激素 α 和(或)β 受体途径干扰内生激素水平　一些环境雌激素直接和激素受体结合,形成配体受体复合物,复合物再结合到细胞核DNA结合域的雌激素反应元件上,诱导或抑制有关调节细胞生长和发育的靶基因的转录,启动一系列激素依赖性生理生化过程,如大豆异黄酮、氯米芬和双酚 A 等。大豆异黄酮可增加去除卵巢的成年雌性大鼠子宫中 IGF-1 mRNA 的表达水平,诱导 IGF-1 受体酪氨酸磷酸化,刺激 IGF-1 受体信号复合物形成,增加子宫上皮细胞中增殖细胞核抗原的表达和有丝分裂细胞的数目。

4. 通过"女性生殖轴"影响性激素分泌　环境雌激素能引起 GnRH 减少和垂体对 GnRH 反应降低,抑制循环 FSH(促卵泡激素)、ICSH(促黄体激素)和 T 的分泌。其作用机制可能是通过负反馈作用来干扰雄激素的分泌。

5. 诱变效应　有研究报道,环境雌激素具有潜在的诱变性。如拟雌内酯可抑制拓扑异构酶 II 和(或)嵌入 DNA 链诱导中国仓鼠肺成纤维细胞(V79 细胞)微核的形成和 DNA 链断裂,并能不同程度地诱导次黄嘌呤鸟嘌呤磷酸核糖转移酶(HPRT)基因突变。此外,环境雌激素己烯雌酚和双酚 A 在 V79 细胞分裂间期过渡到分裂期过程中能诱导多重微管成核位置的形成,导致 V79 细胞有丝分裂停滞、纺锤体畸形、多重微管组织中心和多极分裂。

6. 其他机制　酚类环境雌激素,如壬基酚、辛基酚和双酚 A 等,在体内代谢为多聚卤化芳香烃,抑制雌激素磺基转移酶对雌二醇的硫酸盐化作用,从而造成某些组织内雌二醇的浓度剧增;还可抑制 Ca^{2+}-ATP 酶,影响细胞间 Ca^{2+} 的流动性,从而阻碍细胞对钙的摄取。

(二)环境孕激素干扰物

某些天然植物成分具有模拟或干扰孕激素作用,如一些中药中的皂苷类成分通过与孕激素受体结合产生孕激素样作用。动物实验发现,某些合成化学物具有抗孕激素作用,如杀虫剂甲草胺、硫丹、十氯酮、DDT、甲氧滴滴涕等。重金属镉根据浓度不同,可增加或抑制胆固醇转化成孕激素,镉在低浓度时刺激卵巢黄体酮的产生,但在高浓度时抑制卵巢黄体酮合成。

二、对性激素合成酶的影响

卵巢中卵泡膜细胞和颗粒细胞在雌激素生物合成中发挥重要作用。外源化学物能影响哺乳动物卵巢中多种雌激素合成酶,导致雌激素合成障碍而干扰雌性生殖功能。

Davis 等采用 0~400μmol/L MEHP(邻苯二甲酯苯乙基己酯)处理体外培养的大鼠卵巢颗粒细胞,发现 MEHP 可引起 FSH 和 8-澳环磷酸腺苷(8br-cAMP)刺激后的颗粒细胞雌二醇分泌量降低,其机制并不是 MEHP 抑制芳香化酶活性引起的,而是 MEHP 引起颗粒细胞中芳香化酶绝对数量的减少或其利用率低下所致。Wouters 等用氨鲁米特和酮康唑处理体外培养的大鼠卵巢颗粒细胞,发现两种药物均可抑制芳香化酶活性,半数抑制浓度(IC_{50})分别为 0.6μmol/L 和 24μmol/L,其中酮康唑对芳香化酶的抑制效能约为氨鲁米特的 5 倍。同时两种药物均可抑制细胞色素 P_{450} 活性而致雌二醇分泌量减少。Basavarajappa 等对体外分离培养的小鼠卵泡细胞以终浓度为 1mg/L、10mg/L 和 100mg/L 的甲氧氯(MXC)染毒 24~96h,可引起卵泡细胞雌二醇、T、雄烯二酮和孕酮的分泌降低,其机制与 MXC 引起卵泡细胞类固醇合成过程中 StAR、芳香化酶、17β-羟基类固醇合成酶 1、17α-羟化酶/17、20-裂解酶、3β-羟基类固醇合成酶 1(HSD361)、胆固醇侧链裂解酶 mRNA 表达上调及雌二醇代谢酶细胞色素 $P_{450}16$ mRNA 表达上调有关,也与 MXC 引起卵泡细胞的雌激素受体(α 和 β 受体)、雄激素受体(AR)、孕酮受体和芳香烃受体(AHR)mRNA 的异常表达有关。

三、导致细胞死亡

(一)细胞胀亡

Majno 等于 1995 年通过对细胞死亡方式的全面研究,提出的死亡方式包括胀亡(oncosis)、凋亡（apoptosis）、自噬性细胞死亡等模式，而这些模式的最后结局是细胞坏死（necrosis）。Majno将细胞胀亡定义为细胞受损后表现为体积扩大，细胞膜通透性增加、完整性破坏，DNA 裂解为非特异性片段，最后细胞溶解并伴有周围组织炎症反应，表现为细胞肿胀和核溶解为特征的细胞死亡过程。

杨美春等研究者选择莪术油注射液作用于人卵巢癌 SKOV3 细胞 48h 后发现：细胞上清液 LDH水平上升；荧光显微镜观察到胀亡细胞出现细胞体积增大，胞膜面积缩小，核染色质分散扩大；细胞胀亡指数随处理浓度的增加而增大，呈剂量-效应关系；电泳观察 DNA 呈弥漫型，人卵巢癌SKOV3 细胞胀亡，呈浓度依赖性。

（二）卵巢细胞凋亡

卵巢是由整个生命周期不断进行连续修复的动态系统，细胞凋亡是维持整个动态修复系统的重要机制，从胎儿期一直到卵巢衰老期，卵巢中多余细胞的清除是通过细胞凋亡而实现的。动物出生前，卵巢上就有许多原始卵泡，但只有少数卵泡和卵子能够发育成熟和排卵，绝大多数卵泡发生闭锁和退化。对闭锁卵泡的 DNA 分析可以看到特有的 DNA 梯状条带，而正常卵泡则没有，这表明闭锁卵泡发生了凋亡。Yang 等对培养的牛卵巢颗粒细胞的凋亡研究发现，在牛整个卵泡发育和闭锁过程中，不同大小类型的卵泡其颗粒细胞都经历自发性凋亡的过程。对发育卵泡而言，细胞凋亡的最终表现为卵泡闭锁，其中颗粒细胞凋亡是导致卵泡闭锁的重要直接原因。

卵巢细胞的凋亡主要由激素，如雌激素、孕激素、雄激素、促性腺激素、GnRH、生长激素、激活素、抑制素、卵泡抑素，以及相关凋亡基因，如 *p53*、*fas*、*bcl-2* 家族、*myc*、转导因子、*Caspase*家族、*Apaf-1*、胰岛素样生长因子（IGF）等调控。

第八节　环境有害因素的雌性生殖毒性实验评估方法

环境有害因素的雌性生殖毒性实验评估一般采用雌性生殖毒理学的研究方法。雌性生殖毒理学是一门研究各种环境有害因素对雌性生殖系统有害生物效应的毒理学分支学科。环境有害因素雌性生殖毒性可导致雌性生殖器官、内分泌系统、性周期和性行为，以及生育率和妊娠结局的改变。评价外环境有害因素对雌性哺乳动物生殖过程的影响要比雄性复杂得多，主要是由于雌性生殖过程涉及卵泡发育、排卵、性发育、性交、配子及合子转移、受精和胚胎着床等过程，因此环境有害因素可能对以上任何一个环节或事件产生影响而产生雌性生殖毒性。

一、动物体内实验评估

（一）急性毒性实验

雌性急性毒性实验（acute toxicity test）是指模拟实验动物一次或 24h 内多次对模拟实验动物进行一定剂量的染毒后所表现的毒效应。通过雌性急性毒理实验可以在短期内获得许多有关外源性污染物毒性资料，如环境污染物对雌性内分泌功能的影响及其作用的靶部位、毒性的可逆性，也可提供有关环境污染毒性作用机制的数据。

1. 实验动物的选择　实验动物尽量选择对外源化学物毒性反应与人近似的雌性动物，常选择大鼠和小鼠。实验动物体重变异不应超过平均体重的 20%。一般大鼠体重为 180～240g，小鼠体重为 18～25g。

2. 实验分组和染毒剂量的选择　主要依据受试物质的半数致死量（median lethal dose，LD_{50}）或参考文献报道资料的剂量来选择合理的染毒剂量。一般要求设置的剂量组中最高剂量应有明显的毒性，但不能致使全部实验动物死亡。一般至少设 3 个染毒剂量组和 1 个阴性对照组。一般每组动物数小鼠或大鼠至少为 10 只。剂量组距的设置以 2～5 倍为宜。

3. 动物染毒常用方法　常采用经口灌胃，经呼吸道吸入染毒、经皮肤染毒，尾静脉注射染毒、皮下注射和腹腔注射染毒等。

4. 染毒后动物观察指标的选择　急性染毒后，实验动物需在一个完整生殖周期后再处死，检测相关指标。主要观察实验动物的中毒症状、卵巢和子宫重量、性激素水平及垂体与卵巢等病理组织学检查等。当然，动物染毒结束后毒性观察指标的选择主要依据研究的总目标和具体目的而定。此外，为了观察环境污染物对雌性生殖毒性是否具有可逆性，在处死第一批实验动物时应预留一部分实验动物继续观察 1～3 个生殖周期，以判断其恢复效应。

（二）亚急性毒性实验

雌性亚急性毒性（subacute toxicity）是指模拟实验动物连续接触环境污染物 14 天或 28 天所产生的中毒效应。实验动物、染毒途径、染毒剂量和观察指标等选择主要以急性毒性实验为参考依据，要求最高剂量应产生明显的雌性生殖毒性表现。一般要求受试雌性动物每天染毒，连续14 天或 28 天。

（三）亚慢性与慢性毒性实验

1. 实验动物的选择　通常选择两种实验动物，一般选择雌性大鼠和犬类。通常亚慢性毒性实验，雌性大鼠一般选择 6～8 周龄（体重为 80～100g），每组大鼠不少于 20 只。一般慢性毒性实验选择刚断乳的雌性大鼠（体重为 50～70g），要求每组至少 40 只。

2. 染毒时间的选择　一般亚慢性毒性的染毒期限设置为 1～3 个月,慢性毒性一般设置为 3～6个月。药物临床前毒性研究、长期毒性实验有别于前述的亚慢性和慢性毒性实验的概念，给药期限主要取决于药物临床拟用的期限，通常为临床拟用药期限的 2～3 倍。

3. 染毒途径的选择　污染物的染毒途径应尽可能与人类实际接触途径一致。常用染毒途径为经胃肠道染毒、经呼吸道染毒和经皮肤染毒、静脉注射染毒、腹腔注射染毒、肌内注射染毒、皮下注射染毒等，每周至少染毒 6～7 天。

4. 受试动物的分组和染毒的剂量的选择　以相同物种的毒性资料为依据：亚慢性和慢性毒性实验高剂量的选择，以受试物 LD_{50} 的 1/20～1/5 或急性毒性的阈剂量为最高剂量。高、中、低剂量间距为 3～10 倍为宜。慢性毒性实验的高剂量也可选为亚慢性毒性效应的最大耐受剂量（MTD），剂量间距以 2～5 倍为宜，最低不小于 2 倍。

5. 受试动物染毒毒性效应观察指标　一般指标包括卵巢、子宫、输卵管等重量及脏器系数计算和病理组织学检查；卵巢功能检测如卵泡计数、动情周期、排卵和受精能力观察；性激素测定及机制研究等。

二、动物体外实验评估

（一）环境污染物对卵巢颗粒细胞影响的评估

1. 卵巢颗粒细胞分离方法　使用机械分离法加胰蛋白酶消化法分离卵巢颗粒细胞，采用低温低速离心法筛选出卵巢颗粒细胞。选用雌性大鼠或小鼠（21～25 天），皮下注射孕马血清促性腺激素（PMSG）401U，48h 后用颈椎脱臼法处死大鼠，无菌条件下摘取双侧卵巢放入预冷的 PBS 液中，剔除包膜及周围组织后置于预冷的 DMEM/F12 培养基中。在立体显微镜下用针头刺破卵泡，使颗粒细胞释放入 DMEM/ F12 培养基，加入 0.25 胰蛋白酶和 0.02%乙二胺四乙酸（EDTA）1ml，于37℃、5% CO_2 培养箱中消化 30～60min，然后加入含有胎牛血清的培养液终止消化，200 目不锈钢细胞筛过滤。低温离心机 800～1000r/min 离心 5min 收集细胞，再加入 DMEM/F12 培养基（含有

15%胎牛血清、100U/ml 青霉素和 100U/ml 链霉素）制成单细胞悬液。

2. 颗粒细胞的原代培养　将分离的颗粒细胞稀释成浓度为 $3 \times 10^5/ml$ 的细胞悬液，接种于培养瓶中，在 37℃、5%CO_2 培养箱中预培养 24h 后换液 1 次，除去未贴壁的细胞后继续培养。

3. 颗粒细胞的鉴定　采用锥虫蓝（台盼蓝）染色检测颗粒细胞存活率；由于颗粒细胞是卵巢内唯一表达 FSH 受体的细胞，因此可采用免疫组织化学法对卵巢颗粒细胞进行鉴定。采用此方法分离的颗粒细胞纯度可达 95%以上。

（二）环境污染物对黄体细胞影响的评估

黄体细胞培养是研究环境污染物对黄体生理功能影响的重要手段。将黄体分散成单个细胞，并保持细胞结构与功能的完整性是黄体细胞培养的关键。

1. 黄体细胞的分离方法　采用 25～30 天龄的幼年雌性大鼠，腹腔注射马血清促性腺激素促使卵泡发育，72h 后注射人绒毛膜促性腺激素诱发大鼠超排卵并形成妊娠黄体。注射人绒毛膜促性腺激素第 7 天采用颈椎脱臼法处死大鼠，低温（置于冰盒上）、无菌条件下快速取出黄体化的卵巢，除去周围脂肪和被膜组织后放入含有双抗的 PBS 中漂洗 3～4 次；用眼科镊将黄体化的卵巢剥离，漂洗后将其剪碎，加入 0.25%胰酶在 37℃水浴中消化。目前使用的消化酶有三种组合：胶原酶+透明质酸酶+胰蛋白酶+DNA 酶组合、胶原酶+DNA 酶组合及单用胶原酶或胰蛋白酶。消化 20～30min 后加入高糖 DMEM 全培养液终止消化，用 200 目尼龙网过滤，低温下 800～1000r/min 离心 5min，弃上清液，用 PBS 漂洗 2 次后加入高糖 DMEM 全培养液制成黄体细胞悬液。采用台盼蓝染色计算细胞活率。

2. 黄体细胞的培养　将含高糖 DMEM 全培养液的细胞悬液分别加入细胞培养瓶中，置于 37℃、5%CO_2 培养箱中进行培养，24h 后观察黄体细胞的生长情况并及时更换培养液。

（三）环境污染物对卵泡影响的评估

采用卵泡的体外培养来评估环境污染物对卵泡的影响。卵泡的体外培养采用将早期卵泡中不成熟卵母细胞（生发泡期或生发泡前期）在体外发育到可正常受精的成熟卵母细胞的方法。该方法可对卵巢的主要功能即卵泡发育、激素生成和卵子发生进行动态观察，因此可应用于生殖毒理学来探讨环境污染物对卵泡发育的影响并进行毒性机制的研究。

1. 腔前卵泡的分离　选择青春期前的雌性大鼠，颈椎脱臼法处死，在低温、无菌条件下剖腹取出双侧卵巢，除去脂肪、输卵管等。用 PBS 漂洗后将卵巢置于含 2～5ml 卵泡分离液（L15 培养基，10%胎牛血清，100IU/ml 青霉素，100μg/ml 链霉素）的培养皿中，在立体显微镜下用眼科镊将卵巢组织分成小块，然后用直径 0.1mm 的镊子轻轻分离直径为 131～150μm 大小的腔前卵泡用于体外培养。

2. 腔前卵泡的体外培养　主要有贴壁卵泡培养和完整三维结构培养两种方法。贴壁卵泡培养皿或培养板孔中培养，产生圆形或扁平结构，一些细胞与卵母细胞相连，其余贴壁增生。完整三维结构培养是卵泡分离后培养于微滴中或包埋于支持物中，每天换液以维持卵泡球状结构。卵泡体外培养从培养密度上又可分为单个卵泡培养与群体培养。单个卵泡主要由卵母细胞、颗粒细胞和卵泡膜细胞组成，单个卵泡培养能去除旁分泌的影响，可以分析卵泡各个组分间的相互作用，用于研究环境污染物对卵母细胞、颗粒细胞和卵泡膜细胞的作用。群体培养有利于研究卵泡生长时相互关系，但群体培养体系中已被分离的卵泡有重聚集趋势，其生长速率会发生变化。

贴壁卵泡培养：将已分离的腔前卵泡用 M1 培养基（a-MEM-glutamax 培养基、5%的胎牛血清、100mIU/ml 的 FSH、10mIU/ml 的 LH、5mg/ml 的胰岛素、5mg/ml 的转铁蛋白和 5ng/ml 的硒）漂洗 1 或 2 次，随机分配在培养板孔中，进行单个卵泡培养。每孔加入 M1 培养基，用液状石蜡覆盖在含单个卵泡的培养基表面，在 5%CO$_2$、100%湿度、37℃条件下连续培养，隔日换 1/2 培养液。培养 24h 后在倒置显微镜下评价机械性分离的腔前卵泡，测量卵泡直径，根据直径大小选择实验所需卵泡。体外培养的实验用大鼠腔前卵泡选择的依据：具有完整的基膜，卵泡膜细胞；2~3 层颗粒细胞；中央呈现圆形的卵母细胞；卵泡直径为 131~150μm。

三、环境有害因素对雌鼠毒性效应的观察

1. 环境污染物对非孕期雌性小鼠或大鼠子宫毒性效应观察　子宫称重，比较染毒各组与对照组重量差异；计算脏器系数，统计分析各组脏器系数差异；子宫组织石蜡固定行苏木精-伊红（HE）染色，光镜下观察子宫三层结构的变化，尤其是子宫内膜腔上皮、基质和腺体的改变；扫描电镜（SEM）下观察子宫内膜表面的形态结构。

2. 环境污染物对雌性小鼠或大鼠胚胎围植入期毒性效应观察。

3. 环境污染物对雌性小鼠或大鼠卵巢毒性效应观察　卵巢称重，比较染毒各组与对照组重量差异；计算脏器系数，统计分析各组脏器系数差异；卵巢组织石蜡固定行苏木精-伊红染色，观察卵巢显微结构及各级卵泡发育情况；卵巢行增殖细胞核抗原染色（proliferating cell nuclear antigen，PCNA 染色）加苏木精染色计数各级卵泡（PCNA 将各级卵泡染色为棕黄色，苏木精将卵巢其他组织染色为蓝色）；采用连续的卵母细胞技术对受试动物卵母细胞和（或）卵泡破坏情况进行观察，该方法是一种用于定量评价外源化学物质对卵母细胞和（或）卵泡作用的理想手段。采用实验动物 ^{3}H-胸苷的摄入、卵泡动力学和卵巢对促性腺激素的反应情况，判断卵泡的生长状况及鉴定受试物对卵泡生长的直接和间接作用，也可用于鉴定外源化学物对卵泡的毒作用。

4. 环境污染物对雌性小鼠或大鼠动情周期的观察　采用雌性动物阴道脱落细胞学检查动物的动情周期。雌性小鼠和大鼠动情周期一般划分为四个时期，即动情前期（proestrus）0.5~1.5 天、动情期（estrus）1~3 天、动情后期（metestrus）1~5 天和动情间期（diestrus）2~4 天。

5. 环境污染物对雌性小鼠或大鼠生殖内分泌影响的观察　可测定小鼠或大鼠血清或血浆性激素水平来评价。通常采用酶联免疫吸附试验（以下简称 ELISA）来检测血清中 GnRH、雌二醇、孕酮、FSH 和 LH 水平。

6. 环境污染物对雌性小鼠或大鼠妊娠率的影响观察　妊娠率是对雌性动物生育能力评价最理想的观察指标，也是研究环境污染物内分泌毒性的重要指标，通常采用雌性鼠染毒后与正常雄性大鼠进行的交配实验来判断雌性动物的总生殖能力。一般采用雌鼠与雄鼠交配后观察阴栓的出现与否来判断雌鼠交配是否成功。

7. 环境污染物对胚胎着床的影响观察　胚胎着床是处于活化状态胚泡与处于接受态的子宫相互作用导致胚胎滋养层与子宫内膜建立紧密联系的过程，以上环节均对外源化学物质十分敏感。采集不同哺乳动物包括人的精子和卵子，可在体外完成受精过程。采用经过获能培养的精子分别与外源化学物处理的卵母细胞进行体外受精，观察体外受精率来判断外源化学物对卵细胞受精能力的影响。

8. 环境污染物对胚胎发育影响的观察　胚胎的发育过程是一个极为细致复杂的过程，是细胞和组织按照一定的顺序进行分化的过程，在这个过程中任何一个环节受到干扰，可能影响胚胎发育并致各种畸形；尤其是器官形成期，最易受到致畸因子的影响。胚胎毒性（embryotoxicity）是环境污染物造成的孕体着床前后直到胎体发育成熟之间发生的任何毒性表现，包括胚胎死亡、发育迟缓、结构异常及功能缺陷。一般采用三段生殖毒性实验来评价环境污染物对胚胎发育的影响。

第九节 环境危险因素预防干预措施

一、加强环境质量监测

（一）环境质量监测

环境质量监测是对环境本底和污染情况进行定期或不定期、间断性或连续性的卫生调查，以及检测代表环境质量的各种数据，为保护和改善环境质量提供科学依据。环境质量可以通过物理、化学、生物的一系列指标的定量监测数据来表示。监测数据是反映环境质量的重要基础资料，因此要求严格的质量保证与质量控制。按污染物存在的介质，环境质量监测可分为大气卫生监测、水体卫生监测、土壤卫生监测和生物材料监测等。环境质量监测由专业机构，如国家环境保护部门或卫生监督部门具体实施。下文以生物材料监测介绍环境质量监测。

（二）生物材料监测

生物材料监测是环境质量监测的重要组成部分，它是指人体生物材料的监测，是系统地、有计划地收集体液（血、脐带血），分泌物（乳汁、唾液），排泄物（尿、粪、呼出气），组织和脏器（脂肪、肌肉、头发、指甲、胎盘、绒毛等），测定其中的污染物或者其代谢产物的含量。可用以评价人体对环境污染物的暴露水平，对评价环境污染程度有重要意义。由于生物监测资料能反映人体实际接受污染的水平，因此可以预测环境污染水平和对人群的危害，特别是在没有临床体征和主诉的情况下，可以早期发现环境污染对人体健康的影响，起到健康监护的作用。同时也能帮助医生进行疾病病因诊断。生物材料监测与其他环境质量监测，如大气、水质、土壤的卫生监测相结合进行分析，将会对环境污染情况做出更全面的评价，为改善环境条件提出科学依据。

生物监测项目的选择，主要是根据监测的目的、环境污染物的特性、在体内的代谢特点、靶器官和是否便于取材等来确定。例如，血液检测可反映化学污染物体内吸收水平；尿可以反映污染物的排泄量；头发、指甲、牙齿可反映化学污染物在体内的蓄积状况；人乳检测可反映母体接触有害物质的水平，也可反映婴儿的摄入水平；新生儿脐血和头发检测可反映胎儿期接受有害物质的水平等。又如，测定血中和尿中的铅、汞、镉等可反映这些金属对环境的污染水平，测定人血中碳氧血红蛋白含量可反映大气中一氧化碳的污染水平等。

二、改善环境条件

预防环境有害因素对女性健康及胎儿发育影响的根本措施，在于环境条件的改善。通过工艺技术改革和加强卫生技术措施，降低生活环境中有害物质的强度（或浓度），使其达到国家规定的卫生标准，提高环境质量。但环境条件的改善，诸如大气污染的控制，水污染的控制，环境噪声的控制等，是一种系统工程，需要大量的投入和全社会的参与。与此同时，还需要采取综合性的预防措施，才能达到全面保护女性健康的目的。例如，由于地质条件造成的环境缺碘，是很难进行环境控制的，唯有采取预防措施，才能预防碘缺乏病的发生。我国采取了食盐加碘等措施，有效地控制了碘缺乏病。居室的环境保健，与每个人的健康都有密切关系。例如，在北方的冬季和我国西南地区，由于用煤炉取暖发生一氧化碳中毒的事件层出不穷；近年来，居室装修引起的甲醛危害人体健康的事件也时有发生。如何预防居室内空气污染对女性生殖健康的影响，是一个重要的居室环境保健问题。室内空气污染的来源很多，如吸烟、煤和液化石油气等燃料的燃烧、建筑材料或装修材料等，均可产生有害物质。香烟、煤、液化石油气在燃烧过程中可产生一氧化碳；某些建筑和装修材料，如细木工板（大芯板）、胶合板家具、化纤地毯、塑料壁纸及新家具的涂料等均可不断向空气中释放甲醛、苯、甲苯、二甲苯等，可对人体造成危害。尤其是对孕妇健康有不良影响，可使妊娠高血压综合征、孕期贫血、先兆流产等的发病率增高。此外，人群集聚、通风不良时，呼出气中的二氧化碳可使空气氧含量下降。因此，改善居室环境条件、提高居室内的空气质量，是环境健康促进的重要方面，而控制室内空气污染，是居室环境保健的最佳对策。

1. 居室内应经常通风换气，保持室内空气清新，使之达到国家规定的卫生标准。

《室内空气质量标准》(GB/T18883—2002)中规定，室内空气中化学性物质的标准值：二氧化碳为 0.10%，二氧化硫为 0.50mg/m³，二氧化氮为 0.24 mg/m³，一氧化碳为 10 mg/m³，氨为 0.20 mg/m³，臭氧为 0.16 mg/m³，甲醛为 0.10 mg/m³，苯 0.11 mg/m³，甲苯为 0.20 mg/m³，二甲苯为 20mmg/m³，苯并芘为 1.0nmg/m³。为达到室内空气质量标准，除需注意通风换气外，有时还需要进行机械通风。

2. 改造采暖设施，减少燃料燃烧时产生的有害气体污染室内空气。

3. 装修时，应选择符合卫生标准的装修材料。新装修的居室，或增添新家具后，要适当通风一段时间，待室内无异味后，再行入住。如装修后很长时间室内仍有异味时，有必要请有关部门对室内空气质量进行检测。

4. 孕妇、儿童的居室内，禁止吸烟。

三、女性环境健康促进措施

20 世纪 90 年代以来，为了提高出生人口素质，我国开展了以保证胎婴儿质量为中心的优生保健工作。环境优生作为优生保健的重要内容，受到了人们的重视。环境优生的核心内容，就是控制环境有害因素对生殖健康，特别是对胎婴儿发育的不良影响，同时充分利用环境因素的有利作用，保护胎婴儿发育正常并提高胎婴儿的健康素质，实质属于妇女保健工作中妇女环境保健的范畴。也可以说，环境优生与环境保健仅仅是工作上的分工不同，实际上两者异曲同工。我国的女性环境保健工作尚处于起步阶段，亟待加强。为保护妇女生殖健康和有效的妇产科疾病的预防，在妇产科临床和妇女保健工作中，应开展环境女性生殖保健指导。其具体内容包括如下几点。

（一）了解妇女生活环境条件现况

为进行环境女性生殖保健指导，首先需对受诊者的生活环境条件的现况进行了解，内容应包括居住环境条件、饮食营养状况、生活习惯及不良嗜好等。以居住环境条件为例，应了解住房条件，如住平房或楼房人均居住面积、居室朝向、日照情况、采暖方式及住所周围的环境条件，如是否有大气污染或噪声污染及本人或家人是否吸烟等。目的在于从中发现室内外环境是否有空气污染、光照是否缺乏、有无被动吸烟的可能等环境问题，以便进行保健指导。环境保健问题的解决有赖于受诊者的努力，医生主要发现问题及提供解决问题的指导性意见。

（二）女性孕前环境健康促进

已婚待孕的妇女，于待孕期间应注意以下问题：注意保持良好的健康状况，应尽力避免接触有毒有害物质，避免发生中毒等影响身体健康的意外情况。①妊娠前已经存在的疾病，最好治愈后再妊娠，以免妊娠后治疗，影响胎儿发育和妊娠结局。②计划妊娠时，夫妻双方最好进行一次全面的健康检查，以备发现是否有暂时不适于妊娠的疾病。③为了预防风疹、CMV 感染和弓形虫病等对胎儿发育的不良影响，目前许多医院于产前检查时开展了 TORCH 感染的检查。这类检查最好作为妊娠前保健的内容在妊娠前进行，因为妊娠期一旦检查出受到感染，多半需终止妊娠。而这类疾病常常是在妊娠前已经感染，由于是隐性感染而未被发现。将这类检查放在待妊娠期间进行，一旦发现患病，治愈后再妊娠。④妇女妊娠前可检测血清中有无风疹抗体，血清风疹抗体阴性者，应接种风疹减毒活疫苗，3 个月后再怀孕。

（三）女性妊娠期环境健康促进

妊娠期环境保健是保护孕妇及胎儿健康，提高出生人口素质的一个重要环节。

1. 妊娠期应尽量避免接触有毒有害物质　如妊娠期应避免进行家庭装修；避免食用含铅量高的食物如松花蛋（无铅者除外）及被农药污染过的食品；慎用含铅、汞或激素类的化妆品。孕妇应限制饮酒；禁止吸烟，同时还应避免被动吸烟。如居住地区大气、水受到污染，或有噪声污染时，应了解污染的情况，根据污染情况采取预防保健措施。

2. 妊娠期间患病用药，必须在医生的指导下按医嘱进行　任何科室的医生，都要主动询问女性患者是否妊娠，以及妊娠时间。由于多数药物能经过胎盘进入胎儿体内，因此，医生对孕妇用药须慎重，首先要了解药物的药动学及药物对胎儿和新生儿的药理作用，选择安全有效用药。目前，多参照美国食品药品监督管理局（FDA）制定的药物对妊娠危害的等级标准选择药物。对一些中成药及新药，应仔细阅读说明书中有关孕妇用药的注意事项后，再决定是否可用。同时应教育孕妇按医嘱服药，不要因噎废食，以免耽误疾病的治疗。

3. 医疗照射的环境保健问题　已知 X 线对胚胎有致畸作用，这种作用又与受照时胎龄和 X 线剂量密切相关。鉴于胚胎和胎儿组织中枢神经系统对电离辐射具有高度敏感性，受照后有较大的潜在危害。为此，对有生育能力的妇女，如非必要，应尽量在没有妊娠可能的时候进行下腹部及盆腔部的 X 线检查，如自月经来潮第 1 天算起 10 天以内的这段时间，称此为"十日规则"。对孕妇作 X 线检查时，应严格掌握适应证。原则上所有的孕妇在妊娠 30 周之前，一律应用超声检查代替产科 X 线检查，必要病例除外。对孕妇做检查时，放射科医师要采取技术措施，最大限度地减少对胎儿的全身照射。1990 年国际放射防护委员会（International Commission on Radiological Protection，ICRP）60 号出版物建议，妇女只要一经确定妊娠，在妊娠期对下腹部照射应不超过 2mSv。妊娠期最好不作放射性核素的检查，以防用量不当发生超限量的内污染而引起内照射损伤。

4. 电磁辐射污染的环境保健问题　除了高压线、变电器、电视台、雷达站、无线寻呼台、电磁波发射塔外，还有医疗设备、办公自动化设备、空调、电冰箱、微波炉、电视机、电脑、移动电话等电子产品和家用电器在使用过程中都会产生多种波长和频率的电磁辐射。对人体生殖健康的影响是不可忽视的。有研究指出，孕妇在妊娠头 3 个月每周使用计算机 20h 以上，流产率明显增高，畸形儿出生率也有所上升。国内外均有妇女暴露于微波引起自然流产的报道。还有长期使用电热毯的妇女，月经周期发生紊乱，孕妇则会导致流产，胎儿发育迟缓的报道。孕妇应尽量少用电热毯，改用其他取暖、保温措施。家用电器的磁感应强度，与接触辐射源的距离、时间有关。距离越近、接触时间越长，其磁感应强度越大，则对人体健康影响也越大。缩短接触时间或加大与辐射源的距离是最有效的预防保健措施。

5. 孕妇禁止吸烟，同时也要避免被动吸烟。如家中有人吸烟，建议不要在孕妇的居室内吸烟。居室朝向不佳，日照不足时，建议孕妇多晒太阳，室内用煤炉采暖时，应注意预防一氧化碳中毒。

6. 妊娠期应避免去歌舞厅等环境嘈杂并且经常有较强噪声污染的场所进行娱乐，同时也应尽量少去通风条件不够好的影剧院等场所。

（四）预防女性生殖道感染的措施

生殖道感染是妇女最常见的妇科疾病之一。导致感染发生的原因很多，其中环境因素占比相当大。以滴虫性阴道炎为例，20 世纪 50 年代，我国许多城市的纺织厂女工中，发生了滴虫性阴道炎的流行。经过调查研究，造成流行的原因，主要是由于这些纺织厂的浴室都是公共浴池，通过浴池造成传染，患病率达到 20%～30%及以上。通过积极治疗患者，消灭传染源，改造浴室，将公共浴池改为淋浴，同时进行个人教育，把预防保健的知识教给群众，使疾病得到了控制。但是到了 80 年代，有些乡镇企业，在厕所中习惯使用坐便器，又发生了滴虫阴道炎的流行。经过改造厕所，将坐便器改为蹲便器，有效地控制了流行。加强环境健康保健是预防女性生殖道感染性疾病的重要措施之一。为预防女性生殖道感染，在环境保健措施中、除改善卫生设备条件外，还需要注意个人卫生，应采取以下具体措施：公共卫生设备应合乎卫生要求，浴室应设为淋浴，浴缸、毛巾、坐便器等专用设备应经常消毒或使用一次性坐垫。女性最好备有个人专用的洗涤盆,供清洁外阴部时使用。便前及清洁外阴前洗手并养成习惯。

第 7 章　社会因素与女性生殖健康

第一节　社会因素与女性生殖健康概述

一、社会因素影响人类健康的特点

（1）泛影响性：即社会因素对人体健康或疾病作用的发散性，某种社会因素对人体健康或疾病的影响，并不像生物因素那样有明显的特异性靶器官或靶系统，它可以导致全身不确定的多个器官或系统发生功能变化。

（2）恒常性与积累性：人类具有普遍的社会性，社会因素又普遍存在于人类的社会生活之中。社会因素对人体健康或疾病的影响必然表现为持久的作用，这就是恒常性。社会因素影响人体健康或疾病的积累性，指同种或不同社会因素以一定的时序作用于人体时，可产生应答累加或功能损害累加或健康效应累加的作用。

（3）交互性：指的是社会因素影响人类健康时，往往以交互作用的方式产生效应，一种社会因素可以直接影响人的健康，也可作为其他社会因素的中介，或以其他因素为中介作用于人的健康。

（4）心理感受：是社会因素影响健康的机制，社会因素影响人体健康主要是通过心理感受这一中心环节产生作用的，环境因素被人的感知觉系统感知以后，经过中枢神经系统的调节和控制，形成心理折射，产生心理反应及行为和生理功能的变化。

二、社会因素对妇女生殖健康的影响

（一）政治法律环境与女性生殖健康

政治法律环境包括一个国家或地区的政治状况和法律制度两个方面，一般来说，一个国家或地区政治稳定、法制完备，有利于提高女性生殖健康水平，反之，则不利于女性生殖健康。政治因素通常是间接影响女性生殖健康的，一般是通过政党和政府对女性的政治主张与相关措施来实现。倡导男女平等观念、建立男女平等的社会机制，是现代政党、政府的重要政治主张之一。这种政治主张必然唤起全社会对女性问题的重视，从而促进女性的生殖健康。

法律制度是以强制力为后盾的人们社会行为的基本规范。这种规范常常通过对某种行为的要求作为、禁止作为或默许作为三种形式发生作用。例如，国家禁止买卖婚姻、禁止童婚，有力地保障女性生殖健康，女性生殖健康问题一旦成为法律制度的范畴，常常能获得切实保护和提高女性健康水平的社会功效。20 世纪 90 年代以来，我国孕产妇死亡率、婴儿死亡率和 5 岁以下儿童死亡率明显下降，女性的平均寿命明显提高，在很大程度上要归功于《中华人民共和国母婴保健法》《中华人民共和国妇女权益保障法》等法律的颁布实施和《中国妇女发展纲要》等政策要求的贯彻落实。

（二）社会经济与女性生殖健康

经济是满足人的基本需要——衣食住行及卫生服务和教育的物质基础。社会经济因素是影响妇女健康的主要环境因素之一。一般地说，经济的发展能够促进妇女健康水平的提高。从世界范围来看，发展中国家与发达国家相比，科技水平低，经济技术落后，人民生活水平低，妇女健康状况也比发达国家差。

虽然社会经济状况本身并不直接引起疾病，但不同经济状况下的人群，在健康观念、健康行为、饮食方式和条件、食物的类型、家庭收入、居住条件、受教育程度和卫生服务利用等方面都存在很大差异，进而影响女性健康水平。

社会经济状况对女性生殖健康的影响突出地表现在经济收入方面，因为经济收入不仅决定着妇女各方面生活条件，同时还决定妇女受教育水平和购买卫生服务的能力，一般来说，妇女的经济收入状况越好，其生活条件越优，生活质量也越高，生殖健康水平就越高。与此同时，妇女的受教育机会更多，自我保健知识和能力越强。当妇女受疾病侵扰时，其卫生服务的购买能力越强，健康预期越好。影响妇女经济收入水平的根本因素是妇女就业状况，妇女的就业状况可以从就业机会和就业质量两个方面来考察，一般地说，社会经济的发展状况越好，妇女的就业机会就更多，就业质量也越高。

社会经济状况还通过社会卫生服务提供系统对妇女健康产生影响。考察卫生服务提供系统的状况，主要有卫生资源的总量是否充足、卫生服务的效率与公平性如何等指标。社会经济的发展并不总是有利于女性生殖健康的改善，因为经济发展的同时，也给人类带来了新的问题，如环境污染和破坏的增加、生活方式的改变、生活节奏的加快、大量合成化学物质进入人类生活等，这些改变常常导致新的女性生殖健康问题，如月经失调、不孕、生殖器官肿瘤等。

（三）社会文化与女性生殖健康

社会文化可以区分为智能文化、规范文化和思想文化三种类型，不同类型的文化通过不同的途径影响女性健康，智能文化包括科学技术、生产知识，主要通过影响人类的生活环境、劳动条件作用于女性健康。规范文化包括社会制度、教育、法律、风俗习惯、伦理道德等，主要通过支配人类的行为生活方式来影响女性健康。思想文化包括文学艺术、宗教信仰、思想意识等，主要通过影响人们的心理过程、精神生活作用于女性健康。相比较而言，教育、风俗习惯和宗教是影响女性生殖健康的主要社会文化因素。

1. 教育对女性生殖健康的影响　教育是人的社会化的重要手段，既包括学校教育，也包括家庭教育、社会教育、自我（学习）教育，教育的功能在于帮助人们获取知识和适应社会角色，因此，教育水平的高低影响着女性的价值观念、生活能力及生活方式。教育因素对女性生殖健康的影响机制十分复杂，一般来说，受教育水平越高的妇女，其生活技能的掌握情况越好，社会角色的适应性越强，健康水平越高。这是因为她们在获得生存资源的能力、自我保健的能力、良好的生活习惯、正确的求医行为等各方面比受教育水平低的妇女有较多优势。

2. 风俗习惯对女性生殖健康的影响　风俗习惯也称习俗，是人们在长期的社会生活中自发形成并代代相传的一种行为方式。习俗是自发性的，人们在社会化的过程中自愿接受，并作为社会文化的一个重要部分而受到尊重。风俗习惯对人们的约束力虽然不像法律那样强大，但是每一位社会成员似乎都不能无视它的存在，否则将会在很大程度上游离于或被排斥于社会之外。风俗习惯所规范和调节的大多是社会成员日常生活领域的行为，也就是说，风俗习惯与人们的日常生活联系极为密切，贯穿于人们的衣、食、住、行、娱乐、卫生等各个方面。因此它对人们健康的影响非常广泛。

3. 宗教对女性生殖健康的影响　宗教是以对神的崇拜和按神的旨意行事为核心的信仰及行为规范的总和，宗教伦理及教义强烈地影响信徒的心理活动及其行为，进而对人的健康产生影响。宗教对妇女生殖健康的影响，既有积极的一面，也存在消极的一面。

（四）社会关系与女性生殖健康

人是生活在由一定社会关系结合而成的社会群体之中的，如家庭、邻里、朋友、工作团体等。

这些基本社会群体共同构成社会网络，人在社会网络中的相互关系状况是影响健康的因素之一。

1. 社会支持与女性生殖健康　社会支持是人的基本社会需要，指一个人从社会网络中所获得的情感、物质和生活上帮助的程度。研究表明，社会支持与女性生殖健康密切相关，女性妊娠期间如能获得充足的社会支持，可减少并发症，缩短分娩时间，分娩时情绪也会更好。

2. 家庭与女性生殖健康　家庭是以婚姻和血缘关系为基础组成的社会基本单位，家庭结构、家庭功能和家庭关系处于良好状态，有利于增进家庭成员的健康。因此，家庭状况是影响女性生殖健康的重要因素之一。

（1）家庭结构和功能对女性生殖健康的影响：家庭结构主要指家庭的人口构成，离婚、丧偶、子女死亡等是家庭结构破坏和缺陷的常见表现形式，这些家庭结构的破坏及缺陷影响女性健康。有研究发现，丧偶可引起人体免疫功能的改变，其血液中 NK 细胞、T 细胞、免疫复合物等都明显低于对照组。家庭功能主要表现在生育、生产和消费、赡养、休息和娱乐等四个方面。家庭功能的完善，有利于妇女健康。尽管生育活动本身会给妇女健康带来一定的影响，但通过优生优育，妇女能够获得更多的心理满足感，增加其社会参与机会和社会适应能力。家庭经济状况良好、消费方式正确，可以防止妇女营养不良，减少传染病、慢性病的发生。赡养功能的实现，有利于增进妇女身心健康。家庭的休息和娱乐功能能够有效消除妇女的疲劳感，增进家庭成员之间的情感，形成和谐的家庭气氛，促进女性健康。家庭关系协调，有利于家庭成员生理、心理调节和控制处于稳定状态，促进身心健康。家庭关系的失调，主要表现为夫妻关系失调、父母与子女关系失调等方面，常常会危及女性健康。

（2）家庭暴力对女性生殖健康的影响。各国对家庭暴力的定义有所不同，目前学术界也还没有统一的概念。家庭暴力干预工作者认为，它是肉体的、性的、心理的虐待的一种综合表现，包括肉体暴力、威胁、恫吓、情感虐待、孤立、性虐待、操纵、经济管制和维护男性特权等行为。

性别角色理论认为，家庭暴力反映了社会的家长体制性，男性喜欢在任何时间、任何地点、任何事件上居于主导地位，当这种主导地位受到挑战时，暴力就成为其维护家庭统治地位的一种可能途径。最近美国的调查发现，无论是哪个时期，以何种方式，女性遭受家庭暴力的危险性都明显高于男性。在我国，据中国妇女联合会权益部门统计，丈夫对妻子实施家庭暴力的占绝大多数，家庭暴力受害者中 90%～95% 是女性。家庭暴力对女性可造成不同程度的身心损害，严重者甚至死亡。

家庭暴力的发生受多方面因素的影响。一般认为，低收入家庭、伴侣双方具有不同的文化传统和背景的人群易发生家庭暴力。性格外倾、情绪不稳、神经质等心理特征，童年损伤性的生活经历、心理压抑、自尊心欠缺及性格紊乱，身体残障和精神紊乱也是导致家庭暴力的重要因素。就环境和社会因素来讲，通过租赁的形式得到住房的家庭也易于发生家庭暴力。家庭暴力是一种社会现象，它的预防和控制是一项长期的、复杂的系统工程，需要政府、社会和个人的广泛参与。提倡男女平等的观点，将有助于消除社会的性别角色差异，从而提升女性地位，减少家庭暴力的发生。

（五）社会心理因素与女性生殖健康

随着社会政治、经济、文化及科学技术的发展，社会心理因素对人类健康与疾病的影响越来越显著。近半个世纪以来，大量研究表明，许多有害的社会心理因素可以是躯体疾病和精神疾患的致病因素；相反，良好的社会心理因素对疾病的预防、治疗和康复起到重要作用。研究社会心理因素对妇女生殖健康的影响，主要是探讨一定的社会情境对妇女个性心理特征和心理活动过程的影响及其与健康或疾病的关系。

生活事件指日常生活中引起人的心理平衡失调的事件，是典型的社会情境之一。生活事件的影响主要是消极的，也可以是积极的，但都有过度刺激的可能。Holmes 和 Rahe 于 1967 年首次报告了生活变化单位（life change unit，LCU），开创了生活事件与健康关系研究的先河。他们的研究发现，当一年内的 LCU 达 300 以上时，妊娠和分娩并发症危险性增高。生活事件只有在积极的、适度的情况下才会促进妇女健康，任何消极的、过度的情况都不利于甚至有害于女性健康；在家庭生活中，夫妻情感关系、婆媳关系，是常见的影响女性心理健康的因素。应激性的生活事件常常还是女性月经失调的诱因之一。

三、女性生殖健康问题的社会防治

（一）协调社会经济发展与自然环境保护的关系

社会经济状况和自然环境条件都是影响女性生殖健康的重要因素。然而，社会经济发展和自然环境之间又是相互依存、相互制约的关系。一方面，自然环境是社会经济发展的基础和前提，没有来自自然环境的资源支持，社会经济的发展将是无源之水；另一方面，社会经济的发展必然导致一定的自然环境的改变或破坏。因此，在强调发展社会经济、促进女性生殖健康的同时，也必须注重社会经济发展与自然环境保护的相互协调，而不应当片面地强调或忽略任何一方面。当前，保持社会经济发展与自然环境保护相互协调的重点是保护环境、防治污染。

（二）提高女性的社会地位

危害或影响女性健康的诸多环境因素都与女性的社会地位密切相关。例如，由于性别的不平等，在我国农村地区，女童受教育的机会往往低于男童，极大地限制了她们后期的自我保健能力、职业选择能力和经济收入等，严重影响农村女性健康水平的提高。提高女性社会地位，需要全社会的共同持续努力，其目标是实现男女平等。

（三）完善女性卫生政策

妇女卫生政策是保证和提高女性健康水平的基本保障，当前，完善妇女卫生政策的重点在于增加女性保健服务的投入，扩大女性人群获得卫生服务的可及性。

（四）加强精神文明建设

精神文明是社会进步与发展程度的标志。加强精神文明建设的意义在于通过倡导文明、科学的观念、摒弃不良社会文化，增进社会友爱，影响女性的人生观、价值观，进而改变不良的生活方式，帮助女性获得更多的社会支持，促进女性生殖健康的提高。

（五）开展健康教育和健康促进

健康教育和健康促进被认为是人类卫生保健最有力的措施，针对女性人群开展健康教育和健康促进工作不仅有利于帮助女性建立预防疾病和保持健康的责任感、促进女性采用明智的决策或选择有利于健康的行为，还有利于促进全社会关注健康、预防疾病。

第二节　生活方式与女性生殖健康

生活方式是个体或群体为满足生存和发展需要而进行的各种行为和活动，包括饮食生活方式、劳动生活方式、性生活方式、不良嗜好、休闲生活方式、居住方式和睡眠方式等。人类的一切疾病都与生活方式有关。随着社会经济的发展和医疗保健水平的提高，人类的疾病谱发生了很大的变化，最主要的影响因素就是人类生活方式的改变，本节重点阐述与妇女健康联系较为密切的几种不良的生活方式。

一、吸　烟

一般男性吸烟率为 25%～75%，女性吸烟率通常低于男性。而作为一种时尚，几乎所有国家的女性吸烟率呈上升趋势，在北美洲及欧洲不少地区，女性吸烟率高达 30%左右。我国女性吸烟率也有所上升，并且吸烟年龄有下降趋势。

（一）烟草概述

烟草燃烧时释放的烟雾中含有 7000 种化合物，其中包括尼古丁、一氧化碳、烟焦油、胺类、腈类、醛类、酚类、胺氧化物、多环芳烃、杂环族化合物、羟基化合物、重金属等。其中有 69 种已知的致癌物，这些物质可能会导致机体基因突变，正常生长机制控制紊乱，最终导致细胞癌变，发生恶性肿瘤。烟草有害成分评价，通常是针对烟焦油、尼古丁和一氧化碳。

（1）烟焦油：是香烟燃烧时产生的多种物质的混合物，主要物质为多环芳烃化合物、酚类和芳香类化合物。多环芳烃是致癌物，苯并芘是烟焦油中最主要的致癌物质，吸入人体的烟焦油微粒极易引发肺癌。酚类及其衍生物是促癌物。烟焦油还能降低肺上皮细胞的保护功能，使黏液分泌失去控制，过多的黏液使纤毛上皮细胞活动减低，甚至失去效用。

（2）尼古丁：又称为烟碱，是烟草中含氮生物碱的主要成分。90%的烟碱通过口腔、鼻腔、支气管黏膜和肺被人体吸收且很快进入血液，仅需要 7.5s 就到达大脑。尼古丁最大的危害在于其成瘾性。它在血浆中的半衰期是 30min，当其血浆浓度降低时，吸烟者会感到烦躁不适、恶性头痛等不舒适感，渴望继续吸烟来缓解不适感，进而形成烟瘾。

（3）一氧化碳：每支香烟燃烧时可产生 20～30ml 的一氧化碳。一氧化碳是一种无色无味的气体，它与血红蛋白的亲和力是氧与血红蛋白的亲和力的 250 倍。在吸烟的过程中，吸烟者吸入较多的一氧化碳，吸入的一氧化碳与血红蛋白结合形成大量的碳氧血红蛋白，而氧和血红蛋白大大减少，造成组织和器官缺氧，进而使大脑、心脏等多种器官产生损伤。

（二）吸烟与女性生殖健康

1. 吸烟对妇女生育力的影响　女性吸烟扰乱生理周期。烟草中尼古丁、苯并芘、一氧化碳可破坏体内多种代谢酶的活性，减少激素的分泌，推迟月经来潮，引起月经紊乱和痛经，绝经期提前（约 3 年），从而降低生育力。牛津计划生育协会做了有关吸烟和不育关系的前瞻性研究，显示了吸烟者生育显著推迟，具有明显的剂量-效应关系。在最重的吸烟者中，停止使用避孕方法后，约有 25%吸烟者 24 个月仍未生育；60 个月后，严重吸烟者中有 10.4%，未吸烟者中有 5.4%未生育。烟草中尼古丁与雄激素作用后会使妇女在选择避孕方法时受到限制；服用雌激素药片的妇女如同时吸烟，则在患心血管疾病方面有很大的危险性。

2. 妊娠和流产　孕妇吸烟影响胎儿健康，可使胎儿处于低氧状态，组织含氧降低，造成胎儿功能性贫血，从而使死胎和自发性流产率增高。孕妇吸烟可使早产发生率大为增加，是不吸烟者的 2 倍，非吸烟者和吸烟者之间的早产发生率差别有显著意义。

3. 对子代的影响

（1）吸烟与围生期：在围生期死亡中，胎盘早剥、前置胎盘、早产和肺炎等死因在吸烟产妇中占较大比例，镜检资料也证明吸烟对胎盘形态有不良影响。

（2）低出生体重：吸烟孕妇所产婴儿较不吸烟者平均轻 150～240g，母亲妊娠期吸烟支数与新生儿体重减少呈剂量-效应关系。吸烟影响体重系宫内氧分供应不足，母血中一氧化碳浓度较高，血流量减少及呼吸酶的减少导致缺氧。

（3）吸烟与出生缺陷：吸烟与出生缺陷的关系及其生物学基础研究也在深入之中。Hwang 等研究的妇女吸烟和 α-转化生长因子（TGF-α）基因多态性与子女腭裂的关系，结果表明，妇女吸烟和 TGF-α 多态性对子女腭裂发生有明显的协同作用。

（4）对儿童的长期影响：胎儿阶段，吸烟母亲血液中氧含量降低，烟碱所致的胎盘血管痉挛使胎儿处于缺氧状态。吸烟妇女所生婴儿存活率低，直接接触烟雾的婴儿和低龄儿易患呼吸道疾病。此外，吸烟妇女子代的学习能力（阅读、算术等）落后，多动症、注意力不集中也较多见。

（5）儿童癌症：香烟中多环芳烃、亚硝胺是经胎盘的致癌物。研究显示，儿童急性白血病增高与其母亲吸烟有关。实验表明，吸烟孕妇（包括被动吸烟）的静脉血及胎儿脐血中可检出苯并芘，表明胎儿已受到诱变剂的潜在危险。

（三）女性吸烟危害的预防

妇女吸烟危害自身健康，并对后代产生不良影响，随吸烟率上升，被动吸烟的人数也会增加，影响女性健康除了其本身吸烟外，丈夫、家庭成员吸烟或工作场所有人吸烟也是重要的危险因素，其危害不容忽视，应重视吸烟对健康危害的研究，加强健康教育，建立无烟环境立法及制定相应措施，利用多种渠道减少和消除烟害；妇幼保健工作者和妇产科医生应当利用开展妇女保健服务和临床诊疗的机会开展预防吸烟的教育，使女性了解吸烟对胎儿发育的影响的知识，提高自我保健意识，建立健康的生活方式。

二、饮　酒

适量饮酒使人感到温暖、欣快和缓解焦虑，但反复饮酒有可能形成对乙醇的耐受和依赖，从而促成酗酒，引发一系列社会和健康问题。

（一）酒的主要成分及生物效应

1. 乙醇　是酒类的主要成分，除了可提供能量（每克乙醇在体内氧化可产生 4kcal 能量，介于蛋白质、糖类与脂肪产能系数之间）外，几乎无任何营养价值。乙醇在肝脏代谢，在其代谢过程中，肝脏的正常功能和物质代谢均让位于乙醇。人体对乙醇的代谢速度较为恒定，不受血液浓度高低的影响，因此，饮酒如超过人体对乙醇的代谢速度，将会蓄积而造成乙醇中毒。乙醇对中枢神经系统、呼吸系统、心脏和肝脏等都抑制作用。

2. 甲醇　来自制酒原料中的果胶，在原料的蒸煮过程中生成。甲醇主要侵害视神经，导致视网膜受损，视神经萎缩，视力减退和双目失明。甲醇可在体内代谢为毒性更强的甲醛和甲酸。我国《蒸馏酒及配制酒卫生标准》规定，以谷物为原料者甲醇含量应≤0.04g/100ml。以薯干等代用品为原料者应≤0.12g/100ml（均以 60°蒸馏酒折算）。

3. 杂醇油　由原料和酵母中蛋白质、氨基酸及糖类分解和代谢产生，包括正丙醇、异丁醇、异戊醇等，以异戊醇为主。饮用杂醇油含量高的酒类使饮酒者头痛或酒醉。我国规定蒸馏酒及配制酒中杂醇油（以异丁醇与异戊醇计）的含量应≤0.20g/100ml（均以 60°蒸馏酒折算）。

（4）醛类及其他成分：酒中的铅主要来源于蒸馏器、冷凝导管和储酒容器。

（二）饮酒引起的社会问题

酗酒造成经济损失、家庭和社会不稳定、家庭破裂、贫困、家庭内暴力冲突、离婚、失职等，严重危害女性健康。在美国，50%家庭纠纷由饮酒引起，嗜酒家庭离婚率比一般家庭高出许多。

（三）饮酒对女性生殖健康及子代的影响

1. 对流产和胎儿、婴儿死亡率的影响　美国联邦卫生部生殖流行病学研究人员发表的报告指出妊娠女性多次饮酒易发生流产。孕妇每周饮酒多于 2 次，其妊娠中期流产是不饮酒妇女的 2 倍。饮酒所致胎儿出生前和出生后的死亡率极高；慢性酗酒者尿锌排出增加，引起母亲和胎儿缺锌。此外，饮酒所致孕妇感染、胎盘早剥、胎儿宫内窘迫也经常发生。

2. 生长发育迟缓　重度饮酒可引起胎儿生长迟缓。新生儿体重随母亲的乙醇摄入量的增加而减少；婴儿的发育也受到妊娠期饮酒的影响，包括智力与运动、先天畸形和生长迟缓。

3. 胎儿酒精综合征　乙醇具有致畸和胚胎毒作用。妊娠期最严重的饮酒合并症是胎儿酒精综合征（fetal alcohol syndrome，FAS）。FAS 严重程度和发生率与母亲饮酒量、饮酒方式、妊娠时间和个体敏感性有直接关系。母亲每天饮酒 42.5g 以上，新生儿 63% 有神经系统障碍、16% 早产、28% 小样儿、32% 出现先天性畸形。

孕早期是胚胎器官形成和分化阶段，孕中期神经元增生，孕后期是脑回、小脑进一步发育时期，乙醇作用于不同的孕期，其危害不同。例如，胎儿孕中期持续处于"接触乙醇"状态可导致小头畸形，这可能与神经元与神经胶质发育不良、数量减少及异位发育有关；孕后期乙醇接触会引起选择性脑皮质新生障碍和小脑发育不良。宫内乙醇暴露产生的症状较轻，称为"胎儿酒精效应"，婴儿出现轻度和中度生长迟缓、轻度精神和行为失常。胎儿酒精效应的症状和体征不如 FAS 典型。

乙醇可能致畸，但并不等于所有畸形和发育异常都是由乙醇所引起，因为有许多嗜酒者往往又是烟瘾较大或营养状况较差者。其他相关高危因素有生育年龄偏大，生育子女多；叶酸和其他维生素缺乏；乙醇导致低血糖和脱水；安眠药、止痛药的使用；劣酒中杂质过多，甲醛、铅等含量高。

（四）预防妊娠期饮酒

饮酒是导致身体、心理和行为等多方面异常的重要原因，应通过健康教育使人们认识到饮酒的危害性；开展酒依赖的流行病学调查和戒酒方法的研究，控制饮酒量，尤其是妊娠妇女的饮酒量，对饮酒孕妇应密切进行胎儿发育监测，若发现胎儿明显畸形，应考虑终止妊娠。

三、吸　毒

（一）吸毒概述

狭义的吸毒，称为药物滥用（drug abuse），指非法应用一些医疗用途的麻醉或精神活性药物。《联合国禁毒公约》规定，毒品分为麻醉药品和精神药品，麻醉药品指连续使用后易产生依赖性、造成瘾癖的药品，如鸦片类、可卡因类、大麻类、合成麻醉类及卫生部门指定的其他易成瘾的药品及其制剂或原药用植物。精神药品指直接作用于中枢神经系统，产生兴奋或抑制作用，连续应用后产生依赖性的药品，如致幻剂麦角酰二乙胺（LSD）、苯丙胺（其中甲基苯丙胺为冰毒、亚甲二氯甲基苯丙胺俗称摇头丸）、甲唑酮（安眠酮）和巴比妥类等，广义的吸毒还包括吸烟、酗酒。

世界卫生组织将毒品分为八大类：阿片类、可卡因类、大麻类、中枢神经兴奋药、乙醇及镇静催眠药、致幻剂、挥发性有机溶剂、烟草。我国规定，毒品是指鸦片、海洛因、甲基苯丙胺（冰毒）、吗啡、大麻、可卡因和摇头丸、氯胺酮（K 粉）及国家规定管理的其他能够使人形成毒瘾的麻醉药品和精神药品。

从流行特征看，男性吸毒者占大部分，但妇女所占比例逐渐增加；普遍存在同时滥用多种药物的现象，尤其是同时饮酒；静脉注射毒品成为被普遍采用的方式，通过静脉注射毒品途径感染艾滋病病毒者所占比例越来越高。

（二）吸毒引发的社会问题

吸毒冲击国家财政，破坏生产力，危害社会治安。吸毒者为满足瘾癖，常不择手段地进行刑事犯罪活动。吸毒是艾滋病、性病传播的温床。吸毒妇女经常靠卖淫取得购买毒品的金钱，在性乱交中感染性病和获得性免疫缺陷综合征（简称艾滋病）。

（三）吸毒与女性生殖

1. 对女性生殖系统的影响　吸毒妇女，包括孕妇在内，大部分人处于育龄时期，毒品严重损害身体健康，导致多种不良妊娠结局，产科合并症、梅毒、人类免疫缺陷病毒（HIV）感染和其他疾病发生率的增加与吸毒有密切关系。随着静脉注射高浓度海洛因成瘾者日趋增多，海洛因对女性生殖系统的损害作用也日益受到关注。海洛因进入体内作用于女性下丘脑和垂体，竞争性与内源性阿片受体结合，临床表现为月经失调、闭经、排卵障碍、不孕、痛经和流产等，海洛因成瘾者中，女性 90% 不育，60% 性欲减退，30% 乳房变小，25% 出现溢乳。

2. 对胎儿的影响

（1）围生期发病和死亡率。孕妇吸毒可增加围生期发病率和死亡率，主要问题包括自发流产、早产、死胎、死产、小样儿、胎盘早剥、胎儿生长迟缓、胎儿窘迫、胎膜早破、先天性异常、低出生体重等，新生儿死亡率增加。所以，毒品成瘾者在治疗康复前不宜妊娠，发现妊娠应果断进行人工流产。

（2）戒断症状。①宫内戒断症状：吗啡和海洛因可引起胎儿成瘾，出现宫内戒断症状，如胎儿活动增强，出生后严重呼吸抑制，局部丘疹、紫斑，血和尿液中均可检出药物。②新生儿戒断症状：吸毒也可引发新生儿戒断综合征。海洛因成瘾母亲新生儿戒断症状一般表现为躁动不安、哭闹、呕吐、腹泻、喷嚏、颤抖、气促、出汗、肌痉挛、反射亢进、体温升高或下降等，还可能出现呼吸性碱中毒；精神活性药物苯丙胺类成瘾妇女所生的新生儿，表现为宫内发育迟缓、对声音敏感、睡眠异常、呼吸窘迫；苯巴比妥成瘾母亲的新生儿一般足月娩出，体重与孕龄一致，戒断症状可分为两个阶段：第一阶段出现躁动、哭闹、不眠、呃逆、怪相；继之进入亚急性状态，表现为贪食、反胃、烦躁、听觉过敏、出汗。第二阶段持续 2～4 个月，可能与新生儿药物代谢和排泄慢有关。

（四）管制

吸毒问题必须通过国内与国际管制相结合，铲除非法来源的药品供应，减少药品非法贩运，加强宣教，调动家庭、社会各种积极因素，净化社会环境，医疗康复与社会关系重建结合，使其得到有效控制，妇女应在妊娠前戒除吸毒及药瘾以保护胎儿对于药物成瘾的母亲，注意产前监护和药物控制。

四、多性伴侣

随着道德观念的改变，人们对性行为的选择也发生变化，各种不良性行为如初次性交年龄提前、多性伙伴、性乱行为日趋严重。对性行为和宫颈癌的关系，近期的研究发现性伙伴的数目（不论有无婚姻关系）及初次性交年龄这两个危险因素。多性伙伴亦增加感染性传播疾病的机会。吸烟诱发阴道、子宫颈及免疫系统的局部改变，增加性接触后 HIV 感染的可能性。

第三节 家庭暴力与女性生殖健康

一、家庭暴力概述

家庭暴力（domestic violence）是一个全球性的问题，无论是在发达国家还是在发展中国家，这种现象都有不同程度的存在，妇女是主要受害者。针对妇女的家庭暴力已引起国际社会的广泛关注。联合国于 1979 年通过的《消除对妇女一切形式歧视公约》是一个涉及女性权益的最重要的国际文书。它虽没有直接论述暴力的条款，但它将对女性的暴力当作是一种歧视形式。1985 年第三次世界妇女大会通过的《内罗毕提高妇女地位前瞻性战略》，对妇女的暴力作了比较全面的论述（揭示了暴力的普遍性和危害性，强调了应给予受害妇女特别关注和综合性援助，突出了政府在预防暴力及帮助受害妇女方面的作用）。1985 年联合国通过了第一个关于对妇女施暴问题的决议。1993 年世界人权大会通过了《消除对妇女的暴力行为宣言》；1995 年第四次世界妇女大会的《行动纲领》将对妇女的暴力列入 12 个重大的关切领域之中，呼吁各国政府、国际社会和其他组织采取行动预防和消除对妇女的暴力行为。11 月 25 日定为国际消除对妇女的暴力日。中国政府对家庭暴力予以极高的关注并采取了积极有效的防治家庭暴力的措施、制定了相关了法律条文。2015 年 3 月，最高人民法院、最高人民检察院、公安部、司法部印发《关于依法办理家庭暴力犯罪案件的意见》的通知，以积极预防和有效惩治家庭暴力犯罪，加强对家庭暴力被害人的刑事司法保护。2015 年 12 月 27 日，第十二届全国人民代表大会常务委员会第十八次会议表决通过了《中华人民共和国反家庭暴力法》。作为中国第一部反家暴法，该法已于 2016 年 3 月 1 日起施行。

1. 家庭暴力的定义 家庭暴力是一个很宽泛的概念，当前虽没有统一的标准，但大致认识有广义和狭义之说。狭义：是指家庭成员中如夫妻之间、父母与儿女之间，一方对另一方进行的身体、精神伤害和性虐待。广义的家庭暴力主要指丈夫对妻子或家庭之外性伴侣间的身体、精神伤害和性虐待。《中华人民共和国反家庭暴力法》中将家庭暴力定义为：家庭暴力，是指家庭成员之间以殴打、捆绑、残害、限制人身自由以及经常性谩骂、恐吓等方式实施的身体、精神等侵害行为。联合国《消除对妇女的暴力行为宣言》中，将针对妇女的家庭暴力定义为"任何以性别为基础，对妇女造成或可能造成身心和性行为的伤害或痛苦的暴力行为"，包括威胁要进行这类行为、强迫或任意剥夺自由等都属于家庭暴力范畴，不论其发生在公共场合还是私人领域内。

2. 家庭暴力的类型

（1）身体的攻击包括所有对身体的攻击行为如殴打脚踢、打耳光、用工具等。

（2）性的攻击故意攻击性器官，强迫发生性行为、性接触等。

（3）心理伤害损坏个人财产、威胁要损坏财产、语言攻击、羞辱、被迫与家人和朋友分离、骚扰。

（4）经济上的虐待限制或控制用钱、事物、衣服和个人物品，如汽车钥匙、银行存折等。

3. 家庭暴力的特点 家庭暴力具有行为的隐蔽性、时间的连续性、后果的严重性和原因的多样性等四种特性及暴力循环的特点。

二、家庭暴力对女性身心健康的影响

（一）家庭暴力对女性及其子女健康的危害

家庭暴力主要分为三种：心理暴力、性暴力和躯体暴力，可单独发生，更多的是伴随发生。尽管各种研究采用的家庭暴力定义有不同，但家庭暴力对女性的危害却得到一致公认的。家庭暴力对妇女身心健康的影响主要表现在如下方面。

1. 精神伤害　包括抑郁、恐惧、焦虑、低自尊、性功能障碍、创伤后应激失调、自杀或杀人等。美国的一项统计显示，25%受丈夫虐待的妇女曾有过自杀的企图。严重的家庭暴力甚至会引起家庭内谋杀。我国辽宁省女性犯罪情况显示，犯有重伤害和杀人罪的女性罪犯 80%是由家庭暴力引起。

2. 躯体伤害　包括组织损伤（从皮肤划痕至骨折、脏器破裂）、头痛、肠易激惹综合征、哮喘、自我损伤的行为、终身残疾等。

3. 生殖健康的影响　家庭暴力对生殖健康的影响很大程度上体现在对孕产妇的家庭暴力上，家庭暴力可造成流产、早产、过期产、低出生体重儿直至死胎、死产、孕产妇死亡。与家庭暴力相关的性暴力使女性成为无保护性交的各种危险后果高危人群，包括非意愿妊娠、生殖道感染和性传播疾病，以及慢性盆腔痛、永久性功能障碍等。性暴力使得非意愿妊娠发生率增高，此种妊娠多以人工流产告终，因此反复人流亦是家庭暴力可能带来的后果。研究发现遭受暴力与不适当的产前检查、妊娠期体重增加减少、贫血、早期或晚期出血和感染密切相关。遭受暴力的妇女更容易推迟产前检查的时间。

4. 物质滥用　受虐的妇女更容易报告有乙醇滥用和药物滥用现象。许多研究发现药物滥用与施虐者和受虐者的关系均很密切。乙醇和药物滥用可能是虐待的结果或应付虐待的方式，而不是虐待的原因。

5. 对儿童的影响　针对孕产妇的家庭暴力对儿童的影响可以是长期的也可以是短期的。可对儿童的身体、情感和认知方面产生不良影响。对儿童发育的不良的影响可以反映在认知、心理和身体的症状方面。

（二）针对孕产妇家庭暴力的特点

1. 社会人口学因素　有关社会人口学因素，研究结果不太一致。北京大学妇儿保健中心对孕产期的家庭暴力及其对母子身心健康影响的研究发现与家庭暴力相关的因素有妇女和配偶的受教育程度低、结婚时间长、个人月收入低、婚姻不稳定、独居或生活在大家庭、吸烟、饮酒。还发现妇女周围有人被家暴、对女性自身权益认识程度低、害怕配偶则发生家庭暴力的可能性大。青春期的女孩更易遭受男友的性暴力，同时青春期在妊娠很多情况下是性强迫造成的。遭受暴力的妊娠少女容易吸毒、没有适当的产前保健并易发生妊娠不良结局。Paula 的研究发现遭受暴力的妇女多是经济状况差或接受医疗救助的人。在其他的研究中也发现了同样的报道。研究还发现受虐的妇女更容易离婚或分居。

2. 既往妊娠史　研究发现，遭受虐待的孕妇易发生不良妊娠结局包括胎儿低出生体重、早产、流产和胎儿/新生儿死亡。瑞典的研究发现在 132 个回答问卷的妇女中，有 32 个妇女报告在产后遭受恐吓、身体或性的暴力。一些研究发现遭受暴力与低出生体重密切相关。例如，Palker 对 1203 名妇女的研究发现妊娠期遭受暴力与低出生体重和妊娠期体重增长较少密切相关。同时，遭受虐待的孕妇更易自然流产和死胎。最近一项针对人工流产妇女的研究发现，有家庭暴力背景的较多。Susans 发现人工流产的妇女中自我报告的家庭暴力的发生率为 39.5%，而且遭受暴力的妇女多是自己作出人工流产的决定。

3. 医学因素　研究发现，遭受暴力与不适当的产前检查、妊娠期体重增加减少、贫血及早期阴道出血和感染密切相关。Mranp 的研究发现遭受暴力的妇女更容易推迟产前检查的时间，Cohen 的调查发现 67%和 83%HIV 阳性的妇女曾经遭受过暴力。在一个随机调查的人群中，45%有性问题的妇女和 47%有妇科疾病的妇女曾经遭受过暴力。

4. 精神疾患　研究发现妊娠期遭受暴力的妇女常有抑郁或其他精神疾患的病史。由暴力造成的心理疾患可导致自杀从而增加妇女的死亡率。美国的研究发现受虐妇女更需要精神治疗。北京大学妇儿保健中心的研究发现产后抑郁与产后家庭暴力密切相关。

三、性暴力对女性身心健康的影响

（一）性暴力

任何利用强迫手段进行性活动或试图得到一种性活动、非意愿的性评论、各种买卖妇女的性活动，无论施暴者与幸存者之间是何种关系，也无论其发生的场所，都属于性暴力。强迫手段不仅是指躯体力量，而且还包括心理威胁、勒索或其他形式的威胁如恐吓、进行身体伤害、将被开除工作或得不到工作等。

（二）女性青少年中性暴力发生率和不良结局

实际上，性暴力的发生率是很难得到真实的数据。不同的研究方法和不同地域其发生率有很大差异。部分国家的研究资料揭示，女性青少年中的性暴力发生率为 7%～36%。性暴力给健康带来了明显的负面影响，现有研究资料已明确揭示性暴力给女性青少年的生殖健康带来巨大的近期和远期的影响。

1. 近期影响　包括躯体和心理影响，如生殖器官的损伤、意外妊娠、不安全流产、性传播疾病、尿路感染、急性和慢性盆腔炎、下腹痛、月经失调等；抑郁、焦虑、强奸损伤综合征、物质滥用，甚至自杀等。

2. 远期影响　有证据表明，曾遭受了性暴力的女性青少年更可能比没有遭受性暴力的女性青少年更倾向采取些高危险的性行为。她们更可能较早地开始意愿性性活动和采取不安全性行为及拥有多性伴侣。这些受害者常常缺乏自我保护能力，因为性暴力的经历阻碍了她们个人生活技能的发展，而这些生活技能有助于预防性传播疾病、意外妊娠。她们可能不能或不愿做出减少或离开有害处境的决定。性暴力的后果也可能使她们有低自尊心或通过性行为来寻求别人的接纳。

（三）性暴力的预防与医疗干预

1. 预防性暴力的知识教育　在青少年的性和生殖健康教育活动和其他适宜场合进行有关如何拒绝性、改善交流技巧和处理冲突的各项技能的培训。例如，有非政府组织通过与性暴力幸存者一起工作，帮助她们进行自我能力建设，包括如何控制自己的行为、如何保护自己的权益和加强自尊。在非洲，有专业工作小组帮助教育青少年如何采用适宜的人际交流技巧与另一人交往，从而减少了强奸事件的发生。

2. 提高公众反对性暴力意识　把有关性暴力问题告知公众，引起社会对此问题的关注和认识。通过教育运动，把性暴力事件、发生率和研究结果等信息传递到政策制定者、社区领导人、警察、媒体、家长、教师，倡导对有关保护幸存者和惩罚施暴者的法律进行回顾、修改和强化培训医疗保健人员、教师、同伴教育者，使他们学会在进行健康评价时询问有关暴力问题鉴别性暴力幸存者。尤其是培训医疗保健人员，使他们认识到不是所有来就诊者都是有意愿性性行为的，她们的妊娠可能是由于性暴力所致，同时也应向就诊者提供避孕套使用知识，避免她们再次妊娠的危险。例如，在土耳其，人力资源发展基金会开展了在师范院校教师的课程中加入了有关性健康问题（包括性暴力）的内容。这个项目的目的就是要通过性健康教育活动使教师能够作为二个性健康咨询者，在发现性暴力幸存者时，为她们提供适宜的转诊措施，使她们能获得咨询服务和合法资助。

3. 做出反应和提供各项服务　开发应对性暴力幸存者和提供各项服务的工作指南，建立卫生、法律、社会服务、非政府组织和其他资助机构之间的服务网络，保证幸存者的综合性需求能得到满足，并能继续为她们提供各项服务，性暴力幸存者需要得到综合性的、具有敏感的社会性别视角的医疗保健服务，以帮助她们处理性暴力带来的身体和心理的损伤，并使她们尽快从悲惨事件中恢复过来。然而，在许多国家，性暴力幸存者的医疗保健需求与现有的医疗保健服务之间还存在很大的差距。因此，加强对医疗保健人员（护士、医生、社会工作者、精神卫生专家）的培训尤为重要。

4. 性暴力的医疗干预　医疗保健人员在进行医疗干预时，应避免偏见和保持高度的伦理学标准。

（1）对遭受性暴力的女性进行身体检查：男医生不能单独检查女性，应由幸存者的家人、朋友或女护士陪同。检查内容包括抵抗痕迹检查应摄像或绘图描述、神经系统检查、精神状态评估、盆腔检查、肛门和直肠检查。还包括对生殖器官损伤资料。

（2）性传播疾病检滴虫性阴道炎、细菌性阴道病、沙眼衣原体感染、淋球菌感染是性暴力后妇女最常见的感染。因此，应对此类疾病的病原体进行检查。对性传播疾病感染进行预防性资料。

（3）妊娠实验检查排除妊娠。

（4）对情感危机的处置：关爱幸存者，精神或心理学专家提供咨询和治疗服务，帮助幸存者制定长期周全的治疗方案，鼓励幸存者接受医疗、法律、反暴力和妇女组织及相关机构的帮助。

（5）随访：在初次检查后 4~6 周随诊，进行妊娠实验检测，以了解是否妊娠；鼓励幸存者接受心理治疗，对有性传播疾病者的随访应于 2 周后复诊。

四、家庭暴力的干预

（一）医学模式转变，医生介入家庭暴力的干预工作

国际上，20 世纪 40 年代末期就开始了医学模式的转变，变单纯生物医学模式为生物-心理-社会兼顾的新医学模式。转变观念要"以人为本"，而不只是"以病为本"。我国由于社会变革在这方面相对滞后，几乎比发达国家有着数十年的差距，例如，澳大利亚一些医院内临床科医生与心理、社会诸方面专家同时就诊。如遇一少女受到性侵犯，首先由妇科医生为她诊治妇科情况，有无损伤、感染、意外妊娠等问题，并予以记录及治疗，问题严重者需经法医鉴定。心理医生将为患者进行心理诊断及咨询，医治心理创伤。社会工作者协助她解决法律问题，如需找律师或警察等，使幸存者能得到全面的服务以保护其生殖健康。目前在我国，如能提高认识，在感到需要时，可以聘请各方面专业人员协作，尽快转变医学模式，提高医疗卫生水平。否则幸存者来到医院除治伤外得不到更多的服务，或是医生对她们的倾诉无动于衷，至给予指责，打断其言语，感到厌烦等，使幸存者遭受到第二次的伤害。

（二）加强宣传教育

应在社会上通过各种媒体不断进行宣传教育，使家庭暴力人人皆知并都能较敏锐地识别，尤其是能做到最早期发现并积极干预。对成年人进行教育使其对老人、小孩、配偶及兄弟姐妹之间减少暴力行为。加强青少年的教育，提高对家庭暴力的识别能力，使之成年之后不成为施暴者，尤其对减少青少年犯罪会有好处，并使青少年提高自我保护能力。通过宣传教育，提高广大群众对家庭暴力危害的认识，成为预防和制止家庭暴力的群众力量。此外，宣传教育还可以起到移风易俗的作用。

（三）建立广泛的群众性调解组织

家庭暴力发生以后，为使幸存者得到及时的服务，目前我国已有的调节组织对受家暴伤害的妇女提供咨询、调解和各种可能的帮助。一些社会群众组织，尤其是一些非政府组织，针对家庭暴力所表现的不同形式，尝试建立"家庭暴力避险中心"、"预防和制止家庭暴力协会"、设立热线电话、开展宣传教育、培训辅导、法律咨询、心理帮助、司法援助以及协调医疗卫生部门，提供必要的救治服务。这些机构和组织，在预防和制止家庭暴力方面，已经初步发挥了积极作用。由此看来，进一步广泛构建预防和制止家庭暴力的网络，充分发动群众，参与预防和制止家庭暴力的活动，是遏制家庭暴力的有效措施和重要方法。

（四）完善和健全制止家庭暴力的法律

一部美国电影讲述了 1955 年有一位继母将三个姐妹中最小的一个只有 1 岁多的孩子震摇并摔落在地上致脑损伤死亡的故事。当时只有五六岁的姐姐看见实情深记心中，35 年后，姐姐长大成人有了自己的家庭，将继母告上法庭。于是追查病史记录，经主治医生回忆及开棺验尸均证明小女孩是因暴力致颅脑损伤死亡。该女士质问医生当年为什么不做处理，医生的回答是"当时没有这方面的法律"。最后，对继母的处置仍是按 1955 年的标准处理的。由此可见立法的重要性。家庭暴力中常遇一个奇怪现象就是幸存者为施暴者讲情。这一方面因血缘亲情的干扰，另一方面施暴者受处分（例如多年监禁）又常是幸存者的家庭损失，如失去其经济收入，家庭经济发生困难，因此，施暴者常常逃避制裁。如果有相关法律依据，施暴者必须承担相应的法律责任，这将有利于制止家庭暴力的发生，避免个人情感的干扰。

（五）将预防和制止家庭暴力工作落实到社区

社区是居民的生活场所，特定的社区形成居民相对固定的住区环境。社区居民相互之间情况比较了解，包括哪家有身体不健康的人，哪家经济困难、孩子或残儿需要特殊关怀，社区工作者都能做到心中有数。就连哪些人有犯罪倾向也不例外，可以在社区的监视之中。从社区角度出发，对家庭暴力进行干预就能做到摸清情况，并在处理和干预家庭暴力之时能拿捏尺度。社区工作者往往是幸存者最常求救的对象，因此必须重视社区参与预防和制止家庭暴力的工作，把预防和制止家庭暴力落实到社区之中。

（六）加强心理咨询和辅导机构为防止家庭暴力服务

不论是何种暴力都会使女性受到巨大的身心创伤，因而更加重了躯体受伤害的程度。躯体创伤也许尚不会置人于死地，而心理创伤使人难于生存。因此医治女性的心理创伤较医治躯体创伤同样重要或更为重要，但又常被人忽视。施暴者通常也不是一个心理健康的人，因此都需要心灵的救治。我国在这方面的工作比较薄弱，所以呼吁心理服务机构更多关注家庭暴力问题，为家庭暴力幸存者以及施暴者进行心理咨询、辅导与治疗，使之成为真正身心健康的人。

（七）建立反家庭暴力的社会网络

应建立预防和制止家庭暴力的网络，公安、检察机关，法院、医务人员尤其是心理医生及社会工作者及等都责无旁贷，应踊跃积极参与此网络建设中，甚至幼儿园老师也应该及时发现孩子的家庭暴力情况。这样才能更好地做好预防和制止家庭暴力的工作。

第四节　肥胖与女性生殖健康

肥胖是指人体各种原因引起的脂肪组织过多，是一种多因素引起的疾病，既有遗传倾向又有非常强的环境危险因素。高脂膳食和少运动的生活方式是引起肥胖的主要原因。随着生活水平的提高及生活方式的改变，全球肥胖症发生率迅速增加，并呈年轻化趋势。肥胖对全身各系统都可能产生不良影响，其对女性的危害则更大，能导致女性生殖内分泌紊乱，从而引发月经失调、不孕、流产及乳腺癌、子宫内膜癌等多种疾病。

一、肥胖概述

从生物学角度看，女性比男性更易肥胖，女性脂肪细胞比男性多，约占 22%，而男性约占 15%。肥胖分如下四种类型。①均匀型：表现为均匀分布的过多脂肪组织。②腹部皮下型：表现为腹部皮下脂肪组织增多。③腹部内脏型：表现为腹部内脏脂肪过多。④臀股部型：表现为脂肪多堆积在臀部。

二、肥胖导致女性生殖功能紊乱的可能机制

人体内脂肪组织分为白色和棕色脂肪组织两种，其分布具有区域性。白色脂肪组织是具有活跃的内分泌、自分泌和旁分泌功能的器官，可分泌瘦素、抵抗素、脂联素、肿瘤坏死因子和白介素等多种激素及细胞因子，肥胖正是通过白色脂肪组织分泌的这些激素和细胞因子从不同机制干扰着女性生殖内分泌和代谢。

（一）高瘦素血症

瘦素（leptin）是肥胖基因的蛋白产物，通过与其受体结合而发挥作用，其受体广泛存在于人的下丘脑、大脑、肝脏、肾脏、心脏、肺、脂肪组织及胰岛细胞表面等。瘦素通过影响下丘脑神经肽 Y（NPY）而在连接营养和生殖中起桥梁作用，并在女性青春期启动中发挥"扳机作用"，只有血浆瘦素水平达到一定阈值时，青春期才能启动。肥胖患者血循环瘦素水平明显增高，由于肥胖患者存在瘦素抵抗，在瘦素升高的同时，NPY 也呈现升高，后者可抑制 GnRH 的分泌，升高的瘦素还可直接抑制下丘脑 GnRH 的分泌，这是肥胖患者瘦素升高干扰生殖内分泌的中枢机制。另外，很多实验表明，瘦素通过抑制颗粒细胞和卵泡膜细胞类固醇的合成，也可能通过对抗瘦素生成的刺激因子，如 IGF、转化生长因子 β、胰岛素及 LH 等而对卵巢功能起直接抑制作用。多个体内体外实验证实卵巢中高浓度的瘦素可能影响卵泡的发育和卵子的成熟。

（二）胰岛素抵抗和高雄激素血症

1. 胰岛素抵抗（IR）　脂肪细胞可分泌游离脂肪酸、激素、促炎因子、肿瘤坏死因子、脂联素等物质。葡萄糖和大量能量的摄入会引起氧化应激和炎性改变。因此，慢性过度营养不良者存在氧化应激和促炎状态。促炎因子和应激活化途径是游离脂肪酸诱导胰岛素信号传导障碍的下游调节者，促炎因子及活化因子的增加可加重胰岛素传导信号通路障碍，继而产生胰岛素抵抗。肥胖由于肥大的脂肪细胞表面胰岛素受体密度相对减少，是胰岛素敏感性下降的原因之一，动物实验发现瘦素有削弱胰岛素葡萄糖转运、蛋白激酶 A 激活和蛋白质合成等多种作用，因而高瘦素血症是引起 IR 的另一原因。高胰岛素血症对卵巢和肾上腺雄激素合成有刺激作用，其机制：①胰岛素能增加卵巢 LH 受体数目并使垂体分泌 LH 的细胞对 GnRH 刺激的敏感性上升；②胰岛素还能通过对 17α-羟化酶和裂解酶的刺激效应，直接刺激肾上腺雄激素的分泌；③过量的胰岛素能促进卵巢滤泡囊肿的形成，刺激卵巢卵泡膜细胞生成类固醇和雄激素，使卵巢局部雄激素产生过量，导致卵泡闭锁和无排卵。

2. 高雄激素血症（HA）　随着血清中雄激素水平的升高，雄激素一方面在外周脂肪组织经过

芳香化酶作用转化为雌激素。过多的雌激素持续作用于下丘脑和垂体，对垂体产生 FSH 有负反馈作用。相反，对垂体分泌 LH 呈正反馈作用，形成低 FSH 水平及高 LH 水平。低 FSH 水平造成卵泡无法发育成熟。持续无周期高 LH 水平，不产生 LH 峰，导致不排卵。另一方面，对葡萄糖的内环境稳态有不利影响。由于雄激素增加游离脂肪酸的转化率，使肌肉摄取葡萄糖的量减少，诱导肌肉组织产生 IR。

（三）性激素结合蛋白与性激素活性改变

肥胖患者血循环中性激素结合蛋白（SHBG）降低，SHBG 的下降与血胰岛素、雄激素及 IGF 浓度呈负相关。雄激素及胰岛素水平增高可抑制肝脏产生 SHBG，SHBG 起着性激素载体的作用，是决定循环中雄激素和雌二醇生物活性的重要因素。正常情况下，女性 80% 的睾酮与 SHBG 结合，38% 的雌激素与 SHBG 结合。肥胖由于 SHBG 降低，雄激素和雌激素生物利用度不同程度上升，对下丘脑垂体轴产生抑制作用，并出现各种高雄激素体征。

肥胖患者 SHBG 下降，而游离雌激素比例升高，使雌激素活性增加，由于无排卵，上述高活性雌激素的持续刺激作用而无孕激素抵抗，易导致子宫内膜增生过长病变，发生乳腺组织增生，甚至乳腺癌发生率也上升。

三、肥胖对女性生殖健康的影响

（一）肥胖与月经失调

肥胖可引起月经失调，肥胖女性发生月经失调的风险比正常妇女要高，早在 1952 年，就有报道指出 43% 肥胖妇女有月经失调、不孕和流产，后来又有人研究发现肥胖妇女无排卵周期、月经稀发、多毛症等显著多于体重正常的妇女。

（1）肥胖对青春期女性月经的影响：据 Shalitin 等研究者报道，体脂决定性成熟早晚，超重肥胖与性发育提前相关，大多体重指数（BMI）高的女孩来潮早于同年龄 BMI 较低女孩。Bau 等的研究也发现，10～15 岁超重肥胖女孩初潮年龄早于正常 BMI 和低 BMI 女孩。研究证实肥胖与月经稀发和闭经及 PCOS 具有相关性，提出 PCOS 与内分泌代谢紊乱的风险增高有关，研究中月经稀发/闭经妇女比正常月经周期妇女显著肥胖。PCOS 多表现为高胰岛素血症及高雄激素血症，其发展程度可能是月经失调的主要因素，这也反映了肥胖因素在胰岛素代谢异常和月经周期中的重要性。

（2）对育龄期女性月经的影响：女性脂肪组织是雌激素的一个重要的性腺外来源，脂肪组织的量，可以直接影响体内控制月经周期的内分泌调节，建立正常月经周期的育龄女性，一定程度的肥胖可引起内分泌紊乱，导致月经失调，主要表现在月经稀发和闭经。肥胖不仅与心脑血管疾病、高血压、糖尿病、脂代谢紊乱相关，与妇女卵巢功能失调也有密切的关系。肥胖患者多伴有糖代谢异常，使得胰岛素敏感指数均显著低于非肥胖患者，导致 IR，使胰腺细胞分泌胰岛素亢进，胰岛素具有促性腺激素样作用，卵巢组织中胰岛素水平升高可导致过多的雄激素产生，最终导致月经稀发或者闭经。

（3）对围绝经期女性月经的影响：肥胖对女性绝经期影响表现较为明显的是功能失调性子宫出血。子宫异常出血是妇科较为常见的临床症状，肥胖患者易并发功能失调性子宫出血，多表现为无排卵性功能失调性子宫出血。肥胖引发全身内分泌紊乱，体内激素水平处于失衡状态，从而导致子宫间断性出血。女性激素水平及子宫内膜组织的相应受体含量，其中任一方面减低或功能异常，都可使子宫内膜发生形态或功能的改变，从而引起子宫异常出血。左慧萍等的研究证实肥胖者患绝经过渡期无排卵性功能失调性子宫出血较非肥胖组的危险性显著增加，肥胖可能是绝经过渡期无排卵性功能失调性子宫出血的独立危险因素。

（二）对卵巢储备的影响

卵巢储备指卵巢皮质内含有的原始卵泡。女性出生前卵巢的原始生殖细胞的数目已被限定，女性出生后卵泡受到性激素的调控，每个月经周期都有特定的卵泡发育成熟且排卵。目前有研究认为肥胖降低卵巢储备能力，基于女性的卵泡不可再生，研究肥胖对于卵巢储备的影响对女性生殖的研究有重大的意义。卵巢储备的评估指标很多，其中抗米勒管激素（anti Mullerian hormone，AMH）较为常用。AMH 是一种转化因子 β 超家族成员之一。在女性 AMH 主要由窦前卵泡和小窦卵泡分泌释放进入血液，可在月经任意时期测量，受激素影响很小。故 AMH 能较好反映原始卵泡池大小，可靠且直接评估卵巢储备，AMH 水平越低则说明卵巢储备越差。肥胖女性体内较高水平的胰岛素可通过诱导卵泡周围血管内皮细胞功能障碍和氧化应激反应，使受损血管形成，加速卵母细胞的衰老，加速了女性生殖系统老化过程，卵巢储备下降，肥胖的女性体内长期处于氧化应激状态，除使体内雄激素增加，也会导致胰岛素水平升高，加重高雄激素血症，从而降低颗粒细胞产生 AMH 的浓度。Wang 等利用大鼠动物实验发现肥胖可通过激活 mTOR 信号转导通路使卵泡过早发育或闭锁导致数量减少，进而导致原始卵泡减少，降低卵巢储备。王娜等通过动物实验发现肥胖可能通过抑制 SIRT1 信号加速卵巢卵泡的发育与消耗，从而导致卵巢早衰。

（三）肥胖与 PCOS

PCOS 在育龄妇女的发病率高达 5%～10%，目前认为，肥胖在 PCOS 的发病机制中具有极其重要的作用，大约 50% PCOS 妇女有某种程度上超重，多表现为男性型肥胖，青少年肥胖容易发展为 PCOS。超重常先于 PCOS 的临床表现，肥胖 PCOS 妇女，其在妊娠过程中出现肥胖有可增加其子代孕雄激素血症发生的风险和 PCOS 型的易感性。近年来认为卵巢分泌过量的雄激素对于青春期发生 PCOS 是一个重要因素，高雄激素血症加重肥胖 PCOS 患者的临床表现，肥胖可以降低卵巢对氯米酚的敏感性，往往需要多个疗程和高剂量的氯米酚才能成功获得排卵，此外肥胖的 PCOS 患者也存在对促性腺激素反应性降低，需要高剂量促性腺激素诱导排卵，然而这会导致卵巢过度刺激及多胎妊娠，IR 可能是导致该现象的原因。控制体重是肥胖性 PCOS 最重要的治疗方法，控制体重能使部分肥胖不排卵的患者恢复正常，体重减少 5%就可以使胰岛素抵抗得到改善，空腹胰岛素水平和雄激素水平下降，一些患者的月经也因此得到恢复正常。

（四）肥胖对妊娠及分娩的影响

1. 对妊娠的影响　肥胖妇女在产前、产时和产后发生疾病的机会增多，如糖尿病、妊娠高血压综合征，且肥胖增加了过期妊娠、胎位异常、头盆不称、胎膜早破等的风险。由于过期妊娠和母体肥胖，分娩巨大儿的概率增加 6 倍，巨大儿经阴道分娩易导致臂丛神经损伤、锁骨骨折、颅内出血甚至死亡，在产妇方面可发生软产道裂伤，产后出血等。

2. 对分娩的影响　目前研究显示，母体肥胖是剖宫产率升高的一个独立危险因素。曾有一项针对 769 例没有高血压和糖尿病等妊娠合并症，并进行良好产前检查的单纯肥胖妊娠妇女（妊娠前母体 BMI≥30）进行调查，发现剖宫产率高达 27.8%，而正常孕妇仅为 10.8%，随之与剖宫产相关联的并发症将更多威胁肥胖妇女，而且肥胖还增加了手术时间、失血量及产后血栓栓塞性疾病的机会。

3. 复发性流产　肥胖女性大多存在 IR 及高胰岛素血症，而复发性流产则多与此二者密切相关。Jakubowicz 等研究发现 IGFBP-1 是主要的子宫内膜分泌蛋白，在着床期为子宫内膜容受性和维持妊娠发挥重要的作用。IGFBP-1 浓度的降低可增加孕早期流产的概率，妊娠期由胰岛素负调控其浓度，致使流产风险增加，复发性流产是一种异质性疾病，高胰岛素血症还可上调血浆纤溶酶原激活物抑制剂（PAI-1）的水平，诱发绒毛血栓形成，影响胎盘血供，使滋养层发育不良，导致流产。

（五）肥胖对女性性功能的影响

蒋冰蕾等人通过对 1132 例成年已婚女性进行女性性功能指数问卷表（中国版）调查发现所有受访者女性性功能障碍（female sexual dysfunction，FSD）的患病率为 44%（499/1132），其中体重超重组 FSD 的患病率明显高于体重正常组 FSD 的患病率（χ^2=32.023，P<0.05）；体重正常合并有 FSD 受访者的 FSFI 总分明显高于体重超重合并有 FSD 的受访者（t=10.848，P<0.05）。

第8章 职业因素与女性生殖健康

第一节 女性生理、心理特点与职业因素概述

一、与作业能力有关的女性身心特点

（一）女性解剖结构特点与其作业能力

1. 人体测量学指标 与同一种族同龄男性比较，女性身高和胸围平均值较小、两手伸展时指间距较短、肩窄、臀宽、骨盆壁薄、耻骨弓角度大、髂骨平坦、胸腔较短，一般多有生理性膝外翻，因而全身及下肢的负重能力较低，工作活动范围不及男性。

2. 肌肉与肌力量 男性的肌肉占体重的 40%～50%，女性的占 30%～40%，而女性的皮下脂肪比男性约多 14%，因而女性的肌力不如男性。调查显示，女性上肢肌力仅为男性的 56%，下肢肌力约为男性的 72%，全身总肌力约为男性的 64%。另外，随着年龄增长，女性肌力的下降速度明显快于男性。在作业时，肌肉收缩力越接近等张收缩力极限，越易发生肌肉劳损，这是女性不适合从事重体力劳动的一个重要原因。但是锻炼和训练可提高肌力和耐力，缩小肌力的性别差异。

3. 盆腔 女性的子宫、卵巢等生殖器均位于盆腔内，盆腔局部韧带分布与男性不同，女性盆腔底部组织较疏松，当负重或用力时腹压升高，可使盆腔内器官移位，甚至影响其功能，如子宫脱垂、静脉血回流受阻等。

（二）与作业能力有关的女性生理功能特点

体力作业耐久的能力称为耐力，其主要取决于机体的氧上限和最大氧耗量，而氧上限则主要取决于心血管系统、呼吸系统的功能状态以及血液运输氧气的能力。成年女性在心输出量、总血容量、血红蛋白含量等与体力作业能力有关的生理指标方面均较男性低。因而，当从事同等强度的体力作业时，女性机体的紧张程度和生理负担大于男性，容易出现疲劳。此外，女性皮下脂肪较厚，热传导不良，并且出汗能力低于男性，所以女性在体温调节能力和对热的耐受性方面比男性差。

（三）女性心理特点与作业能力

1. 认知功能 在组合测试平均得分方面，男女间智力差异不明显，但在特定的认知功能方面，男女之间存在差异。一般认为，女性在语言测试、文书技能和精细手工操作方面比男性强；而在机械技能以及一般理解力的测试成绩，男性的平均得分则高于女性。有研究指出，男性的空间知觉、分析性思维能力较强。因此，在选择工种时应适当考虑男女在认知功能上的差别，有利于减少其自责情绪导致的心理压力。

2. 个性 调查显示，多数男性具有攻击性行为，而女性则有明显的焦虑和神经过敏。现认为，攻击性行为是职业事故的因素之一，而焦虑和神经过敏则对紧张性工作的敏感性较高。

二、重体力对女性生殖健康的影响

从事重体力劳动，尤其是负重劳动，容易对女性机体产生以下几个方面的不良影响：①腹压长期增高容易导致女性盆腔内的生殖器官受压和移位，出现如子宫后倾、下垂和脱垂等健康问题。②未成年女子长期参加重体力劳动或体育训练，可影响骨盆的正常发育，造成骨盆狭窄或扁平

骨盆，不利于成年后孕育胎儿。③易导致孕妇流产、早产以及胎儿宫内发育迟缓、胎儿或新生儿死亡率增高。④引发月经异常，如痛经、月经过多或不规则等。

三、职业有害因素

（一）职业有害因素的概述

在从事各种生产劳动，科学技术活动，以及社会服务事业的劳动过程中，由于职业特点，劳动者所接触的工作环境以及劳动过程中出现的各种因素，统称为职业因素。当某些职业因素对劳动者的健康和劳动能力可能产生一定的不良影响或有害作用时，则称其为职业有害因素或职业危害（occupational hazards）。职业有害因素按其理化性质可分为物理因素，如噪声、振动、电磁辐射等；化学因素，如铅、汞、镉等金属毒物，苯、甲苯、二甲苯等有机溶剂，以及农药等；生物学因素，如各种病原微生物、弓形虫等以及繁重体力劳动，不良工作体位，过度的精神紧张等。当职业有害因素的强度或浓度超过一定的安全界限，或接触时间（或称暴露时间）较长时，对人体健康包括生殖健康可产生不利的影响。当职业有害因素具有生殖发育毒性时，不仅对女性生殖功能有一定影响，也可影响胚胎或胎儿的正常发育，影响出生人口素质。因此，加强女性的职业保健，十分必要。

（二）职业有害因素的生殖发育毒性

生殖是保持种族繁衍的各种生理过程的总称，生殖过程包括配子（精子和卵子）的形成和释放、性周期和性行为、受精，合子（即受精卵）在生殖道内转运、着床，胚胎形成、胎儿发育、胎儿成熟、分娩等一系列生理过程；还包括新生儿期的适应、儿童期的生长发育直至性成熟又可繁殖下一代，达到种族繁衍目的的各种生理过程。职业有害因素对亲代的生殖过程，亦即子代的发育过程，造成不利影响的作用称为生殖发育毒性（reproductive and development toxicity）或统称为生殖毒性（reproductive toxicity）或发育毒性（developmental toxicity）。不同学者对生殖发育毒性的定义有所不同。多数人主张，生殖毒性是指有害因素对生殖系统，主要是性腺的不利影响，表现为生殖内分泌调节出现异常，从而影响卵子的形成和发育，性周期和性行为的改变，生殖细胞突变对生育力及妊娠结局的影响以及生殖早衰等母体生殖系统和生殖功能的异常。而发育毒性乃针对有害因素通过母体影响发育中的有机体，自受精卵、胚胎期、胎儿期乃至出生后直至性成熟的各个发育阶段所产生的毒性效应而言，表现为受精卵不发育、胚胎或胎儿发育异常，即出现畸形或功能发育障碍，乃至胚胎或胎儿死亡，以及发育迟缓等。致畸（teratogenesis）是指有害因素于胚胎发育的器官形成期（受精后3～8周），通过母体作用于胎体，干扰胚胎的正常发育过程，使胚胎出现不可恢复的永久性的结构异常而导致的先天畸形发生。但致畸仅仅是发育毒性的一种表现，不能概括属于发育毒性的所有表现。

1. 发育毒性的表现

（1）发育机体的死亡：即指在有害因素的影响下，受精卵未发育即死亡，或着床后生长发育到一定阶段死亡而发生自然流产。

（2）结构异常：指胎儿形态结构上的异常，即出现畸形。

（3）生长改变：即发育迟缓或称生长发育迟缓，指胎儿身体的生长发育指标低于正常标准。例如低体重儿、小头儿等。

（4）功能缺陷：包括器官、系统、生化、免疫等功能上的缺陷，如听力或视力异常、智力低下等。功能发育不全不像形态上的畸形那样在出生时就容易被识别，因为有些功能本来就需要在出生后经过一定时间发育方趋完善。Klaimnn 等报告，在出生后追踪观察一年时间所发现的畸形儿中，出生后即诊断者仅占全部的 40%。

2. 影响发育毒性作用的因素

（1）作用因子的特异性：不同种类的发育毒性物质具有不同的特性，对发育中机体所造成的损伤也不同。如放射线可引起脑小畸形及小眼球症，"反应停"可引起短肢畸形，甲基汞影响大脑及小脑的发育从而引起婴儿脑性麻痹及精神迟钝等。

（2）发育阶段的特异性：胚胎及胎儿由于其发育阶段的不同对有毒有害物质的反应有很大差别。

（3）作用因子的剂量：在同一发育阶段，发育毒性物质的毒性效应随作用因子的剂量（强度或浓度）的增大而增强，并呈剂量-效应关系。各类致畸物均有其引起畸形发生的阈作用剂量，大于此作用剂量始能诱发畸形。

（4）遗传特质：对致畸作用的感受性有种属和个体差异。这可能与胎体的基因型有直接关系。例如，对"反应停"的敏感性，同样在妊娠早期使用，其致畸效应不同。德国报告其致畸率为 20%，而日本东京某医院使用过"反应停"的 100 余名曾患过妊娠恶阻的妇女中，仅 3 名子代出现畸形。这种差异可以说明遗传特质在畸形发生上的影响，也说明大多数畸形的可能原因是遗传因子与环境有害因素相互作用的结果。

（5）母体的生理和病理状态：母亲的年龄、营养状况、内分泌状态、子宫内膜的状况等，对胚胎和胎儿发育均有一定影响。例如，高龄产妇生出唐氏综合征婴儿的频率较高，母体叶酸缺乏与胎儿神经管畸形的发生有关等。母体疾病对胎儿发育有不良影响，如妊娠高血压综合征易导致早产儿及低出生体重儿的发生；母亲为糖尿病患者，胎儿致畸的相对危险度增高，RR 可达 $2.1 \sim 5.1$。因此，母体健康状况与发育毒性作用的个体感受性可能有一定关联。

第二节　职业有害因素对女性生殖健康的影响

一、职业有害因素对性腺的损伤

职业有害因素对性腺的影响是多方面的。最常见的是通过作用于中枢神经系统，影响下丘脑-垂体-卵巢轴的神经内分泌调节而损伤卵巢功能，进而引起卵泡的发育和成熟异常，阻挠卵子的形成和排卵，导致女性受孕力下降。某些化学物质与靶器官中的激素受体结合，竞争这些受体，如 DDT、多氯联苯可与靶细胞中的雌激素受体结合，影响激素的平衡。动物实验表明，多环芳烃、烷化物、电离辐射等可破坏原始卵泡，而大量卵母细胞损坏，可导致卵巢过早衰竭。某些职业有害因素尚可引起生殖细胞突变，造成遗传损伤。如大剂量电离辐射可引起染色体畸变，小剂量时引起基因突变，镉及二硫化碳可引起小鼠卵母细胞染色体畸变、染色体数目增多或减少。某些有害因素还可干扰卵巢合成类固醇激素，使激素分泌失衡，从而干扰受精卵的发育、转运或着床，并影响胚胎发育。

性腺遭受损伤可出现以下结局：

1. 不孕或受孕力下降　性腺受损伤的直接结果为配子形成受阻，卵泡不能发育成熟，不排卵，从而引起不孕或受孕力下降。

2. 自然流产　即使卵细胞发育成熟并顺利排卵，受有害因素影响，受精卵发育不良，不能着床，可发生临床上难于识别的未被觉察的流产，即早早孕丢失。如有害因素引起生殖细胞染色体畸变，一旦妊娠，也会出现受精卵发育不良或早期胚胎死亡而流产。

3. 月经异常　由于神经内分泌失调，影响卵泡发育，可出现月经异常。如月经周期缩短、延长或不规则，月经过多或过少，或发生闭经。卵巢过早衰竭时，则可出现绝经期提前。

二、职业有害因素对胚胎发育及子代健康的影响

由于胚胎及胎儿对有害因素较成人敏感，即当职业有害因素的强度或浓度对母亲尚未引起明显毒害作用时，已可对胚胎或胎儿产生不良影响。故孕期接触职业有害因素，可严重影响出生人口素质。

（一）职业有害因素与先天缺陷

1. 物理因素　①电离辐射（放射线）：对胚胎及胎儿发育影响的资料，最初主要是日本广岛、长崎原子弹爆炸，受到电离辐射的妊娠妇女调查资料，此后很多是来自放射治疗和诊断的资料。胎儿的中枢神经系统最易受到伤害，最常见的神经系统异常为小头症和脑积水。有人认为妊娠时盆部接受 X 线检查，子代有发生恶性肿瘤的危险。由于胚胎或胎儿所受电离辐射的剂量以及受照射时胚胎的发育阶段不同，可出现宫内死亡（流产）、畸形、功能性障碍或先天性放射病。低剂量宫内照射对子代发育的影响尚无定论。②噪声：研究发现噪声对胎儿听力有明显的不良影响，且儿童的听力损伤与母亲妊娠期接触噪声强度有剂量-效应关系，即噪声对听力的影响随噪声强度的增加而增强。

2. 化学因素　①甲基汞：已确认甲基汞化合物是人类致畸物。甲基汞主要侵犯神经系统，胎儿对该毒物更为敏感。母亲妊娠期接触甲基汞可使胎儿发生先天性甲基汞中毒（先天性水俣病）。胎儿出生时可有小头、智力低下等先天缺陷。②农药除草剂 2，4，5-T：可影响胎儿发育，为人类致畸物。美国在越南战争中，用以超过国内实际使用量 13 倍的 2，4，5-T 从空中散布，造成散布地区流产和畸形儿的发生率增加。我国近年来对妊娠期职业接触各类化学物质与先天缺陷的关系进行了大量调查，发现综合接触汞、激素和苯、甲苯、二甲苯、甲醇、乙醇、丙酮等有机溶剂的研究组女工，所生婴儿先天畸形率明显高于从事化工、冶金、塑料、橡胶等行业生产、接触有毒有害作业的研究组女工，且研究组女工子代先天缺陷患病率，高于以教师、女营业员、女服务员为对照组女工的子代先天缺陷患病率。

（二）职业有害因素对子代智力发育以及儿童期恶性肿瘤的影响

母亲妊娠期接触职业有害因素对儿童智力发育有影响。近年来的研究已证实，胎儿时期铅暴露的水平与婴儿和儿童阶段的智力发育有关联；母亲妊娠期接触强烈噪声的儿童，与母亲妊娠期未接触噪声的儿童进行群体比较时，智力发育受到影响。此外，在日本受到原子弹爆炸辐射的孕妇，所生婴儿有小头畸形并伴有精神发育迟缓（即智力低下），证实了电离辐射可对子代智力发育有影响。

许多化学物质可经胎盘转运进入胎儿体内。目前认为，母亲妊娠期接触致癌物质，与子代儿童期恶性肿瘤的发生有一定关联。流行病学研究和动物实验研究均已证明，己烯雌酚是人类的经胎盘致癌物。近年来，国外关于父母职业与子代的儿童白血病有无关联的研究较多，虽尚未取得一致的结论，但值得关注。我国学者的研究发现，妊娠期从事化学品的生产和处理，接触苯、汽油和农药的母亲，其子代急性淋巴细胞及非淋巴细胞白血病的病例均明显增加。

三、职业有害因素对女性生殖功能的影响

（一）月经异常

许多职业有害因素对月经有影响，我国学者对接触不同职业有害因素女工的月经情况进行了大量调查，月经异常患病率一般波动在 27.3%～55.6%，而不接触职业有害因素的妇女，月经异常患病率一般波动在 10%～20%。月经异常往往是某些职业危害最敏感的观察指标，即在其他毒性作用尚未出现时，首先出现月经异常。因此，月经异常往往是职业中毒的早期症状，临床医生不可忽视。

职业因素引起的妇女月经异常具有如下特点：

（1）与职业特点有关：接触不同职业有害因素所引起的月经异常表现不一。接触苯、二硫化碳易出现月经过多综合征，月经周期缩短，经量增多，经期延长。接触铅、汞及放射线易出现月经过少综合征，经量减少，经期缩短，周期延长。接触噪声主要表现为周期不规则。从事重体力劳动时痛经较为常见。

（2）与年龄及工龄有关：月经异常在工龄较短的青年女工中较为多见。

（3）月经异常以功能性者较为多见，多数具有暂时性质，多出现于参加工作最初几个月。

（4）职业有害因素对月经的影响，除可表现为月经异常外，尚可表现为初潮延迟及早发绝经。目前已发现影响月经的职业有害因素达 70 余种，常见的工业毒物有金属如铅、汞、锰、镉、铬及其化合物，有机溶剂如苯、甲苯、二硫化碳、氯仿、汽油，高分子化合物如二甲基甲酸胺、己内酰胺、丙烯腈、苯乙烯，以及三硝基甲苯、甲醛，农药如有机氯及有机磷农药，性激素如雌激素及雄激素，物理因素如强烈噪声、全身振动、电离辐射、高温或低温及重体力劳动等。

（二）不孕

研究职业有害因素对生育能力的影响比较困难，原因在于不孕的原因复杂，涉及男女双方，女性本身不孕的原因又可涉及内分泌、免疫、生殖道炎症及其他疾病等因素，故目前仅有少量报道。职业接触铅、汞、砷的女工，发生不孕的相对危险度增高；我国学者研究发现氯乙烯聚合工厂中接触氯乙烯单体的女工、接触己内酰胺的棉纶纤维生产女工，原发性不孕的相对危险度增高；此外，也有工作中接触挥发性有机溶剂、化学性粉尘、农药及视屏作业的妇女不孕的危险性增高的报道。

（三）妊娠及分娩并发症

我国学者研究发现，妊娠期接触某些职业有害因素可使妊娠并发症的发病率增高。如构成我国孕产妇死亡主要原因的妊娠高血压综合征，其发病率在妊娠期接触氯乙烯、棉纶生产过程中的己内酰胺、铅、苯系混合物或纺织厂织布车间的强烈噪声等的女工中均有增高。此外，孕期接触苯系混合物、抗癌药、丙烯腈可造成孕期贫血发病率的升高。抗癌药、丙烯腈、强烈噪声尚可使妊娠恶阻的发病率增高。妊娠期接触己内酰胺、甲醛、烟碱、有机氯的女工，胎儿出现宫内窘迫的比例较高，而接触二硫化碳或己内酰胺的女工，分娩活动无力情况较多见。

（四）妊娠结局

20 世纪 80 年代以来，我国学者就职业有害因素对妊娠结局的影响开展了大量的研究工作。结果表明，在我国的生产条件下，妊娠期接触某些职业有害因素，有导致自然流产率、早产率增高的危险。由于自然流产发生频率远高于先天缺陷等不良妊娠结局的发生率，研究人员可在相对少量的接触人群中，研究某种职业有害因素是否对生殖功能有不良影响，故自然流产是评价职业有害因素所致生殖损伤的重要观察指标。但因导致自然流产的原因很多，主要区分月经周期延长和临床未能识别的自然流产即早早孕丢失有一定难度，易造成遗漏。因此，欲获得准确的有害因素导致自然流产的信息很困难。一般人群中不接触职业有害因素的妇女，临床可识别的自然流产率在不同的调查研究中差异较大，国外报道为 10%～20%，我国一般在 10%以下，而一般人群中早早孕丢失率不同学者报道差异更大，从 8%到 57%。

目前已报道可导致自然流产率增高的职业有害因素大致涉及如下几个方面：

1. 接触高浓度的工业毒物，包括铅、汞、锰、铬、苯、甲苯、二硫化碳、汽油、氯乙烯、丙烯腈、氯丁二烯、有机磷农药、三硝基甲苯、抗癌药等。

2. 物理因素，包括噪声及全身振动。

3. 由所从事的作业来看，在从事电焊、橡胶加工、石油化工、焦化、化纤生产的作业女工及民航乘务员中，自然流产较多见。

我国学者近年来开展了早早孕丢失的研究，发现从事石油化工生产及人造丝厂接触二硫化碳作业女工早早孕丢失率（分别为41%及48.7%），明显高于对照组（26.3%）。妊娠期接触铅、抗癌药、强烈噪声及繁重体力劳动还有使早产率增高的危险。

四、职业有害因素对孕期女性的影响

妊娠时机体对职业有害因素的敏感性增高。妊娠时为适应胎儿生长发育的需要，孕妇机体的生理功能发生一系列的变化，这些生理变化可改变机体对有毒化学物质的吸收、代谢和排泄功能。

妊娠时能量消耗增加，对氧的需要量因而加大，故肺通气量增加，较未妊娠时易于吸入较多的毒物。总循环血量增加，心率加快，可促进机体对有毒物质的吸收。新陈代谢加快，故肝脏负担加重，而肝脏是外源性化学物质在体内进行生物转化、解毒的主要器官，妊娠期间肝脏对外源性化学物质的生物转化能力降低。妊娠时胎儿的代谢物需经母体排泄，肾脏的负担增加。因此，妊娠时接触有毒物质，肝、肾均易受到损伤。此外，妊娠时自主神经系统的紧张度发生改变，且往往出现生理性贫血。故对能影响自主神经功能或血液系统的毒物，会表现得更为敏感。妊娠时动脉血氧含量减少，动静脉氧差较平时减小，故对缺氧也比平时更为敏感。

由于上述系列的改变，孕妇往往对毒物的敏感性增高，易发生职业中毒。因此，孕妇对某些有急性中毒危险的毒物如一氧化碳、氯气、氮氧化物、氰化物、苯胺等，不宜接触。同时，孕妇若发生慢性中毒，相关症状也往往较重。

妊娠期间母体的健康状况与胎儿的正常发育关系很大，外界环境中的各种有害因素既可直接作用于胚胎或胎儿，也可以通过对损害母体的健康而间接地对胎儿产生不利影响，如妊娠母体发生中毒、缺氧等情况，均会影响胎儿的正常发育。

五、职业有害因素对哺乳的影响

许多化学物质可自乳汁排出。乳汁排毒为乳儿暴露于毒物的重要途径。含毒母乳可引起乳儿中毒，如母源性小儿铅中毒屡见报道，同时还可使乳儿抵抗力下降，易于感染疾病。据报道，接触铅、苯、汞、有机磷化合物、有机含氟化合物的女工，其乳儿的患病率有所增高。

化学物质还能影响乳汁的质量，如苯、氟可使乳汁分泌减少，苯能影响乳汁中维生素 C 的含量。调查中发现，接触化学物质的女工，特别是接触各种有机溶剂的女工，其乳儿人工喂养的比例高于对照人群，除因乳汁不足外，有的是由于乳儿拒乳。这种现象与母亲工作中接触有特殊气味的化学物质有关。可经乳汁排出的化学毒物有铅、汞、锰、镉、砷、钴、氟、碘、苯、甲苯、二甲苯、甲醇、二硫化碳、多氯联苯、烟碱、有机氯化合物（如有机氯农药 DDT、六六六）、有机磷化合物（如有机磷农药）、三硝基甲苯等。

第三节　女性职业健康防护

为做好妇女职业健康防护，首先，应认真贯彻执行国家有关女性职工劳动保护的各项法规的有关规定，如《中华人民共和国妇女权益保障法》《中华人民共和国劳动法》《中华人民共和国职业病防治法》《女职工劳动保护特别规定（2012）》《女职工禁忌劳动范围的规定》及《女职工保健工作规定》等。其次，应认识到改善劳动条件以减少工作环境的污染，使职业有害因素的强度或浓度达到国家规定的卫生标准，是比较根本性的预防措施。因此，在进行群体的预防保健工作时，往往需

要与有关部门密切联系,共同采取对策。女性职业健康维护的主要措施即进行职业女性的劳动保健,具体措施如下:

一、合理安排女性职工劳动

(一)基本原则

(1)根据女性的解剖生理特点,安排适合女性职工体力负担的工作。

(2)对女性未来的受胎能力及妊娠、分娩和胎儿发育有不良影响的工作,应列为未婚及已婚待孕女性职工的禁忌工作。

(3)对孕妇健康、妊娠经过、妊娠结局及胎儿发育有不良影响的工作,应列为孕妇的禁忌工作。

(4)母亲接触有害因素而对乳儿健康可产生不良影响的工作,应列为乳母的禁忌工作。

(5)患有妇科疾病的女性职工,应根据情况适当调整其工作,如患有月经过多的人不宜从事苯作业,患有子宫脱垂的人禁止从事重体力劳动、接触强烈全身振动或长时间立位作业等。

(二)具体措施

(1)加强就业前的体格检查。对拟就业的女性,除须进行一般的体格检查外,还需进行妇科检查,对其月经史、妊娠史及妇科疾病史进行了解,根据上述基本原则,对其就业后的工作安排提出建议。

(2)定期体格检查。目前我国规定,女职工每2~3年进行一次防癌普查,同时进行一般妇科检查。检查时,如发现患有某些疾病已不适合从事当前工作时,应建议调整其工作。

(3)妇产科医生进行诊疗或体检时,应详细了解就诊对象的职业史,当发现其患有某些妇科疾患已不适合从事当前工作时,应提出改变工作的建议。

(4)妇女所在单位领导,应根据医生的建议,合理安排女性的工作。

二、加强女性职工生命不同时期的职业保健

(一)月经期

(1)月经期禁忌从事以下作业:食品冷冻库内的作业及其他冷水低温作业;《体力劳动强度分级》标准中规定的第三级体力劳动强度的作业;《高处作业分级》标准中规定的第二级以上的高处作业;野外流动作业。

(2)月经期休假问题:由于月经是生理现象,一般不需要休假。但对患有重度痛经及月经过多的女性职工,经医疗保健部门诊断后,经期可给予1~2天的休假,或允许其利用公休日倒休。对从事月经期禁忌作业的女性职工,也应允许其利用公休日倒休。

(3)建立月经卡,对患有月经异常的人可于诊断时提供帮助,同时也有助于及时发现早孕及妇科的异常情况。

(4)对患有痛经、非经期出血、月经过多或过少、闭经、月经周期不规则等月经异常的女性职工,应建立观察记录,进行系统的观察,并作为职工健康档案的一部分。

(二)孕前

为获得高质量的新生儿,配子必须健全。接触具有生殖毒性物质的妇女,生殖细胞有可能受到损伤,一旦妊娠,有可能影响胎儿质量。因此,应注意孕前的职业保健。

(1)已婚待孕的女职工,禁忌从事铅、苯、汞、镉等作业场所属于《有毒作业分级》标准中第Ⅲ、Ⅳ级的作业。

（2）患有射线病、慢性职业中毒或近期内有过急性中毒史的妇女，暂时不宜怀孕，需治疗痊愈后再怀孕。

（3）从事铅作业的女性职工，由于铅被吸收入血后可蓄积在骨骼中，妊娠时骨铅大量释放，使血铅浓度增高，铅经过胎盘转运进入胎儿体内，可影响胎儿发育。故曾接触较高浓度铅的女性职工，最好经驱铅试验并行驱铅治疗后再受孕。

（4）对职业妇女，在婚前医学指导中，除性卫生知识、生育知识的教育外，应积极开展职业劳动中的优生保健教育，特别是对从事有毒有害作业的女性职工开展优生咨询，使其能选择适宜的受孕时机，并可于月经超期时及时进行妊娠诊断。

（三）妊娠期

1. 妊娠早期的职业保健　①早期发现妊娠，及早进行妊娠期保健。妊娠3～8周是致畸的敏感期，早期发现妊娠，可以及早采取预防措施。妊娠3个月才开始孕期保健的做法，不符合妊娠期劳动保健的需要。月经记录卡在及时发现早孕上有一定作用。同时应进行宣传教育，使妇女在月经周期不来时，能及时去医院进行检查，及早诊断是否妊娠，及早进行孕期保健。②一旦确定妊娠，应严格从事《女职工劳动保护特别规定（2012）》附录提出的禁忌范围以外的工作。③妊娠初期出现食欲不振、恶心、呕吐等妊娠反应时，应限制孕妇在有特殊气味或恶臭的环境中从事作业。当症状严重，体重下降明显时，应适当给予休息以防止其发展为妊娠剧吐。

2. 妊娠中期的职业保健　①从事有毒有害作业的妇女，除需进行系统的定期产前检查外，还应进行系统的内科检查，必要时还可进行职业病科室的保健性体检。应针对怀孕职业妇女接触的职业有害因素不同，进行血液及生化以及其他必要的检查。如对工作中接触铅的妇女，进行尿铅或血铅的检查，对从事苯作业的妇女，进行红细胞、白细胞、血小板的检查等。对在早孕期曾接触可疑致畸物的妇女，应进行产前诊断及医学指导。②加强营养，除保证蛋白质和热量的供给外，还必须保证钙、铁、锌及多种维生素的供给。

3. 妊娠晚期的职业保健　重点在于预防妊娠高血压综合征，预防早产及出生低体重，降低围产期死亡率。此时期的保健措施如下：①对工作中接触可疑有发育毒性作用物质的妇女，应按高危妊娠进行管理。②由于妊娠高血压综合征对孕妇和胎儿的危害很大，故对接触相关职业有害因素的妇女，应开展妊娠高血压综合征的预测，以达到预防保健的目的。尤其对年龄在30岁以上的第一胎妊娠的妇女，应作为重点保护的对象。③预防早产：早产儿多伴有低出生体重，对出生后的发育成长不利。为预防起见，妊娠晚期应避免重体力劳动，包括在家务劳动中避免跌摔等外伤及避免过劳。我国在《女职工劳动保护特别规定（2012）》中规定，妊娠满7个月后的女性职工，不得从事夜班劳动或在正常劳动日以外延长劳动时间；女性职工在妊娠期不能胜任原劳动的，用人单位应当根据医疗机构的证明，予以减轻劳动量或者安排其他能够适应的劳动。

（四）产前产后的职业保健

（1）妊娠末期是分娩的准备阶段，此时胎儿发育迅速，孕妇机体负担很大，故产前休息是一个需要注意的问题。我国在《女职工劳动保护特别规定（2012）》第七条中规定，女职工产假为98天，其中产前休假15天。

（2）分娩后，生殖器官及盆底组织的恢复需6～8周，故过去产假时间的规定多以此为据。近年来则较多考虑到哺育婴儿的需要而将产假适当延长。产后休息不足对母体的恢复及乳汁的分泌均有影响，进而可影响乳儿的发育和健康。产假后恢复工作时，应采取逐渐增加工作量的做法，使哺乳母亲能有一个适应工作和育儿双重负担的过程，以免影响母亲的健康和乳汁分泌。

（五）哺乳期

哺乳期职业保健的目的主要在于保证母乳喂养，保护母婴健康。母乳是其他食品不能代替的最佳乳儿食品，因此必须保证乳汁的质量，使其免受污染，并能做到按需哺乳。

（1）由于许多化学物质可自母乳排出，故不得安排哺乳期女工参加有毒作业而影响乳汁质量。哺乳期女工禁忌参加以下作业：①作业场所空气中铅及其化合物、汞及其化合物、锰、镉、铍、砷、氰化物、氯氧化物、一氧化碳、氯、苯、二硫化碳、己内酰胺、氯乙烯、氯丁二烯、环氧乙烷、苯胺、甲醛、氯、溴、甲醇、有机磷化合物、有机氯化合物等有毒物质浓度超过国家卫生标准的作业。②《体力劳动强度分级》标准中第Ⅲ级体力劳动强度的作业。

（2）我国在《女职工劳动保护特别规定（2012）》第九条中规定，有哺乳不满1周岁婴儿的女职工，其所在单位应当在每班劳动时间内给予其1小时哺乳时间，女职工生育多胞胎的，每多哺乳1个婴儿每天增加1小时哺乳时间，且不得延长劳动时间或安排夜班劳动。

（六）更年期

妇女于更年期，卵巢功能衰退，下丘脑-垂体-卵巢轴的神经内分泌调节出现变化，10%～15%的人可出现或轻或重的更年期综合征的症状，可在一定程度上影响工作能力，应注意劳逸结合。接触某些职业有害因素，有可能使妇女出现早发绝经，即于40岁前绝经。这种情况下，更年期症状出现的也早。从事酚、醛塑料生产的女工，人造丝工厂中接触二硫化碳的纺丝女工，早发绝经的发生率较高。更年期妇女对某些职业有害因素的敏感性可增高，或使更年期综合征的症状加重。故对接触工业毒物或噪声的女工，如更年期综合征症状明显而治疗无效时，应考虑暂时调离有毒有害作业。

三、重视女性职业保健服务

如何对职业女性进行职业保健服务，是妇女保健工作中亟待解决的一个问题，对保护女性生殖健康，提高出生人口素质有重要意义。但由于防止职业有害因素对女性生殖健康及胎婴儿发育的不良影响是近二三十年来提出的新课题，许多妇产科医师和妇女保健医师对此尚认识不足，工作中尚缺乏成熟的经验。女性保健工作的基本内容包括个体保健服务及群体保健服务两个方面，女性的职业保健服务同样也包括以个体为对象的常规保健服务及以群体为对象的保健服务。建议从以下几个方面展开女性职业保健服务。

1. 临床工作中重视女性职业保健服务。

2. 积极开展职业因素对妇女生殖健康影响的咨询服务 随着人们优生意识的提高，往往对妊娠前后感染疾病、使用过药物、接触环境或职业有害因素对胚胎发育是否造成不良影响感到担心，而希望医生能给予指导。因此，开展有关职业因素对妇女生殖健康及胎婴儿发育和健康影响方面的咨询服务，已成为当前的社会需要。由于开展这类咨询需要一定的专业知识和技能，有的国家在职业病防治机构中设有妇产科门诊，从事这方面的工作。我国目前已开展的优生咨询门诊，主要为进行遗传咨询。根据提高出生人口素质的需要，应积极开展对接触职业有害因素的职业妇女的优生咨询和保健咨询工作。

3. 加强女性职业保健的健康教育 不仅要对广大职业女性开展健康教育，普及女性职业保健知识，提高她们的自我保健知识。同时还应向社会各界，尤其是工业企业、农业、商业及服务行业各部门的领导，以及负责女职工劳动保护和卫生保健工作的工作人员，进行妇女职业保健的健康教育，动员全社会的参与。如在企业部门，只有当女性职工职业保健成为企业行为时，才能真正取得成效。

4. 职业女性常见妇科疾病防治 有组织地通过定期的妇科疾病普查进行常见妇科疾病的防治，是职业妇女群体保健服务的主要内容之一。《女职工保健工作规定》第十四条规定，对女职工定期进行妇科疾病及乳腺疾病的查治。进行妇科疾病普查的目的，除防治妇科疾病外，还在于可对患有妇科疾病的人进行必要的工作调整，以防止疾病的恶化，保护和促进妇女的健康，这是妇女职业保健服务的一项工作内容。同时通过对妇科疾病人群分布的流行病学分析，寻找出导致某些妇科疾病发生的危险因素，以便研究相应的预防保健对策，提高防治效果。

5. 开展不同职业人群生殖健康状况的监测 不同职业人群，由于劳动特点及职业接触情况不同，对生殖健康的影响也不同。为了有针对性地开展职业保健服务，应对不同职业人群的生殖健康状况进行监测。通过统计分析如自然流产率、早产率、出生缺陷发生率、低体重儿发生率、围产儿死亡率、妊娠高血压综合征发生率及妇科疾病患病率等的指标数据，了解不同职业人群生殖健康状况的特点及其与劳动条件，职业活动特点之间有无联系，以便为她们提供切合实际的职业保健服务。为此，应建立检测制度，对不同职业人群的产育情况、妇科疾病情况进行监测。同时应与劳动卫生部门协作，对工作场所职业有害因素的性质、浓度或强度的变化进行监测。在一些有条件的企事业单位，应积极开展这项工作。

第 9 章　妇女保健与女性生殖健康

妇女是家庭和社会的主要成员，承担着无可替代的生儿育女的责任。维护妇女的身心健康，不仅仅是要通过妇产科提供的临床服务使患者得到及时治疗，而且还要向妇女在一生中各阶段和各特殊时期提供保健服务。对女性个体而言，应采用临床医学的方法满足妇女一生各阶段和特殊生理时期的保健需求，并对疾病进行筛查和早期诊断、早期治疗。对女性群体而言，应采用预防医学的方法来研究影响妇女健康的因素，并实施干预，以促进妇女健康。

第一节　妇女保健概述

一、妇女保健的意义

（一）妇女的生理脆弱性，需要给予保护

妇女的体格不如男子粗壮，身高、胸围及体重都低于男子；女性皮下脂肪较男性厚，而肌肉却不如男性发达；女性的肺活量和握力都比男性小。这些生理差异使得女性在参加职业劳动时受到一定的领域或范围限制。此外，妇女一生中生殖系统的发育和生殖功能的变化非常复杂，按性功能的发育变化可分为幼年期、青春期、生育期、更年期和老年期。其中青春期和更年期是女性一生中的两个过渡时期，青春期是女性性功能从发育到成熟的过渡时期，而更年期是女性性功能从成熟期到衰退的时期。生育期又称性成熟时期，一般大约持续 30 年，女性在此时期要经历诸多特殊生理过程，如妊娠、分娩、产褥、哺乳及生育调节等。若忽略此期的保健对生殖健康的干预，女性生殖系统容易受感染和损伤，会使正常的生理过程发生病理变化。女性生殖系统疾病是一个连续发展的过程，且其发展具有累积性，因此需要按照不同时期女性生理规律，加强女性的保健工作。

（二）妇女承担着人类繁衍的重要使命

妇女是人类繁衍后代的主体，女性的健康直接关系到下一代的健康和出生人口的素质。出生人口的素质与母亲妊娠前后的健康密切相关。而人体生长发育的每一阶段都是以前一阶段为基础，同时影响下一阶段；或是某一阶段的生理、心理和社会需求未得到满足，其不良后果往往是难以弥补的。因此，为提高人口素质，不仅从生命开始形成的最初阶段就要对胚胎进行保护，还要满足妇女妊娠前、产时及分娩后的保健需求。此外，还应该重视妇女婚前、妊娠前的保健和青春期少女的保健，使女性从青春期开始就能得到卫生保健干预，使疾病得到预防和控制，让女性健康地成长为未来的母亲。

（三）妇女的健康是婴儿健康的前提

孕产妇的健康直接关系到婴儿的健康，许多性传播疾病如梅毒、淋病、艾滋病等以及乙型肝炎、衣原体感染可经过胎盘、产道等途径由母亲传给胎儿或新生儿。有报道指出，全球 90%以上婴儿和儿童的 HIV 感染是通过母婴传播的。此外，新生儿在分娩时通过感染的产道吸入或直接接触产道中的病原体分泌物而发生感染，还可在出生后不久的卫生期内受到感染。因此，加强孕产妇的保健工作，对于提高我国后代的身体素质有重要意义。

（四）妇女是社会的基本资源

妇女是家庭的核心力量，他们的健康对家庭其他成员的影响较大。全家的环境好坏，营养安排是否合理，家庭成员患病后能否及时被发现并及早得到诊治和良好的护理，发生意外后能否得到正确的急救处理，都与母亲本人的精力、健康、卫生水平相关。妇女实际上是最基层的卫生员、保健员、营养员和护理员。

妇女也是促进社会发展的重要力量。无论是家庭妇女还是职业女性，在经济发展和人类文明中都起着重要作用。随着经济的迅猛发展，职业女性越来越多，越来越多的女性面临着环境中的有害物质和职业毒物的危害，影响胎儿的正常发育，甚至可引起出生缺陷，影响人口质量。

二、妇女保健的内容

20 世纪 90 年代，随着生殖健康的提出，要求在生命的各个阶段维护好生殖系统及其功能的完好状态，这就要求妇女保健服务的内容从以往的生育期保健扩大到女童期、青春期、孕产期、更年期和老年期，对妇女的每一个生理时期都给予保护。

第二节　女性各期保健内容

一、女童期保健

女童期（female childhood）是指从新生儿期后到青春期早期的阶段，从年龄上来看一般指出生后 28 天至 10 周岁左右。女童是一个国家人口结构中的重要组成部分，其既是儿童又是女性的特殊身份，让她们在现实生活中承受着沉重的负担。对该特殊群体权益的严重忽略所导致的结果和问题都将是社会性的。缺乏知识、技能与自信心的女性不仅不能获得与男性平等的发展机会，其心理与生活上的困境也将进一步折射到其生存的具体环境与其生育的下一代身上，使民族的整体素质与国家的整体素质发展受到影响。因此，女童的权益已引起党和政府广泛重视和关注，颁布了一些法律法规保护女童的权益。如《中华人民共和国宪法》规定"禁止虐待老人、妇女和儿童"；《中华人民共和国刑法》对"奸淫不满十四周岁的幼女的，以强奸论，从重处罚"。《中华人民共和国未成年人保护法》规定了包括女童在内未成年人的权利保护，但对女童的性权利并没有做出专门规定。由于女童的特殊性以及年幼，缺少自我保护意识和能力，因此除了应做好与男童一样的保健工作外，其生殖保健更应当引起全社会的关注。女童期面临的健康问题主要有：①生殖道炎症；②生殖道损伤；③生殖器官畸形或发育异常；④性早熟；⑤生殖器官肿瘤；⑥女童性虐待。

因此，针对女童期面临的健康问题，我们应采取一些必要的、保护女童的保健措施，主要有：

1. 性与生殖健康教育

（1）性别角色：由于人类对性别的自我启蒙是从 2 岁开始，因此女童性教育的重点是强化儿童的性别角色意识，适时进行男、女童生殖器官的解剖生理学知识教育，引导女童具有正确的性自认和性角色意识；适度进行生命由来的教育，如家长和老师可以通过日常生活中她所接触的事物，告诉她地球上很多动物和植物都分为雌雄两性，只有两性的结合才能繁衍后代，让孩子从小就了解性是生命之源的科学知识；顺应儿童身心发展的需要，当孩子抚弄自己的生殖器官或提出性问题时，家长和老师不应逃避回答或羞辱、责难孩子，而是根据其理解程度，由浅入深、恰如其分地予以解答；发现儿童有窥视欲时，要合理引导，避免女童产生性压抑和性神秘感，树立正确的性态度。

（2）性发育前准备教育：对儿童性发育前应当给予一些准备教育，如接近青春期的女童要来月经，月经是怎么回事？来了月经如何办？应当注意什么？

（3）增强抵御性侵犯的能力：幼儿园、学校的基础教育应当注重孩子的安全、自我保护意识的教育，让孩子对自己的身体有充足的知识，如明确告诉女童，身体是属于自己的，身体隐私部位，大人包括父母是不许有意识触摸的；知道哪一种成人的行为是应该避免或报告的；知道如何识别危险的处境，如要远离有精神异常的成年人，远离对女童表现出过分特殊兴趣和亲热的成年人，远离经常找借口单独带她们出去玩的成年人。不随意上陌生人的车，不接受来自陌生人用于交换亲密关系的糖果或钱。遇有可疑情况要立刻躲开，及时告诉家长或监护人。

2. 生殖保健措施

（1）防止生殖道损伤及感染：从小培养小儿养成良好的卫生习惯，不用脏东西擦外阴、不用脏手抓挠外阴、不暴露外阴；每天清洗外阴，不必用肥皂或其他洗液，盆及毛巾专用；女童尽早穿封裆裤，穿棉质内裤，经常更换，不穿紧身牛仔裤或尼龙紧身衣。培养定时排便的习惯，养成饭前、便后洗手，便后由前向后擦拭习惯。保护好娇嫩的外生殖器，避免损伤。注意女童活动场所的安全设施，对儿童进行安全性教育，避免运动时造成下身损伤的可能。家长、监护人、保育员一旦怀疑或确诊自身患有妇科炎症，应及早诊治，避免传染给孩子。

（2）防治女童生殖器官疾病：尽早发现并治疗发育成熟障碍，注意合理膳食，避免女童性早熟；慎重对待女童的生殖器官畸形及缺陷，及时矫治。

（3）避免环境激素暴露：一些流行病学调查研究显示，环境激素类物质对女童的内分泌系统可能产生影响，如暴露于多氯联苯可使女童月经提前来潮；暴露于邻苯二甲酸酯可使女童乳房早发育。目前一些国家开始进行人群中环境激素水平的监测，该项工作对育龄妇女及儿童尤为重要。建立一套适宜孕妇和儿童最常见暴露的环境激素的毒性监测方法，根据监测结果采取有针对性的保护措施，是保护孕妇及儿童避免或减少环境激素暴露的重要手段。

（4）保护女童安全：家庭、学校、社会共同关注女童的安全。家长应加强个人修养，注意树立自己的榜样作用；家庭成员也应当注意自己的行为，不要有重男轻女的思想，不要随意使用暴力等，营造和谐、温馨的家庭氛围。女童在没有监护人照顾的情况下，社会力量应更多地给予女童关照，给女童创造安全的生存条件。家庭、学校和社区开展对女童和监管人的防范意识和相关知识的教育培训，形成一种共同防范的体系。最后要注意促进社会关系平等，提高女童个体权能感和尊严感。

（5）定期进行健康检查：随着社会的进步，人们的生活水平越来越高，但相对而言育儿知识尤其是营养知识缺乏，城市肥胖儿增多，预示着成年后与肥胖有关的疾病患病率会增加；某些农村地区由于营养知识缺乏，会影响儿童的生长发育，尤其是女童还可能损害生殖健康。因此，定期检查身体健康，及时发现儿童发育不良或异常，及时进行干预治疗，是保证女童正常发育、促进身心健康的重要手段。

二、青春期保健

青春期（adolescence or puberty）是人体一生中发育过程突飞猛进的阶段和个体生长发育的最后阶段，是决定个体体格、体质、智力、心理发展水平和社会适应能力的关键时期，是人的生理、心理和社会发展的一个特殊时期，也是妇女保健的重要时期。青春期女性的健康将直接影响到下一代的健康，同时为其壮年和老年的健康打下坚实的基础，因此，青春期女性的保健工作必须得到重视。

关于青春期的定义，是指由儿童期向性成熟期过渡的一段快速生长发育时期，是儿童到成人的转变期。WHO 将青春期年龄范围定在 10～19 岁。女孩的青春期一般在 10～11 岁开始，在 17～18 岁结束。青春期少女面临的主要健康问题有：①青春期性行为和少女妊娠；②青春期少女性侵犯；③青春期功能失调性子宫出血；④青春期多囊卵巢综合征；⑤痛经；⑥闭经；⑦青春期生殖器官发育异常；⑧青春期发育延迟；⑨青春期卵巢肿瘤。

因此，根据青春期少女生理发育的特点和心理行为的特点，以及健康行为方面问题，我们有必要采取措施，以保障她们的身心健康。

1. 加强青春期性教育　性教育是指以性知识和性道德为核心内容的健康教育。进入青春期女孩伴随着"自我意识"和"性意识"的觉醒，或多或少在"性"方面会出现一些问题，尤其是自21世纪以来，青少年性发育成熟年龄提前，巨大的性生理冲动与青少年相对薄弱的道德伦理观念和道德意识之间的矛盾越来越突出，关于性的困惑很多，在男女关系上不正当的行为也较过去有增多现象。因此，青春期也是人生中最需要进行性教育的时期，性教育是青春期教育的核心。

青春期性教育的内容：大致包括性生理、性心理和性道德三个方面。教育内容的安排与选择是以性生理知识为起点，性心理指导为特点，性道德教育为重点。通过性教育使青少年正确认识青春期身心发展变化，注意保护身体，养成卫生习惯，培养他们具有良好的心理素质和道德修养，懂得自尊、自爱、自重、自强，具有自我控制能力，能正确对待男女之间的友谊，珍惜青春年华。

（1）性生理教育：由于过去长期对性的禁锢，一些青春期女孩对性生理发育的急剧变化迷惑不解，陷于恐惧和焦虑之中。因此，应给青春期女孩讲解女性生殖系统的结构和功能、青春期体格发育、第二性征发育、月经初潮及月经病等，消除性的神秘感，从而使青春期少女对自己体征的发展变化做好心理准备。同时，还应掌握青春期生理卫生保健知识和避孕相关知识。

（2）性心理教育：青春期女孩常常对性心理的发育缺乏科学的理解，很容易出现盲目性，容易引起性心理健康问题。因此，也应该给青春期女孩讲解其性心理行为发展所经历疏远异性期、接近异性期和异性恋爱期三个阶段的特点，会出现一些性行为的表现，如自慰行为、性幻想、性梦等。同时，还应掌握青春期性心理健康知识，如性敏感、性焦虑、异性交往问题等，以防止发生性心理疾病。

（3）性道德教育：青春期性道德是指青春期阶段联系和调整男女青少年之间关系的道德规范和行为准则。性成熟是人体生长发育的自然发展过程，而道德不会自然形成，是教育的结果。因此，青春期应重视性道德的教育。男女平等，互相尊重，是青春期性道德的基本要求。青少年要正确对待性别差异，在平时的言行、生活、交往和恋爱中都应该相互尊重，平等交往。发展友谊、真诚帮助是青春期性道德的行为准则。青春期对异性产生的好感是生理、心理发展的自然表现，青少年男女在交往中必须真诚相待、互相尊重和相互帮助，任何虚伪欺诈都难以建立真正的友情。正常的异性交往，任何一个社会或群体都由一定数量的男女组成，伴随着社会的进步和妇女的解放，青春期少男少女间的交往也越来越频繁。由于他们生活的环境和教育条件不同，各有优点长处，因此，在与异性的交往中，应互相学习、互相帮助、取长补短，则有利于青少年全面发展；在待人接物和性格上相互影响和借鉴，可为形成健康的性格提供有利的条件；彼此在思想、感情上互相交流，学会同情他人、理解他人、尊重他人的良好品质。此外，应教育青少年正确处理少男少女之间的感情，认识友谊与恋爱的不同，以及恋爱双方的道德义务与责任，认识早恋、婚前性行为和少女妊娠可能带来的危害等。

2. 防治性传播疾病知识的教育　性传播疾病包括梅毒、淋病、艾滋病，以及各种细菌、寄生虫、原虫、衣原体等感染共20余种，可通过性行为或类似性行为感染病原体而诱发疾病，也可通过输血、不洁血制品途径感染。由于性传播疾病发病与不良性行为有关，因此其防治也是青春期性教育的内容之一。少女应认识到，尽量避免婚外性行为，如有性行为应使用避孕套，观察身体如有异常应立即就医，远离毒品。

3. 营养卫生指导　青春期少女生长发育极其迅速，新陈代谢旺盛和基础代谢率高，对各种营养的需求量远远高于成年人，特别是对蛋白质及热量的需要大大增加，对维生素及矿物质的需要也较成年人迫切。各种营养素的功能在于构成躯体、修补组织、供给热量、补充消耗和调节生理功能等，营养不良不但可使青春期开始延迟，还使其体格发育及性发育不充分。越来越多的证据表明青春期女孩营养不良可导致其子代营养不良和慢性疾病，胎儿（或幼儿早期）营养不良可能增加其以后患某些慢性病的风险，如冠心病、2 型糖尿病和代谢性疾病等，因此，重视青春期女性的营养尤为重要。

（1）蛋白质：是人体生长发育的基础，是构成机体细胞的主要成分。因此，青春期少女应多食入蛋白质饮食，以维持机体的正氮平衡，保证机体生长发育消耗的需求。理想的膳食应包含 8 种必需氨基酸，动物性蛋白及大豆蛋白质所含必需氨基酸的品种较全，比例也较合适。生长发育期的青少年对蛋白质的需要量为 2～4g/kg。蛋类、牛奶、瘦肉、鱼类、大豆、玉米等食物均含有丰富的蛋白质，混合食用可使各类食物蛋白质互相补充，营养得到充分利用。

（2）热能：青春期体内合成代谢增加，跃进式的生长使机体对热能的需要达到一生需要的高峰。热能主要来源于碳水化合物（60%～65%）、脂肪（20%～25%）和蛋白质（15%～20%），由各类食物提供。青春期女孩对热能的需要量与生长速度成正比，所需的热能比成年人多 25%～50%，加之青少年活动量大，基本需热量高。因此，青春期少女必须保证足够的主食摄入量，并且增加热能中蛋白质的比例。

（3）维生素：调节人体物质代谢，是维持人体正常生理功能和生长发育的重要营养素，它不仅可以预防某些疾病，还可以提高机体免疫力，因此，应保证供给充足。维生素 A、维生素 E、维生素 C 供给量与成人相同，由于骨骼的迅速增长，维生素 D 供给量在青少年初期仍维持在学龄儿童的需求量，随年龄增长至 16 岁后与成人相同，叶酸在 DNA 合成上的作用使之在青春期机体迅速增长时需要注意充分摄入。人体所需的维生素大部分来源于蔬菜和水果。芹菜、豆类等含有丰富的 B 族维生素，山楂、鲜枣、番茄及绿叶蔬菜含有丰富的维生素 C，而维生素 A 和 D 主要来源于动物肝脏及奶、蛋、鱼类食品。

（4）矿物质：是人体生理活动必不可少的营养素。人体的矿物质可分为常量元素（钾、钠、钙、镁、磷、硫、氯）和微量元素（铁、铜、锌等）两类。

1）钙：参与骨骼和神经细胞的形成。青春期女孩骨骼发育需要较大量的钙，应多吃奶、豆制品和鱼、虾等含钙多的食物。根据国外研究，青春期平均每天需存留钙 300mg，如以食物钙吸收率为 30% 计算，则在此骨骼生长最活跃阶段，至少每天需要钙 1000mg。

2）铁：是血红蛋白的重要成分。如果膳食中缺铁，就会造成缺铁性贫血，特别是青少年女性，每次月经丢失约 50ml 血液，铁也随之丢失，因此，每天要补充 16～30mg 铁，多吃含铁量高的动物性食品，以及富含维生素的食物以促进食物铁的吸收。

3）碘：是构成甲状腺素的重要微量元素。碘缺乏会影响甲状腺素的生成，严重影响生长发育，青春期女孩生理上需碘量加大，应多吃含碘丰富的海产品如海带、紫菜等。

4）锌：是体内许多代谢酶的组成成分和活化剂，在蛋白质合成中有十分重要的地位。身体处于生长旺盛期的女孩对锌需要量也加大，我国规定青春期少女每天膳食中锌的摄入量应达到 9～15mg，含锌丰富的食物有动物肝脏、海产品等。

（5）水：青少年体内总液量比成年人多 7%，加之活泼好动，需水量高于成年人，每天摄入 2500ml 水才能满足人体代谢的需要，所以青少年还需养成多饮水的习惯。

总之，青春期女孩应合理安排饮食，补充足够的热能和蛋白质，合理补充碳水化合物、脂肪、矿物质和维生素类物质，做到膳食结构科学、营养均衡。同时应培养良好的饮食习惯，三餐应定时，少吃零食，饮食要多样化，不要偏食、挑食，不要受情绪影响或暴饮、暴食，或不食，更不要盲目节制饮食以减肥。

4. 注意经期卫生保健　月经是指伴随卵巢周期性变化而出现的子宫内膜周期性剥脱及出血，并从阴道排出的过程。月经期由于子宫内膜剥脱，血管断裂形成创面，宫颈口微开，阴道正常酸性分泌物被经血冲淡，减弱了抑制细菌生长繁殖的防御能力，而盆腔充血等致使生殖器官局部防御功能下降，加之经血本身就是一个很好的病原体培养基，如此时不注意卫生，细菌很容易上行侵入生殖器官。同时，由于月经期间大脑兴奋性降低，全身抵抗力较差，机体容易疲劳，也容易发生受凉感冒或患其他病症。所以，应指导少女在月经期注意卫生保健。

（1）注意卫生、预防感染

1）注意经期用品卫生：要用消毒、柔软的卫生巾或卫生纸。月经带或月经垫、内裤要保持干净，勤洗勤换，洗后置于太阳下晒干，之后用干净布包好备用，不放在阴暗潮湿处；内裤最好是通风透气性良好的棉织品。青春期不宜使用内装式用品或阴道棉塞，以防损伤处女膜，避免遗留而引起感染甚至中毒性休克综合征的发生。

2）保持外阴清洁：应每天用自己专用盆盛干净的温水，用专用毛巾清洗外阴，下身不要泡入水中，洗澡禁盆浴而宜淋浴，防止上行感染。大、小便后用手纸时要由前向后擦，避免把肛门周围的细菌带到外阴处。

3）禁止游泳和性交：游泳和性交可使病原体进入阴道引起感染，同时由于性交刺激致盆腔充血，可使经血增多或经期延长，还可导致经血逆流引起子宫内膜异位症，因此经期应禁止游泳和性交。

4）防止医源性感染：经期如无特殊情况，应禁止做经阴道B超、宫腔镜等检查及宫颈、阴道手术，如冷冻、电灼、激光和微波等，防止医源性感染发生。

（2）保持乐观和稳定的情绪：经期因内分泌改变、盆腔充血及前列腺素的作用，在经前数天或经期出现下腹部及腰骶部下坠不适或子宫收缩痛、头痛、疲乏、嗜睡、水肿、乳房胀、情绪波动和低落、易怒以及腹泻等胃肠功能紊乱症状均为正常现象，不必过分紧张。应保持心情舒畅，自我调节情绪，这样可以减轻经期不适感，也能防止月经失调。

（3）劳逸结合，适量活动：避免过度劳累，注意适当休息，保持充足睡眠，以增加抵抗力。经期应避免重体力劳动和剧烈的体育运动，少做增加盆腔血液循环的运动（如长途骑自行车、长跑等），否则可造成经血量增多，经期延长等。同时，适当地进行一些轻松的活动，如做广播体操、散步及一些家务劳动等，以促进血液循环，使经血保持通畅，减轻盆腔充血和下腹和腰骶部坠胀感。

（4）注意保暖，避免寒冷刺激：经期身体抵抗力下降，盆腔充血，要注意下腹及下肢的保暖。避免淋雨、涉水、游泳，不用冷水洗澡、洗头、洗脚，不下水田或长时间在冷水中劳作等，不要在阴冷潮湿的地上坐，不要过多进食冷饮，以免刺激子宫和盆腔引起血管收缩，导致痛经或月经减少或突然停止以及其他月经不调症状。

（5）加强营养，饮食清淡：经期饮食宜清淡，不宜饮酒以及进食生冷、辛辣刺激性食物，同时应避免喝绿茶，因为绿茶内的鞣酸会影响铁的吸收。加强营养，多吃易消化吸收的食品，多吃蛋、瘦肉、豆制品、蔬菜、水果等富含蛋白质、铁和维生素C的食物，以防缺铁引起贫血等；同时多喝开水，增加排尿次数，保持大便通畅，减少盆腔充血。

（6）做好月经周期的记录：建立月经卡，记录月经周期、经期、经量和白带的变化，通过记录可观察自己月经是否正常及其规律性，同时也便于做好经前的准备。正常月经周期一般为21～30天，平均28天；经期2～8天，平均4～6天；经量20～60ml。如果发生异常，应当去找医师就诊或咨询，以便及时发现原因，切忌滥服激素类药物，以免造成更严重的月经紊乱。

5. 注意乳房保健

（1）少女不应束胸。处于青春期发育阶段的少女千万不要穿紧身内衣，束胸对少女的发育和健康有很多害处：①使心脏、肺脏和大血管受到压迫，影响机体内脏器官的正常发育；②影响胸式呼吸，使胸部不能充分扩张，肺组织不能充分舒展，影响全身氧气供应；③压迫乳房，使血液循环不畅，产生乳房下部血液淤滞而引起疼痛、乳房胀或不适，甚至造成乳头内陷、乳房发育不良，影响健美并造成将来哺乳困难。

（2）佩戴合适的胸罩。在乳房发育基本定型后，要指导少女及时选戴合适的胸罩。一般女孩长到15岁左右乳房发育基本定型时，或者用软尺测量从乳房上缘经乳头到乳房下缘的距离＞16cm时就应佩戴胸罩。选佩胸罩时应注意：①大小合适，不松不紧，肩带较宽、不宜过紧，尽可能装上可以调节的松紧带，佩戴后应感到舒适而无压迫紧束感；②选择柔软、透气好、吸湿性强的棉布制品为宜；③根据自己的体型、胖瘦、季节和乳房生长发育变化情况而随时更换；④勤洗勤换，保持清洁；⑤晚上睡觉时把胸罩取下，否则会影响循环、呼吸及睡眠深度；⑥坚持佩戴，持之以恒。

（3）自查乳房。①检查时间，应每月自查一次乳房，可及时发现乳腺有无疾病，时间选择在月经过后不久，因为在月经来潮前，可能有部分乳腺小叶因充血而肿大易误认为肿块。②检查方法，自查乳房时应当全身放松，一是要查看乳房外观有无变化；二是触摸乳房是否有包块；三是挤压乳头查看有无分泌物出现。自检触摸乳房的方法：采取坐姿或平躺，检查左侧乳房时，用右手指腹以旋转或来回滑动方式，按顺时针方向由外侧开始进行一周；检查右侧乳房时，以同样方式，但沿逆时针方向进行。注意不要用手指去捏乳房。发现异常及时就诊：若发现乳房过小或过大、双侧乳房发育不均、乳房畸形及乳房包块等现象，不必惊慌失措，应及时到医院就诊。

（4）加强营养与锻炼，讲究卫生。①加强营养：乳房发育很大程度受遗传因素的影响，但后天的营养也有助于乳房发育。科学、均衡膳食，获得全面营养，可促进身体和乳房发育。乳房组织中脂肪居多，盲目减肥，不适当地限制饮食，特别是限制脂肪的摄入，可造成营养不良，导致乳房发育不良。②加强锻炼：加强胸部和上臂的锻炼，如经常游泳、打球，做扩胸运动等，可促进这些部位的肌肉发达，增强其血液循环；经常唱歌增加肺活量，有利于胸廓发育，也助于乳房发育。③讲究卫生：由于内分泌的原因，在月经前后可能有乳房胀痛、乳头痒痛现象，这时不要随便挤弄乳房、抠剔乳头，以免造成破口而发生感染；乳晕上有许多腺体会分泌油脂样物质，它可以保护皮肤，也会沾染污垢，产生红肿等，因而要保持乳房的清洁卫生。

三、孕产期保健

孕产期保健（maternal health care，MHC），是从生命的准备阶段即受孕前的准备阶段开始，到新生儿的早期阶段，包括孕前、孕期、分娩期和产褥期的全程保健。

（一）孕前保健内容

1. 孕前卫生指导

（1）身体生理条件的准备：计划受孕夫妇应在双方都处于精力旺盛、身心放松的条件下进行。在疾病活动期如活动性肺结核、甲状腺功能亢进、急性肾炎等应该避免受孕，待疾病治愈后，在专科医生的指导下受孕。

（2）培养健康的生活方式

1）合理营养，注意膳食平衡：注意蛋白质、脂肪、维生素和微量元素的摄入，不偏食，食用加碘盐。补充叶酸对预防神经管畸形有重要意义。培养良好的饮食习惯，注意饮食卫生，避免食用变质食物。

2）戒烟戒酒：烟草中含有大量对身体健康有影响的物质如尼古丁、氢氰酸、一氧化碳等，不管是主动吸烟还是被动吸烟，都会对生殖细胞和胎儿的发育造成影响，因此欲生小孩的夫妇应避免吸烟。另外，有研究表明，酒精对生殖细胞也有不良影响，酒后受孕及男性大量饮酒会增加胎儿发生酒精综合征的风险。

3）远离宠物：宠物有可能会含有弓形虫，孕妇感染弓形虫后会增加流产和胎儿发生畸形或生长迟缓的风险。因此，家里有宠物者在计划受孕时应把宠物寄养出去，避免接触。

4）不要熬夜，养成合理规律的生活作息习惯。

5）注意避免感染：孕前检查 TORCH，梅毒感染者应抓紧时间做正规治疗。没有感染过风疹病毒和乙肝病毒表面抗体阴性者，应在怀孕前 3 个月至半年内接种风疹和乙肝疫苗。

（3）调整避孕方法：决定计划怀孕后，应调整避孕方法。如用口服避孕药避孕的应停药；用宫内节育器避孕的应取出宫内节育器；用长效避孕药物者，则需要停药半年以后再受孕。

（4）选择受孕年龄：要避免在 18 岁以前及 35 岁以后过早和过晚生育。过早生育，母体发育不成熟，妊娠并发症发病率高。在 35 岁以后生育，子女患有先天疾病的概率增加。

2. 孕前咨询　在孕前卫生保健的基础上，孕前咨询的服务对象主要是针对曾经生育过出生缺陷或是有过异常妊娠史的家庭，评估本次妊娠发生出生缺陷的风险。

（二）孕期保健内容

孕期是指从妊娠开始至胎儿临产的整个过程。孕期保健的主要内容有：

1. 孕期营养　孕期母亲的科学营养，可以降低低出生体重儿的发生率；由于营养过剩，造成的巨大儿成为更常见的问题，因此妊娠期间必须注意各种营养素的均衡摄取，将孕妇及胎儿的体重控制在一个合理的范围内。

（1）能量：孕期能量需要量与孕妇的基础代谢率，孕前体重、孕期体重增加、体力活动情况和妊娠时期有关。估计在怀孕 40 周的时间需要额外增加 80 000～85 000kcal 的能量，平均每天需要增加约 300kcal 的能量。孕期能量的需求建议在原有的基础上，孕早期维持不变或增加 100～150kal 能量，孕中晚期则每天增加 200～350kal 能量。①碳水化合物：占总需能量的 40%，应少食多餐（分为三正餐，三加餐），摄入生糖指数较低的碳水化合物。②蛋白质：占总需能量的 30%。孕期蛋白质参考摄入量（RNI）为孕早期在原有的基础上增加 5g/d，孕中期增加 15g/d，孕晚期增加 20g/d。提供蛋白质的食物最好以肉、蛋、禽类为主，首选鱼类。③脂类：占总需能量的 30%。孕期对必需不饱和脂肪酸需求量增加，含不饱和脂肪酸的食物有葵花籽、坚果类、大豆油、谷物油、鱼虾、鸡蛋黄、肉等。在孕期亚油酸的参考摄入量（RNI）为 13g/d，亚麻酸 RNI 为 1.4g/d，推荐比例为 4：1～6：1。亚油酸富含于所有的植物油中，DHA 对胎儿脑部和视网膜发育较重要，富含于鱼类和蛋类。另外，据研究，反式脂肪酸对母儿健康有害无益，它主要存在于人造奶油、重油食物、烘制食物和油炸食物中，胆固醇孕期摄入量建议<300mg/d。④膳食纤维：对人体健康有重要作用，孕期膳食纤维的 RNI 为 28g/d，膳食纤维富含于粗粮如大麦、荚豆等中。

（2）矿物质：①铁剂，补充铁剂时，不能与钙剂同服，否则会影响铁剂的吸收。有研究证实维生素 C 可使三价铁还原为二价铁，因此建议补铁的同时补充维生素 C。孕中期膳食铁适宜摄入量为 25mg/d，孕晚期为 25mg/d。②钙及维生素 D，孕中晚期维生素 D 的参考摄入量 10μg/d（1μg=40IU），人体 90%以上的维生素 D 来源于适宜的阳光照射。天然食物中维生素 D 来源并不广泛，维生素 D_2 主要存在于菌菇类，维生素 D_3 在鱼肝油中含量最丰富，其次是蛋黄、牛肉等。钙在孕早期、孕中晚期和哺乳期的 RNI 分别为 800mg、1000mg、1200mg。奶制品是孕期补钙最好的食物来源。

（3）维生素：①维生素 C 和维生素 E。目前没有证据表明孕期常规补充维生素 C 和维生素 E 是有益的。②维生素 A，中国营养学会推荐孕妇维生素 A 摄入量每天不超过 3300IU。③叶酸，叶酸对预防胎儿神经管畸形有重要作用，建议孕前 3 个月开始补充叶酸，整个孕期持续补充叶酸，孕期叶酸的 RNI 为 600μg/d，可耐受最高摄入量为 1000μg/d。

2. 孕期监护　主要是定期进行产前检查，产前检查越早越好，一闭经就要尽早检查。一般怀孕 3～7 个月，每月检查 1 次；怀孕 8～9 个月，每 2 周检查 1 次；怀孕最后一个月，每周检查 1 次，如有异常情况随时检查。

3. 孕期常见疾病的自我保健

（1）妊娠呕吐：是孕早期主要的症状，主要表现为恶心、呕吐和厌食，属于正常生理反应，一般在 3 个月之后可自行消失，也可给予口服维生素 B_6 10～20mg，每日 3 次。但对于妊娠剧吐者，应到医院做相关检查。

（2）阴道流血：确定妊娠后，一旦发现阴道流血，应及时去医院检查。

（3）腰背痛：大部分孕妇在妊娠 5～7 个月时发生，而且晚上症状较重。合理休息可以明显缓解该症状，推拿按摩脊柱可以有效缓解疼痛。必要时去医院诊治。

（4）便秘：应养成定时排便的习惯，多吃新鲜蔬菜和水果，必要时可用开塞露。禁用硫酸镁。

（5）妊娠水肿：常见于足部。孕妇应减少盐分摄取，抬高水肿的肢体，穿宽松的鞋袜。快速明显的水肿，可能是子痫前期的先兆，应尽快就医。

（6）贫血：绝大多数妊娠贫血的原因是缺铁性贫血，所以应用铁剂治疗，可给予硫酸亚铁 0.6g、维生素 C 300mg、乳酸钙 1g 口服，每日 3 次。补充铁剂的同时要注意优质蛋白的补充，并应注意与钙剂分别服用，若两者同时服用，铁剂的吸收率会明显下降。

4. 高危妊娠的自我保健　高危妊娠是指对母亲或胎儿有较高危险性的妊娠。它直接危害着母亲及胎儿的健康和生命安全。

（1）高危妊娠的范畴：高危妊娠的情况很多，主要有以下几种。

1）年龄、身高、身体素质方面具有危险因素的孕妇：年龄小于 18 岁或大于 35 岁的孕妇，怀上染色体不正常胎儿的概率较大，早产机会较多，容易发生妊娠期并发症，如糖尿病、高血压等。由于骨骼及生理因素，高龄孕妇顺产的机会也可能降低，新生儿遗传缺陷发生率明显增高。身高在 140cm 以下，体重不足 40kg 或超过 85kg，骨盆狭窄的孕妇发生难产的危险性增加。肥胖孕妇妊娠期并发症较多，如妊娠高血压综合征等。幼年及青少年时期患过影响骨骼发育疾病（如维生素 D 缺乏病、结核病等）的孕妇、有生殖道畸形的孕妇容易出现骨盆狭窄、产道异常而影响产程的正常进展，对产妇和胎儿造成不良影响，如产程延长、胎儿窒息等。此外，营养状态比较差、有遗传病家族史的孕妇都有可能发生高危妊娠。

2）有过不良孕产史的孕妇：如有过流产、早产、死产及新生儿死亡经历的孕妇；分娩过巨大儿及低出生体重儿、先天性畸形儿的孕妇；有手术产（产钳、剖宫产等）、子痫史的孕妇；曾患不孕症但经过治疗怀孕的孕妇；妊娠期有过阴道出血的孕妇，再次妊娠时发生危险的概率增加。

3）孕前即患有某些较为严重的内科疾病的孕妇：如原发性高血压、心脏病、糖尿病、肾脏病、肝炎、贫血、血液病、甲状腺功能亢进等疾病的孕妇。

4）妊娠早期曾用过某些对胎儿有影响的药物、有过病毒性感染、接触过放射线等对胎儿有致畸作用的物质的孕妇。这些孕妇容易生出畸形儿或有先天性疾病的新生儿，甚至出现早产、流产或死产。

5）患有妊娠合并症的孕妇：如妊娠高血压疾病和妊娠合并心脏病。另外，胎儿原因及产时母体原因也可引起高危妊娠，如胎位不正、胎儿过大或过小、胎儿宫内窘迫、胎儿宫内生长受限，过期妊娠以及胎盘早剥、前置胎盘、产时母亲大出血、感染等均可危及母儿健康。

（2）高危孕妇应注意的问题

1）在指定的条件较好的医院或保健机构进行产前检查。

2）和医生充分合作，如实反映病情，严格地执行医嘱。

3）学习一些自我保健知识，如胎动计数、宫底高和腹围测量、听胎心、体重测量、血压测量等，做好孕期自我监护。

4）饮食应按医嘱，并注意适当休息，采取左侧卧位。

5）若有胎动、胎心异常等缺氧现象，应及时去医院检查，并在医师指导下进行定时吸氧，每日 2～3 次，每次 30 分钟；输注葡萄糖、维生素 C 及多种必需氨基酸等，或采取其他措施，以提高胎儿对缺氧的耐受力。

6）定好分娩计划，对阴道分泌有困难或难以胜任阴道分娩的产妇择期做剖宫产。高危妊娠的孕妇和新生儿的发病率及死亡率均明显高于正常妊娠。所以每位怀孕的母亲均应定期到医院检查，配合高危妊娠的筛选，进行系统孕期管理，做到早预防、早发现、早治疗，及时有效地控制高危因素的发展，防止可能导致胎儿及孕妇死亡的各种危险情况出现。以保证母亲及胎儿顺利地度过妊娠期和分娩期。

5. 注意孕期卫生

（1）避免接触不良因素：整个孕期应注意防止各种有害因素的影响，尤其是早孕阶段，这一阶段是胎儿大多数器官形成的时期，对各种有害因素敏感性大，要尽量避免接触放射线、有害的化学制剂及烟酒等，预防病毒感染，以免发生胎儿畸变、流产、早产、发育迟缓和死胎。

（2）精神卫生：孕妇应保持心情愉快。避免过度紧张与忧郁。可以适当参加公共文娱活动或听轻音乐。产前检查时医务工作者要给予孕妇有关妊娠、分娩生理常识的宣教，使孕妇对妊娠、分娩有正确的认识，消除顾虑和恐惧。

（3）注意劳逸结合：健康孕妇可以照常工作，但应避免重体力劳动或过度疲劳，特别是妊娠早期和妊娠末期，以预防流产或早产。妊娠 32 周后，应避免值夜班及进行长久蹲位劳动。孕期要保证足够的睡眠，每天不少于 8～9 小时，妊娠后期应安排午间休息。适当的户外活动，如散步或体操运动有利于身心健康。

（4）居室卫生：居室要保持空气流通，阳光充足，清洁舒适，防潮湿及环境污染。被褥要勤洗晒，保持清洁。

（5）衣着：衣着应宽大舒适，注意寒暖适宜。束带不可太紧，以免影响血液循环，孕妇因身体重心前移，不宜穿高跟鞋，以免增加腰部负担，导致腰酸、腿痛，甚至影响胎儿先露入盆，应穿平底轻便鞋。

（6）清洁卫生：孕妇汗腺和皮脂腺分泌旺盛，阴道分泌物增多，应每日清洗外阴部，并勤洗澡、更衣，保持皮肤清洁。孕期宜用淋浴，不宜盆浴，尤其是妊娠晚期，以免污水进入阴道造成感染。

（7）性生活：孕期性生活应节制。妊娠 12 周以内及妊娠 32 周以后，均应避免性生活，以防流产、早产或产后感染。

（8）乳头护理：孕期要重视乳头护理，为产后哺乳做好充分的准备。如乳头凹陷者应经常用手轻轻牵拉乳头，以纠正凹陷。妊娠后期每天用肥皂和温水擦洗乳头，增加乳头皮肤的抵抗力，以免哺乳时乳头皲裂。乳头上如有痂壳，可先用油类浸软后再用肥皂和温水洗净。乳房应以乳罩托起，但不宜过紧。

（9）孕期用药：应慎重。凡是能引起子宫收缩和对胎儿有毒害及致畸的药物应避免使用。孕 12 周内更应注意，如需用药，应在专科医生的指导下进行。

（三）分娩期保健

分娩期保健（health care delivery）是从临产开始到胎儿娩出期间的各种保健措施及处理，这段时间虽短，但非常重要和复杂，是保证母婴安全的关键时期。

分娩期保健的重点是提高产科质量，避免母婴产伤，保证分娩期的母婴安全。临产前医务人员会根据产程进展情况，决定分娩方式。医务人员应严格执行各产程常规、全产程观察、绘产程图，及时发现异常并及时处理。通过胎心、胎动、羊水颜色或胎儿监护仪来了解胎儿有无缺氧，及早预防胎儿及新生儿窒息。提高接生技术，做到防滞产、感染、出血、窒息及产伤，以做到安全分娩。

对高危产妇更应专人管理分娩监护。与儿科共同应对新生儿抢救、复苏、保暖，高危新生儿重点监护。能否顺利分娩，孕妇的心理状态起着关键作用，临产前、临产中要情绪稳定，尽量放松，照常饮食，抓紧休息。丈夫尽量多安慰妻子，配合医护人员，正确使用产力，一般都能顺利度过产期。

（四）产褥期保健

产褥期（puerperium）指从胎盘娩出至产妇全身各器官除乳腺外逐渐恢复到未孕状态所需的一段时期，通常为42天。产褥期保健的内容可分为住院期保健、产后访视及产后42天健康检查三部分。

1. 住院期保健

（1）正常分娩的产妇至少住院观察24小时，及时发现产后出血。

（2）加强对孕产期合并症和并发症的产后病情监测。

（3）创造良好的休养环境，加强营养、心理及卫生指导。

（4）做好婴儿喂养及营养指导，提供母乳喂养条件，进行母乳喂养知识和技能、产褥期保健、新生儿保健及产后避孕指导。

（5）产妇出院时，进行全面健康评估，对有合并症及并发症者，应当转交产妇住地的医疗保健机构继续实施高危管理。

新生儿住院期间保健要点：①新生儿出生后1小时内，实行早接触、早吸吮、早开奶；②对新生儿进行全面体检和胎龄、生长发育评估，及时发现异常，及时处理。做好出生缺陷的诊断和报告；③加强对高危新生儿的监护，必要时应当转入有条件的医疗机构进行监护和治疗；④进行新生儿疾病筛查和预防接种；⑤出院时对新生儿进行全面健康评估。对有高危因素者，应转交当地医疗机构实施高危新生儿管理。

2. 产后访视

（1）产后访视时间：产后3～7天、28天分别进行家庭访视1次，出现母婴异常情况应当适当增加访视次数或指导及时就医。

（2）产妇访视内容：①了解产妇精神心理状态；②了解产妇分娩情况、孕产期有无异常及诊治过程；③询问一般情况，观察精神状态、面色和恶露情况；④监测体温、血压、脉搏，检查子宫复旧、伤口愈合及乳房有无异常；⑤产妇在妊娠期有合并症或并发症时，应作出相应的复查和处理；⑥提供喂养、营养、心理、卫生及避孕方法等指导。关注产后抑郁等心理问题。督促产后42天进行母婴健康检查。

（3）新生儿访视：①了解新生儿出生、喂养等情况；②观察精神状态、吸吮、哭声、肤色、脐部、臀部及四肢活动等，必要时检测黄疸指数；③听心肺，测量体温、体重和身长；④提供新生儿喂养、护理及预防接种等保健指导。

3. 产后42天健康检查

（1）产妇：①了解产褥期基本情况；②测量体重、血压，进行盆腔检查，了解子宫复旧及伤口愈合情况；③对孕产期有合并症或并发症者，应当进行相关检查，提出诊疗意见；④提供喂养、营养、心理、卫生及避孕方法等指导。

（2）婴儿：①了解婴儿基本情况；②测量体重和身长，进行全面体格检查，如发现出生缺陷，应当做好登记、报告与管理；③对有高危因素的婴儿，应进行相应的检查和处理；④了解新生儿先天性疾病的筛查结果，指导相应的治疗；⑤检查新生儿的脐带情况：是否脱落，脐带四周是否有红肿及分泌物；⑥提供婴儿喂养和儿童早期发展及口腔保健等方面的指导；⑦了解预防接种情况。

四、更年期保健

更年期（climacteric period）是指妇女从生育期过渡到老年期的一段岁月，也是绝经期前后内分泌环境异常变动的时期，通常开始于 45 岁左右。女性更年期保健的主要内容有：

1. 加强自我精神调理　人体是心理和生理的统一的整体，两者相互作用、相互影响，人类的健康不仅仅是躯体的健康，还包括心理的健康。良好的心理状态有益于健康，并有助于病情的缓解与治愈。女性进入更年期阶段，标志着人生已经开始步入中老年时期。在此时期，妇女不但要面临卵巢分泌雌激素衰退导致的种种身体和心理上的不适，同时也面临着如老人赡养、子女入学就业、事业上激烈的竞争等巨大的生活工作压力。这些都给更年期妇女带来沉重的心理负担，导致情绪不稳、心情抑郁，从而出现悲观、忧郁、烦躁不安、失眠、神经质等表现。而不良的心理卫生状况，又可以进一步加重身体上的不适。许多事例说明，健康的心理和乐观的情绪，常常是战胜疾病的有力武器。

（1）做好心理准备，迎接更年期的到来。

在更年期到来前后，女性应当主动学习更年期相关的知识，了解更年期是每一个妇女必须经历的一段时期，人体为了适应这段时期可能会有某种程度的不适，它是一种暂时现象，经过一段时间的调整和适应后症状大多可以自然消失。这是一个不以人的意志为转移的自然规律。如果处于更年期的妇女不了解有关更年期的生理和心理方面的科学知识，往往会产生恐惧感和紧张感，害怕身体会有一些大的疾病，而这种负面情绪反过来又会进一步加重更年期的症状。因此，了解和掌握一些女性更年期的知识，有助于提高自我控制能力，可以有意识地去控制更年期的各种症状，对于症状带来的苦恼，要善于自我宽解、自我调适，使机体功能早日恢复平稳。切忌盲目疑虑，无休止地寻找和探求自己身上所出现的任何一点不适，以免食不甘味、睡不安席。

（2）保持心态平衡，进行自我心理调节。

传统中医认为"怒伤肝、喜伤心、忧伤肺、思伤脾、恐伤肾"，从生理学和心理学的角度讲，每一种过度的不良情绪都可以严重损害我们的身心健康。所以平稳的心态对保持自我健康非常重要。进入更年期的女性，要学习培养乐观开朗的性格，凡事以健康、良好的一面看待问题，学会自我控制情绪，以豁达的胸怀面对社会，以应对各种心理、社会的刺激，维护身心健康，这样就不容易受不良情绪的袭扰。

（3）加强心理卫生咨询，减轻社会心理因素对更年期症状的影响。

更年期女性因为雌激素水平下降，大脑皮质抑制能力减弱、兴奋过程不稳定，容易出现焦躁不安、失眠、偏执、健忘、性情怪僻、容易猜疑、敏感、情绪低落、絮叨多语、无端烦恼和恐惧等抑郁和焦虑的表现。这些不良的心理环境，需要在家人、朋友和医生的关怀和帮助下，通过自我调整来进行纠正。自我调整的方法除了保持乐观舒畅的心态外，良好的生活习惯、和谐的人际关系也非常重要，同时，还要注意避免和消除可以引起心理紧张的各种刺激因素。当自我心理调节不能很好地解决上述心理问题的时候，必须求助于专业的心理医生，通过心理健康咨询和必要的药物缓解心理症状。切忌因猜忌、恐惧、防范等心理而忌讳就医。

2. 保持健康的生活方式

（1）注意科学、合理的营养。均衡的营养对更年期妇女非常重要。更年期妇女随年龄的增长，基础代谢率逐渐降低，相对活动量减少，因而绝经后妇女更易发生高脂血症、动脉粥样硬化、心肌缺血、心肌梗死、高血压等心血管疾病。同时，停经妇女由于缺乏雌激素，造成骨质加速流失，骨质疏松发病率明显增加。因此，妇女在更年期的饮食应该以低脂肪、低糖并富含蛋白质、维生素和纤维素为原则。

1）适量摄取优质蛋白质：更年期妇女摄入蛋白质的原则是质优量足。要选择进食富含优质蛋白质如豆类、牛奶、鱼类等。更年期妇女，每日蛋白质摄入量应为每千克体重 1.5～2g 为宜。

2）控制脂肪摄入：更年期妇女摄入过多脂肪，容易导致肥胖。同时容易导致高脂血症、高血压、冠心病等慢性疾病。所以，更年期妇女应适当控制脂肪摄入量。因动物脂肪和动物油中含饱和脂肪酸较多，其利用价值较低，应少食；植物油含不饱和脂肪酸多，可以有效降低心血管疾病的发生，利用价值又高，应多食。

3）要摄入足量的维生素：维生素是维持身体健康、促进生长发育和调节生理功能不可缺少的营养素，故更年期妇女各种维生素的供给量要足。

维生素 A 能维持视力和上皮组织健康，能促进生长发育和提高免疫功能。维生素 A 含量较丰富的食物有菠菜、苜蓿、豌豆苗、红心甜薯、胡萝卜、青椒、南瓜等。维生素 D 可促进钙、磷在肠道吸收和沉积于骨、牙中，有利于骨质硬化，同时促进骨质对钙的利用，更年期妇女每日供给量为 5μg。含维生素 D 丰富的食物有牛奶、蛋黄、禽类、动物肝脏及大豆制品。必要时还可以补充浓缩鱼肝油丸。需要强调的是，紫外线照射对活化维生素 D 的合成至关重要，补钙、维生素 D 时不要忘了适宜的阳光照射。维生素 E 在体内有抗氧化作用，可防衰老和防癌变。富含维生素 E 的食物有麦芽、大豆、植物油、坚果类、绿叶蔬菜等。更年期妇女每日供给量为 12mg。B 族维生素大多是重要的辅酶，它们直接参与体内代谢。对人类更年期妇女每日维生素 B_1、维生素 B_2 的供给量为 1.3mg。含 B 族维生素较多的是糙米、豆类及绿叶蔬菜等。

维生素 C 能保持毛细血管的韧性，能促进铁质吸收，可增强机体抵抗力和免疫力。维生素 C 普遍存在于蔬菜、水果中。更年期妇女每日供给量为 60mg。

4）适量摄取矿物质：矿物质和人体活动、新陈代谢、免疫功能、生长、老化等有非常密切的关系，其中由食物摄取及补充的矿物质较为安全，比较不会造成过量的问题。

钙：更年期妇女特别容易有发生骨质疏松的危险，平时注意饮食中增加钙的摄取，可以预防和减轻由于钙摄入不足而引起的骨质疏松。富含钙的食物有牛奶、乳制品、虾皮、鱼骨和肉骨、豆类、水果、海带、木耳、芝麻酱等，可合理选择、搭配合用。不过要注意在食用含钙丰富的食物时，应避免含草酸高的食物，如菠菜、油菜、竹笋等，因为草酸容易与钙结合形成草酸钙，妨碍钙的吸收。烟、酒或碳酸饮料（可乐、汽水）都会妨碍钙质吸收，应避免。

铁：是血红蛋白的主要成分，更年期妇女由于月经发生紊乱，月经过多时常有贫血症状发生。铁质的补充自是不可忽视，这时应多摄取蛋类、豆类及深色蔬菜。

锌：在促进新陈代谢、维护皮肤营养、提高免疫功能及防护生殖系统方面是不可缺少的物质，可多摄取海鲜、肉类、豆类、坚果类等含锌丰富的食品。

5）多吃含纤维素多的食物：含纤维素多的食物，可以刺激肠蠕动，保持大便通畅，既可以预防老年性便秘，还可预防肠癌的发生。

（2）坚持体育运动，注意控制体型。

人到中年，体重会增加，腰围会增粗，这是一般规律。稍增重一点是正常的，但在到达标准体重后，应及时注意控制饮食，控制体重的继续增长，避免肥胖。"生命在于运动"，合理的运动可以锻炼和改善人体各个系统的功能，促进健康。因此更年期妇女更应注意运动。

更年期运动疗法要做到：

1）持之以恒：体育锻炼既是一项锻炼体力的活动，又是一种锻炼意志和毅力的途径。只有坚持不懈，持之以恒，才能收到强壮筋骨、提高身体素质的效果。

2）循序渐进：在进行体育锻炼时，要遵循由弱到强、由小到大、循序渐进的原则。一般以锻炼完以后不觉得疲乏不适为度。

3）动静适度：过于剧烈的运动对于到一定年龄的人来说，不但达不到健身的目的，反而容易引起疲劳，甚至造成躯体的伤害。对于更年期妇女来说，一般进行中等强度的有氧运动和平衡训练

（如快步行走、打太极拳等）更为适合。

4）运动时间：早晨空气新鲜，是锻炼身体的最好时间。饭后不宜马上进行活动，应休息1～2小时后锻炼。

5）运动前后注意事项：运动前，应先做准备活动（热身运动）。运动后，应进行整理活动，使身体逐渐恢复到正常状态，以利于全身的调整，也可预防对身体不利的因素发生。

6）如果为已患有高血压、冠心病、慢性气管炎、肺气肿等疾病的妇女，参加各种活动和锻炼时需要注意安全，合理安排活动与休息，避免过度劳累而造成不良的后果。

（3）戒除各种不良的生活习惯：各种不良的生活方式和行为，如嗜烟、酗酒、偏食、起居无常、生物钟紊乱、过度疲劳等都可以导致人体代谢紊乱和各种有毒物质蓄积，危害人体健康。

（4）起居有规律，保证充足的睡眠。人到中年后才最知道时间的宝贵。但是即使这样，也一定要把握好工作和休息之间的关系，养成劳逸结合的习惯。进入更年期后，良好的睡眠对于身体健康也非常重要。高质量的睡眠可以迅速缓解身体和大脑的疲劳，使人体产生新的活力，同时还可以提高免疫力，增强抵御疾病的能力。一般来说，进入更年期的人体力活动减少和新陈代谢降低，所需的睡眠时间也随着减少，一般6～8小时就足够了。失眠是更年期综合征的一个主要症状，如果自我睡眠调适不能解决失眠问题，应当向精神科医生咨询，必要时可以短期服用帮助睡眠的药物。

（5）保证和谐的性生活：有研究表明，中国妻子停止过性生活的平均年龄为45.19岁，其影响因素包括因老年性功能下降或怕影响健康约占60%，感情问题近10%，约25%是客观条件造成。在针对老年人过性生活看法的调查中得知，认为夫妻50岁以后不该再过性生活的城市夫妻占6.9%，农村夫妻占17.7%。老年人对性生活持否定态度的原因主要是怕别人说自己老不正经，怕伤身体，怕自己丧失性能力。其中，怕伤身体的比例最大，占58.1%。其实，上述想法是错误的。更年期妇女应有和谐的性生活，也应该具有性能力。更年期具有和谐性生活的益处非常多。研究表明，绝经妇女保持规律、健康的性生活，可增强对生活的信心，精神愉快，对身心康健、家庭和睦以及对更年期综合征的防治都具有重要的意义。

那么，更年期妇女性生活要注意哪些问题呢？首先，性生活的频率要适当掌握，可以根据各自的身体情况酌情掌握，以次日不觉疲劳和腰酸背痛为宜。其次，更年期夫妇的性生活方式上与年轻夫妇可以有所不同，性交并不是性生活的唯一满足方式，夫妇之间亲密的拥抱、接吻，相互的爱抚，以及语言、心灵的交流，都可视为性生活之列。这对于身体状况较差或患有一些慢性病的老年夫妇来说，这样的性生活更符合生理状况。

3. 定期妇科体检，防治生殖系统疾病　女性进入更年期以后，各种慢性病如高血压、冠心病、糖尿病等发病率较年轻时候明显增加，同时各种妇科肿瘤的发病也显著增加。所以，通过定期的健康体检以及一些必要的妇科检查，可以发现一些尚未表现出症状的慢性疾病。同时，定期的妇科检查，可以及早防治一些妇科炎症性疾病以及肿瘤性疾病。妇科常见恶性肿瘤（如乳腺癌、宫颈癌及子宫内膜癌等）如果能早期发现、早期治疗，治疗效果也是比较好的。

（1）妇科体检的内容：包括一般的健康体检和妇科专项防癌筛查。健康体检通常每1～2年进行一次。至于妇科的防癌筛查，40岁以上的妇女最好每年一次。

（2）更年期尽早防治妇科常见肿瘤：更年期是妇科肿瘤的好发年龄，在此期间最常见的妇科恶性肿瘤是乳腺癌、宫颈癌、子宫内膜癌等。

1）乳腺癌：发病年龄从20岁开始，发病率随着年龄的增长而上升，到了更年期出现第一个高峰，绝经后仍有上升的趋势。

早期发现乳腺癌特别重要。怎样才能早期发现乳腺癌呢？传统的观点是提倡乳腺自查。乳腺自查的方法：站立或坐于镜前，面对镜子仔细观察两侧乳房，包括乳房的大小、形态、轮廓、皮肤及颜色有无改变，乳头有无抬高、回缩、溢液；触诊时要求手指伸开并拢，用手指指腹侧触摸乳腺，左手检查右侧，右手检查左侧，可按顺时针方向或逆时针方向触摸，不要遗漏乳头、乳晕及腋窝部位。乳腺自查应每月1次，最佳时间应选择在月经后的7～10天内。对已停经的妇女可选择每月固定的时间进行检查。每次自查应与以往自检情况比较，如果发现双侧乳腺不对称、乳腺有肿块或硬结，或质地变硬，乳腺皮肤水肿、凹陷，乳晕有湿疹样改变，应立即请专科医生确诊并治疗。世界卫生组织和美国癌症协会建议：50岁以上妇女每年做一次乳腺照相，40～49岁妇女每1～2年做一次，35～39岁妇女应做一次乳腺照相作为基础资料保存，以便日后作为对照。

2）宫颈癌：早期没有任何症状，随着病情进展，患者可出现阴道异常流血。此外，白带增多也为宫颈癌常见症状，约80%的宫颈癌患者有此症状。宫颈癌随着病情加重，可能会出现下列症状：白带增加，颜色发生变化，可能带有血丝及发生异味。因此，一旦有不正常的阴道出血、月经异常、性行为后出血、停经后出血等，均表示可能有异常，应找妇产科医师检查。至于体重减轻、食欲不佳、大小便异常，均是癌症的征象，更应小心。为预防宫颈癌，下列人群应每年做一次妇科防癌检查：有宫颈炎和宫颈糜烂者；性交后阴道出血者；绝经以后阴道有分泌物，尤其是血性分泌物者；45岁以上的更年期女性，即使没有任何症状，也应定期作宫颈刮片细胞学检查。宫颈涂片如发现有不正常的细胞或者疑似癌细胞存在，则应该定期复检；如发现有癌细胞存在，则需入院进一步检查治疗。

3）子宫内膜癌：最常见的临床表现是异常的阴道出血（仅5%无症状）。不论在何年龄，若有不正常的阴道出血或月经量异常，都应考虑此症的可能性。更年期妇女停经前常有月经规律的改变，如果出现出血量异常增多，这时不能把它视为停经前的自然变化而应当及时就诊以排除此病的可能。如果停经后再次出现阴道流血现象，则必须立即进行相关检查。B超是最主要的发现子宫内膜癌的方法。

4. 预防生殖器感染　绝经期妇女应注意经常保持外阴清洁，勤换内裤，避免用刺激性药物清洗外阴，可用温开水清洗。

5. 合理用药　近年来研究表明：合理补充雌激素是针对病因的预防性措施，可以改善围绝经期的症状，减轻绝经后生殖器萎缩性变化，预防心血管疾病和骨质疏松。但一定要让患者明白用药目的，用药的适应证和禁忌证，用药剂量，用药途径，用药时间和可能出现的副作用。长期使用雌激素者应定期随访，接受指导，以防不良反应。

第三节　女性生育调节

一、生育调节的概念

生育调节（fertility regulation）亦称计划生育（family planning），世界卫生组织（World Health Organization，WHO）提出"计划生育"的概念是指育龄夫妇或在知情选择的条件下，能自由、负责任地决定其生育数量和生育间隔。

二、女性几种常见的避孕节育方法

人类不断地研发避孕工具，但至今没有任何一种避孕方法适用于所有人，因此需要让人们在获得多种避孕知识的基础上，自行选择适合自身的避孕方法。目前，根据避孕方法的不同特点有传统避孕法和现代避孕法。传统避孕法是利用人类自身的生理规律如女性排卵规律等，和（或）采取一些禁欲等措施，以达到避孕的目的。现代避孕法是指采取一些避孕工具或药物等技术手段以达到避孕的目的。由于现代避孕方法比传统避孕方法更加有效，以下着重介绍现代避孕方法。

（一）药物避孕

药物避孕是指甾体激素避孕，此类避孕方式目前使用最广泛，避孕成功率较高。此类药物可分为 3 类：①睾酮衍生物，如炔诺酮、18-炔诺孕酮等；②黄体酮衍生物，如甲地孕酮、氯地孕酮等；③雌激素衍生物，如炔雌醇、炔雌醚等。

1. 避孕原理

（1）抑制排卵药物：通过直接抑制下丘脑释放 LHRH，使垂体释放 FSH 和 LH 减少，阻止了排卵前 LH 高峰形成，使之不能排卵。

（2）改变宫颈黏液情况：由弱碱性变为酸性，黏液由稀变稠，使精子不能有效通过。

（3）干扰受精卵的着床：通过改变输卵管的活动和分泌，使受精卵不能正常到达子宫腔。

（4）改变子宫内膜的变化：抑制子宫内膜增生期，提早发生分泌期变化，使受精卵不能正常着床和发育。

2. 禁忌证　①孕妇。②肝、肾疾病。③严重心血管疾病。④严重肿瘤患者。⑤不明原因的月经出血，量少，常有闭经者。⑥内分泌疾病如甲状腺功能亢进、糖尿病等。

3. 常见种类

（1）复方口服避孕药：是我国最早开发和应用的一种避孕药。以成分的不同可分为单纯雌激素、雌孕激素复合及单纯孕激素三类，当前广泛使用的是含低剂量雌孕激素的复方口服避孕药，因其体内半衰期短，需要每天服用，故称短效口服避孕药。市场上常见的种类有：复方短效甲地孕酮片、复方炔诺酮片、左炔诺孕酮三相片、复方去氧孕烯片、复方孕二期酮片等。此类药物的优点是：避孕率高；不影响性生活；停药后即可怀孕，不影响生育率；可使月经周期规律，经期缩短，经量减少，减少痛经；防止异位妊娠（宫外孕）的发生；减轻或治疗痤疮；还对子宫和卵巢恶性肿瘤的发生有保护作用。缺点是：需每天用药，易漏服；服药初期有类早孕反应、月经改变（月经间期点滴出血或闭经）等现象；长期服用可增加静脉血栓危险。

保健指导：

1）避孕效果取决于每天能规律服药，每天于同一时间服药，为避免副作用，建议每晚睡前服用。若漏服，可发生不规则阴道出血。如果一方短期外出，仍需服完当月所有药片，中途停药易造成避孕失败或干扰月经周期。

2）漏服是避孕失败的主要原因之一。使用者要掌握漏服后的补救方法：如果漏服 1 或 2 片，或延迟服用 1~2 天，应该立即补服 1 片，然后继续按常规服用；如果在第 1 周漏服 3 片或更多，或开始服药时间延迟 3 天或更长，应尽快服用 1 片，在随后的 7 天内禁欲或加用避孕套，如果在过去的 5 天内有性交，应该服用紧急避孕药；如果是在第 3 周内漏服 3 片或更多，应尽快补服 1 片，补服药物后的 7 天内禁欲或加用避孕套，继续服完活性片，并丢弃非活性片（或跳过未服用激素周）立即开始服用下一周期药，如果在过去的 5 天内有性交，应该服用紧急避孕药；如果漏服了任何 1 片非活性片（即为 28 片包装中的最后 7 片），应丢弃漏服的非活性片，继续开始服用新一周期的活性片。

3）避孕药属肠溶片，肠衣表面含有避孕药，故需要妥善保管，服用时应吞服，不得嚼碎。若药片受潮、变形、破损则不可服用。

4）用药后可出现不同程度的副作用，如服药初期 3~6 个月，会出现类早孕反应、不规则出血、月经量减少或闭经等，一般不会对健康造成影响，故多不用特殊处理。若一段时间后，副作用仍持续不消失，应查明原因，或改用其他避孕方法。

5）初次服用避孕药及服药 2 年以上者，建议到医院进行相关检查。

6）吸烟妇女，特别是 35 岁以上的吸烟者，应劝告戒烟后再服用口服避孕药。

7）影响避孕药效果的药物较多，如患有其他疾病需同时服用抗生素、磺胺药、抗结核药、抗真菌药、解热镇痛药、镇痛催眠药、抗癫痫药等，需及时咨询医师是否停药改用其他避孕措施。

（2）长效口服避孕药：是一种需要每月服用 1～2 片即可避孕的避孕药，有效率在 98% 以上。品种有复方炔雌醚-18-甲基炔诺酮片、复方炔雌醚-氯地孕酮月服片。由于一次性口服大剂量雌孕激素，对人体的生理代谢可能造成不利影响，安全性不如短效口服药，目前一般不推荐使用。

服用方法：复方炔雌醚-18-甲基炔诺酮片，初次服用在月经来潮第 5 天、第 25 天各服 1 片，以后每月按第一次服药日期固定服药 1 片，每月 2 片，可避孕 1 个月；复方炔雌醚-氯地孕酮月服片，第一次服法同复方炔雌醚-18-甲基炔诺酮片，以后每隔 28 天服一片。

保健指导：①服用长效口服避孕药不可突然停药，避免体内雌激素水平迅速下降，引起大出血。②若改用或停用，必须继续服短效避孕药 1～2 个周期。③停用后需要半年后再怀孕。

（3）探亲避孕药：又称速效避孕药。主要品种有醋酸甲地孕酮片、左炔诺酮片、双炔失碳酯片。速效避孕药因每片药物内含较大剂量孕激素，服用后副作用较大，目前较少使用。不能作为常规避孕药。

服用方法：新婚或探亲当天中午服 1 片，晚上加服 1 片。以后每天 1 片，共服 14 片。若探亲未满 14 天，也应坚持服完 14 片。如超过 14 天接服短效避孕药 7 天，待月经来潮。探亲超过一个月，于下月月经第 5 天服用短效口服避孕药。

保健指导：①只能在探亲或短期应用，不能经常服用，超过 14 天可接服短效避孕药。②每次探亲或短期服药应连续服完 14 片，不可停药或减量，否则可能导致避孕失败或子宫出血。③双炔失碳酯片为肠溶片，应吞服而不能嚼碎，且由于具有雌激素活性，不适用于哺乳期妇女。

（4）长效避孕针：适宜需要长期避孕并愿意采取注射方式、不能耐受或不能坚持服用口服避孕药、放置宫内节育器易脱落以及患不宜妊娠的慢性病者选用。长效避孕针以含有的激素成分不同，分为单纯孕激素与复方雌孕激素两类，其中单纯孕激素避孕针具有高效、安全、简便的优点，不含雌激素，故不影响乳汁分泌，特别适用于产后避孕，还适用于有轻度子宫内膜异位或轻度高血压者以及年龄在 35 岁以上的吸烟者。

保健指导：

1）首次注射后观察 15 分钟以上，预防过敏反应。

2）注射复方避孕针后，一般于 12～16 天来月经，若超过 7 天月经未来，可服用短效口服避孕药，每天 1 片，到该周期应注射避孕针日期终止；若出现月经过多、药物治疗无效情况，可考虑诊断性刮宫。

3）严格按照第 1 针注射后的间隔时间注射下一针，否则可造成避孕失败。

4）单纯孕激素避孕针的不良反应可有月经紊乱和不规则出血，月经紊乱可表现为长期少量出血或出血增多或闭经，不规则出血常在开始用药半年内发生，随用药时间延长可有月经稀少或闭经，应注意随访检查。

5）应用避孕针期间，出血、严重头痛或偏头痛、复视、视力异常等症状，应停止注射，立即就诊检查。

（5）甾体激素缓释系统避孕药：其原理是将甾体激素类避孕药物装载在高分子化合物材料中，并将其植入人体，药物定期定量缓慢释放，达到发挥避孕的作用。

1）皮下埋植剂：是将含左炔诺孕酮成分的避孕药装入高分子化合物制成棒状胶囊，将胶囊埋植于皮下，故称皮下埋植剂。

保健指导：皮下埋植术需要到有资质的医疗机构，由受过专门培训的医务人员实施。①术前给予详尽的咨询，说明该方法的优缺点，介绍可能发生不规则出血、闭经等副作用，以及可能出现的体重增加、色素沉着等情况；②进行必要的检查以排除禁忌证，受术者知情并签署同意书后方可放置；③告知放置的最佳时间为月经来潮 7 天内，埋植 24 小时后发挥避孕作用；④针对常见副作用，如月经紊乱、点滴出血进行对症处理；⑤放置后要定期随访，重点观察肝肾功能、内分泌变化、血栓、血管栓塞性疾病等。

2）阴道避孕环：放入阴道深处，环内的避孕药物缓慢、低剂量地释放，经阴道黏膜吸收进入血液中，达到避孕目的。一枚避孕环每月反复使用，可持续避孕 1 年。

保健指导：①不可随意取出，如露出阴道口或脱落，应清洗后重新放入阴道深部；②患阴道炎、宫颈炎、子宫脱垂者不宜使用；③阴道环有刺激作用，会使阴道分泌物增加，在腹压增加时可能脱落；④阴道环的副作用与避孕药相同，主要是点滴出血和闭经，处理原则同避孕药。

3）避孕贴剂：含人工合成雌激素和孕激素的储存区，药膜每天释放一定量及比例的避孕药，效果同口服避孕药。一组避孕贴剂包括 3 贴，每贴有效作用为 1 周。需要每周固定时间更换贴剂，连续使用 3 周后停药 1 周，然后再使用下一组药物。贴剂可贴敷在上臂外侧、后背、腹部等部位。因不影响活动，可接受性比口服避孕药大得多。

（二）工具避孕

1. 女用避孕套　是一种全新的屏障避孕工具，由聚氨酯制成，其长度似男性避孕套但较粗。女性避孕套两端各有一灵活可屈折的聚氨酯弹性环，大小不一，小环端为封闭状，大环端开放。性交后精液留于套内，从而阻止精子进入女性生殖道而避孕。目前我国已有国产女用避孕套，但尚未广泛使用。

保健指导：

（1）每次性交时均使用一个新的避孕套。检查包装，放置前洗手。

（2）在任何身体接触前，将避孕套放入阴道。

（3）性交时确保阴茎进入避孕套并保持在其中。如果性交过程中避孕套被意外地拉出或全部推入阴道，应将其重新放置到位。

（4）在站立前取出避孕套。在性交结束，阴茎撤出阴道后，握住避孕套的外环并扭转（封闭精液），而后轻柔地将避孕套拉出阴道。如果再次性交，要使用新的避孕套。

2. 杀精剂　是一组以壬苯醇醚为主要成分的避孕药。目前国内外生产的外用杀精剂大部分以壬苯醇醚、辛苯醇醚、苯醇醚等化合物为活性成分，有强烈的杀精作用，且不影响阴道正常菌群。正确使用杀精剂有可靠的避孕效果，但总体而言，避孕效果不十分理想，实际情况是每年 100 名使用杀精剂避孕的女性约有 20 人意外怀孕。使用杀精剂时若与其他屏障避孕方法（如避孕套）同时使用，可以提高避孕效果。

保健指导：

（1）各种杀精剂的使用方法略有不同，应仔细阅读使用说明书，正确应用。

（2）少数人对表面活性剂比较敏感，偶有局部刺激症状，停用后可消除。

（3）使用杀精剂避孕失败应采取紧急避孕。若导致意外妊娠，建议及早终止。

（4）更年期、哺乳期、阴道分泌液少，药膜、药片不易完全溶解会影响效果。

3. 阴道隔膜　是一个柔软的乳胶杯，其周边有一坚韧、可变形的圈弹簧，性交时放置在阴道适当位置，阻隔精子和宫颈接触，起到屏障作用。阴道隔膜也可与杀精剂合用，以增强避孕效果。是一种安全有效、简便易行、无副作用的避孕方法，隔膜能重复使用、价格便宜，更容易被妇女接受。但是需要有医师帮助配置；若型号不适合可引发泌尿系感染；每次性交时需要放置、取出、保存，某些人感到麻烦；对橡胶过敏者不宜使用。

4. 子宫帽　为紧箍在宫颈上的、柔软的、较深的乳胶杯或塑料杯。利用其质硬而又柔韧的周边和宫颈间所产生的吸力，将宫颈周围紧箍，阻隔精子和宫颈接触，起到屏障作用。宫颈帽内也可放入杀精剂，以增强避孕效果。与阴道隔膜相同，使用前需要做妇科检查以配置合适型号的子宫帽；可在性交前 42 小时内的任意时间，将子宫帽放置在阴道内；用后妥善保存，可以重复使用。

5. 宫内节育器（IUD）　俗称避孕环，是一种安全、长效、经济、简便的避孕工具。将宫内节育器放置在子宫内，能够避孕数年，取出后可以很快恢复生育力，是我国育龄妇女选用最多的一种避孕方法。

（1）适应证及禁忌证

1）适应证：适合于所有自愿要求，且无禁忌证的育龄妇女。

2）禁忌证：妊娠或妊娠可疑者；生殖器官炎症，未经治疗及未治愈者；3 个月以内有月经频发、月经过多或不规则阴道出血者；子宫脱垂、子宫颈内口过松、重度撕裂（铜固定式 IUD 除外）及重度狭窄者；生殖器官畸形，子宫腔<5.5cm、>9cm 者；有各种较严重的全身急、慢性疾病；有铜过敏史者，不能放置含铜节育器。

（2）使用方法：放置和取出 IUD 的时机见《临床技术操作规范—计划生育分册》

（3）保健指导：①依对象不同选择适合 IUD。年轻经产或曾带器妊娠者妇女因生育力强、怀孕率高，宜选用高铜表面积 IUD，如带铜宫形 IUD、TCu380A、TCu220C、MLCu-375 等；多次脱落者或足月分娩产后，可放置无支架 IUD，将 IUD 固定于子宫底部；月经量较多者，可以选择含药的 IUD，如药铜环 165 等。②放置和取出 IUD 均需专业人员手术操作，持证上岗。③放置后注意事项包括：休息 2 天，避免过度劳累；1 周内禁止搬运重物、提取重物、蹲位时间过长或过量的体育活动，以免造成 IUD 脱落或出血；每天清洗外阴、换内裤，避免盆浴；为了避免发生炎症，14 天内应禁止性生活；术后 3 个月，尤其是第一次月经或排便后，应注意是否有 IUD 脱落。④放置 IUD 后出现少量出血及腹部不适无须处理，数日即可恢复。若发现月经过多（比平时增加 1 倍以上）、经期延长（经期超过 10 天）、周期缩短（月经周期短于 21 天）或不规则阴道出血、闭经等情况应到医院检查。⑤术后少数人有白带增多现象，大多可以慢慢恢复，若出现脓性白带情况，应及时到医院检查。⑥根据节育器的类型，掌握放置 IUD 的年限，到期要及时更换。⑦术后随访。放置 IUD 后副作用或脱落失败，多发生于放置后 1 年内，尤其是前 3 个月内最多，故应于术后 1、3、6、12 个月各随访一次，以后每年随访一次。若发现以下情况应随时随访：月经延迟有妊娠可能（包括异位妊娠）；持续少量出血，严重出血或月经异常；急性腹痛、发热或其他盆腔感染症状；尾丝变长、变短或尾丝脱出。

（三）自然避孕

自然避孕（natural contraception）属于传统避孕方法，包括易受孕期知晓法（fertility awareness-based method）及哺乳闭经避孕法（lactational amenorrhea method，LAM）。自然避孕方法的避孕原理是遵循人类生理变化的自然规律，不影响内分泌，无副作用，故尽管是传统避孕方法，仍有众多使用者，特别是哺乳闭经避孕，深受广大产后妇女欢迎。

1. 易受孕期知晓法　是指妇女能够通过识别月经周期中排卵前后出现的生理体征和症状，确定排卵期，估算出易受孕期的开始和终止日期，在此期禁欲或使用其他避孕方法而实现避孕。因是在避开易受孕期性交，故也称安全期避孕（safe period contraception）或周期性禁欲或自然计划生育。易受孕期知晓法具有不干扰生理功能，无副作用，不需要使用器具、服用激素或手术；适合使用其他避孕方法有禁忌证或副作用者；安全经济，只需图表、日历和体温计等优点。然而，若不能正确掌握方法，失败率较高。推算易受孕期有多种，可以单独使用也可以多种方法合用。

（1）日历法：通过持续地记录月经周期的日期，以确定易受孕期的开始和结束，包括标准日历法和日历节律法。日历法主要使用于月经周期基本规则、无特殊情况的女性。尽管如此，因为多种原因会影响女性的正常排卵，故单纯依赖推算法往往不可靠，安全期避孕的失败率约20%。

1）使用方法：通常将排卵前后3天，甚至在排卵后5天内称为易受孕期（生育期），应禁欲或采用避孕措施。而从高峰日第4天起，至下次月经来潮之日止则为安全期。安全期又可再分为排卵前安全期和排卵后安全期。从月经干净那天到排卵期开始前的那段时间为排卵前安全期；从排卵期结束后到下次月经来潮为排卵后安全期。排卵后安全期比排卵前更安全。

2）保健指导：选用易受孕知晓法避孕需要符合的条件有，能准确掌握排卵期计算方法及排卵规律，能识别自己的排卵期症状及体征，双方能配合默契；有稳定的生活、工作环境，月经规律；会使用一种临时避孕方法。

3）正确掌握计算方法：根据以往6～12个月的月经周期，确定平均周期天数，并预算下次月经来潮日；预计下次月经来潮日减14天，为假定排卵日；在假定排卵日的前5天和后4天（总共10天）为危险期，其余日子为安全期。月经周期不规则或处于特殊阶段的女性（产后、哺乳期、流产后、初潮后不久和近绝经期等），难以推算可能的排卵期，不宜单纯依赖本法避孕。疾病、情绪紧张、环境变化、药物等因素引起的月经周期变化，可影响本方法的避孕效果。夫妇双方至少有一方能掌握测定排卵期的方法，如不能掌握这种方法就不能采用日历法避孕。

（2）基础体温测定法：基础体温（basal body temperature）是指人体在较长时间（通常需5～6小时）的睡眠后醒来，尚未进行任何活动之前所测量到的体温。正常育龄妇女的基础体温在月经周期中呈规律变化，即排卵前基础体温较低，排卵后升高0.3～0.5℃。基础体温测定法避孕就是通过观察月经周期排卵前后基础体温变化，推算排卵期，及时采取禁欲或避孕方法。

1）测量法：将每天测量到的基础体温记录在一张体温记录单上，可以出现月经前半期体温较低，后半期体温上升的现象，这种前低后高的体温曲线称为双相型体温曲线，表示卵巢有排卵。排卵期一般发生在体温上升前一天或由低向高上升的过程中。在基础体温升高第4天起直到下次月经来潮前即为"排卵后安全期"，除此，其他时间均为不安全期，性交时要采取避孕措施。

2）保健指导：测量基础体温的方法虽然简单，但要求严格，还需要长期坚持。一般需要连续测量3个以上月经周期才能确定规律。故不能坚持测量基础体温者不建议使用。

任何影响体温的疾病发病期间不宜使用；处于特殊阶段的妇女，如产后、流产后、哺乳期、停用其他避孕措施后、初潮后不久以及近绝经期等，因排卵不稳定，也不宜使用。

（3）宫颈黏液观察法：20世纪60年代起澳大利亚的比林斯夫妇，通过观察与卵泡的生长、发育、成熟、排卵等过程相一致的宫颈黏液周期性变化，捕捉排卵时间，自我监测排卵，随后将其运用于避孕，作为日历法的补充。

1）观察方法：观察一个月经周期中宫颈黏液的变化规律，通常为4个阶段。月经期：一般为2～7天，每个妇女有相对稳定的经期；干燥期：经期结束至黏液开始分泌；湿润期（易受孕期）：外阴潮湿感过渡到湿润感，提示卵泡接近成熟，分泌功能旺盛，以致外阴部湿润感明显；排卵期：宫颈分泌达高峰之时，黏液变得清亮，滑润而富弹性，清澈如蛋清状，拉丝度增高，黏液出现的最后一天（高峰日）的前后48小时之间是排卵日，即为"易孕日"。

2）保健指导：在月经期、流血期不宜性交；早期干燥期内（排卵期前）夫妇可隔日晚上性交（精液与黏液混合有时影响辨认）；一旦感觉潮湿应禁欲，直至感觉干燥的第4天夜里才能性交。

2. 哺乳闭经避孕法　是利用哺乳期和产妇闭经状态而起到避孕作用的一类方法，是目前世界卫生组织推荐的避孕方法之一，特别是在发展中国家或欠发达地区。世界卫生组织1988年13项临床和内分泌学的前瞻性研究资料综合分析认为：使用纯母乳喂养或接近纯母乳喂养且伴闭经的妇女，产后6个月内，可能妊娠的风险低于2%。未坚持纯母乳喂养者，在哺乳期首次月经来潮前已有 33%的人排卵，即产后虽然尚未转经，但有可能会受孕。据此，"哺乳闭经避孕法"在一些国际组织倡导下形成。

（1）方法：1995 年 WHO 发表了《哺乳期避孕指南》，即采用哺乳闭经避孕法必须完全符合以下三个条件：①闭经，即产后月经尚未恢复。②完全或接近全母乳喂养，即无论白天还是黑夜，随时用母乳喂养婴儿，每天哺乳 6～8 次，不添加任何辅食（包括水）。③产后 4～6 个月以内。如果以上三个条件中任何一项发生了变化，应该选用其他避孕方法。

（2）保健指导：在使用过程中，如果出现月经恢复、已添加辅食、哺乳超过 6 个月的情况时，必须采用其他避孕方法，否则很容易意外妊娠。

某些影响哺乳的情况，不宜选择这种方法：①感染，如母体活动性病毒性肝炎、乳房开放性梅毒性损伤和 HIV 感染等；②母体某些药物影响，如利血平、麦角胺、抗代谢药、环孢素、类固醇激素、溴隐停、放射性药物、锂、抗凝药和改变情绪的药物等；③新生儿不宜哺乳的情况，如需特殊护理的早产儿和低体重儿、新生儿代谢紊乱、先天性腭裂等。

（四）输卵管绝育术

输卵管绝育术（female surgical sterilization）是指以手术方法切断、结扎、电凝、环夹输卵管或采用药物堵塞输卵管，避免精子与卵子相遇而达到避孕的一组技术。其中以经腹输卵管结扎术使用最广泛。

1. 适应证及禁忌证

（1）适应证

1）已婚妇女自愿要求输卵管结扎术者。

2）因某种疾病如心脏病、肾脏病、严重遗传病等不宜妊娠且无禁忌证者。

（2）禁忌证

1）患感染性疾病，如腹部皮肤感染、产时产后感染、盆腔炎等。

2）全身情况虚弱，不能经受手术者，如产后出血、贫血、休克、心力衰竭和其他疾病的急性阶段。

3）严重的神经症者。术前 24 小时内测量体温 2 次，并间隔 4 小时，均在 37.5℃以上者，应暂缓手术。

2. 保健指导

（1）属于永久性避孕措施，通常情况下不可逆，故术前要给予充分咨询指导、征得手术者知情同意非常重要。特别是对没有或仅有 1 个孩子、没有征得丈夫同意、年轻等服务对象，更要特别细致地咨询。

（2）术后要加强随访，消除对象因手术而产生的顾虑或心身不适。

（五）紧急避孕

紧急避孕（emergencycontraception）是指未采取避孕措施性交或避孕失败，为防止发生意外妊娠立即采用的补救措施。紧急避孕不是常规避孕方法，紧急避孕失败率可达 2%，故使用后应采取可靠的常规避孕措施，不宜反复使用。如紧急避孕失败，建议终止妊娠。目前常用的紧急避孕方法包括激素类药物和含铜的宫内节育器。需要根据发生无保护性交后的时间，确定采用何种紧急避孕方法，并排除避孕方法的禁忌证。

1. 适应证及禁忌证

（1）适应证：①身体健康、月经周期规则的妇女。②在性生活后 72 小时内。③各种避孕措施失败或可能失败情况，如避孕套破裂滑脱、漏服避孕药 2 片以上、安全期推算错误、宫内节育器移位等。④无可靠避孕方法的妇女遭受性暴力伤害。

（2）禁忌证：①已确诊为妊娠或月经已经延期可疑妊娠的妇女。②一个月经周期中有多次性生活未避孕或避孕失败，使用紧急避孕药有效的避孕作用将大大降低，相应的失败率就会升高。③有血栓性疾病、严重偏头痛、异位妊娠等病史的妇女慎用雌孕激素复合物紧急避孕。④肾上腺皮质功能低下的妇女，不宜服用米非司酮紧急避孕。⑤带铜宫内节育器的禁忌证。

2. 保健指导

（1）需要在医师指导下确定紧急避孕方法，根据不同需求选择方法：①未育或未婚妇女首选紧急避孕药，尽量不放置宫内节育器，若需要，可短期放置。②经产妇若无禁忌证，建议直接放置宫内节育器，并长期使用。③若无检查或放置宫内节育器条件应及时转诊。④宫内节育器紧急避孕的有效时间可延长2天或2天以上，有报道称性交后8～12天放置也有效。

（2）做好紧急避孕前的咨询，特别要询问无性交原因、日期、时间、本周期未保护性交的次数及日期等，咨询中要注意保护隐私（特别是对未婚或被强暴的青少年）。

（3）一个月经周期中只能用1次紧急避孕药，再次服用不增加避孕效果，反而增加药物不良反应。

（4）紧急避孕药发生不良反应的比例较高，常见反应有：

①恶心、呕吐，建议睡前服药以减少恶心、呕吐的发生，如服药后1小时内发生呕吐，应补服一次。②用药后可出现不规则阴道出血，一般无须处理。但在用药前要告知，不宜将这种出血当成是月经来潮。③月经周期改变，多见延后。如果月经延迟1周，应作尿（或血）妊娠试验，以明确是否为妊娠所致。④其他不良反应有乳房胀痛、头痛、头晕、乏力等。这些症状一般不超过24小时。乳房胀痛或头痛严重者，可以用阿司匹林或其他止痛药对症处理。

（5）紧急避孕不是常规避孕方法，事后需要及时采用其他常用避孕方法。

三、人 工 流 产

人工流产是指妊娠14周以内，因疾病、防止先天性畸形儿出生、遗传病及非法妊娠等而采用人工终止妊娠的方法，是避孕失败导致意外妊娠的补救措施。妊娠月份越小，方式就越简单，出血越少。

（一）人工终止早期妊娠

孕早期终止妊娠方法，可以分为妊娠10周内负压吸引术（vacuum aspiration）、孕10～14周钳刮术，还有孕49天内药物流产（medical abortion）。

1. 负压吸引术及钳刮术　负压吸引术是借助电动或手动形成的负压作用，将胚胎吸出宫腔，从而终止胚胎继续发育。因技术成熟、手术时间短、出血少在临床最广泛使用，为众多手术者接受。钳刮术是应用器械刮除宫内胚胎组织。钳刮术因刮除的胚胎组织较大，需要一定操作时间，疼痛感较强，自从药物流产方法开展以来，钳刮术已逐渐减少。

（1）适应证及禁忌证

1）适应证：自愿要求终止妊娠而无禁忌证者；因某种疾病（包括遗传性疾病）不宜继续妊娠者。

2）禁忌证：各种疾病的急性阶段，特别是生殖道感染以及淋病、梅毒等性传播疾病未经治疗者；全身健康状况不良不能耐受手术者；术前两次体温在37.5℃以上者暂缓手术；术前三天有同房者。

（2）保健指导：人工终止妊娠手术要在有资质的医疗机构实施，避免不安全流产。手术结束后应观察 2 小时，注意阴道流血和腹痛情况，若无不良反应即可回家休息。

告知注意事项：①2 周内禁止坐浴，术后 1 个月内或转经前避免性交；②保持外阴清洁，及时更换卫生巾，不要使用卫生棉条；③一般阴道流血（恶露）在术后 1～2 周应当干净，术后 2 周阴道流血未净应该继续就医；④如出现外阴有异味、恶露颜色或性状异样、明显下腹疼痛等情况，也应及时复诊。

进行反复人工流产可致感染、不孕等严重后遗症的健康教育。

针对性手术者要求提供术后避孕指导，对希望继续采用以往的避孕方法者，要强调坚持并正确使用；对希望更换其他方法者，则提供相应避孕方法的咨询和指导，有条件时可直接提供避孕药具。一般来说，人工流产后最好待 1 年后再怀孕为好，如有特殊情况，至少也要待半年后再怀孕。

2. 药物流产　是指经过口服、注射或经阴道等途径用药，达到终止妊娠的方法，可以减轻负压吸引手术带来的疼痛或恐慌。目前最常用的药物是米非司酮（Ru486）配伍前列腺素类药（米索前列醇）。前者使子宫蜕膜变性坏死、宫颈软化，后者使子宫收缩，促使胚胎排出。我国于 1992 年底国产米非司酮获准上市，药物终止早期妊娠方法广泛用于临床。为保证流产安全，实施药物流产的机构要具备急诊刮宫、给氧、输液、输血等抢救条件，医务人员须依法获得专项执业许可。

（1）优缺点

1）优点：减轻了手术流产的疼痛，达到有孕止孕、无孕催经的目的；应用方便、服药简便，效果基本可靠；避免了子宫穿孔、人工流产综合征等手术并发症；尤其适用于瘢痕子宫、哺乳期怀孕子宫、子宫畸形或剖宫产 1 年内，人工流产半年内或有过多次人工流产史者。

2）缺点：可能发生 10% 的不完全流产或失败，需要再次清宫，反而增加手术负担；服药后流血时间较手术流产长而增加感染机会；有一定的药物副作用，会出现恶心、腹痛情况；服药后需要在院内观察 6 小时；因个体对药物的反应性不同，在院内观察期间仅 60%～70% 的妇女排出胎囊，部分的妇女需要回家后自行观察胎囊排出；需要再次到服药机构，接受流产效果评价。

（2）适应证与禁忌证

1）适应证：确诊为正常宫内妊娠，停经天数（从末次月经第 1 天算起）不超过 49 天；40 岁以下自愿要求；不宜手术流产者，如生殖道畸形（残角子宫例外）、严重骨盆畸形、子宫极度倾屈、宫颈发育不全或坚韧、瘢痕子宫、产后哺乳期妊娠、多次人工流产；对手术流产有顾虑或恐惧心理者。

2）禁忌证

a. 米非司酮禁忌证：肾上腺疾病、糖尿病等内分泌疾病；肝肾功能异常；妊娠期皮肤瘙痒史；血液疾病和血管栓塞病史；与甾体激素有关的肿瘤。

b. 前列腺素禁忌证：心血管系统疾病、高血压、低血压、青光眼、胃肠功能紊乱、哮喘、癫痫等；过敏体质；带器妊娠；异位妊娠或可疑异位妊娠；贫血（血红蛋白低于 95g/L）；妊娠剧吐；长期服用利福平、异烟肼、抗癫痫药、抗抑郁药、西咪替丁、前列腺素生物合成抑制药（阿司匹林、吲哚美辛等）、巴比妥类药物；吸烟超过 10 支/天或酗酒；居住地远离服务机构而不能及时随访者。

（3）保健指导：提醒自行服用米非司酮者必须按时服用不能漏服。服药期间一旦出现阴道流血，应使用专用便器，观察有无组织物排出；若突然发生大量活动性阴道出血、持续腹痛或发热，需及时就诊；用药期内不可同时服用吲哚美辛、水杨酸、镇静剂、广谱抗生素。

告知需要回家自行观察胎囊排出者，一旦开始阴道出血，大小便时要使用专用便器或用一次性杯置于阴道口，观察有无组织物排出。如有组织物排出，应及时送至原就诊单位检查。

药物流产后转经前应禁止性交，转经后应及时落实避孕措施。

对所有流产者进行定期随访，不同时期随访重点包括：

　　用药后 1 周：了解胚囊未排出者离院后阴道出血和胚囊排出情况；胚囊已排出且出血不多者，预约用药后 2 周来诊；胚囊仍未排出者，应进一步做超声检查，以确诊继续妊娠或胚胎停止发育，并进行人工流产术。

　　用药后 2 周：胚囊已排出后，但至来诊时尚未止血，出血如月经量者，应做超声检查或 hCG 测定，诊断为不全流产者，应行清宫处理，刮宫组织物送病理检查；若出血不多，根据临床情况，可继续观察，观察期间有活动性出血或持续性出血，需随时积极处理。

　　用药后 6 周：进行流产效果评定和了解月经恢复情况，其间如突然发生大量活动性阴道出血、持续腹痛或发热，均需及时就诊。

（二）人工终止中期妊娠

　　孕中期引产（second trimester induced abortion）是指孕 14～27 周的终止妊娠。常用方法：依沙吖啶（Rivanol，即利凡诺）羊膜腔内注射引产和水囊引产。引产需要在服务对象及其家属知情同意后进行。实施引产的医疗机构必须取得相应的资质，并具备输血、危重症救治的能力。

　　1. 依沙吖啶羊膜腔内注射中期妊娠引产　依沙吖啶是一种强力灭菌剂，具有收缩子宫作用。通过向羊膜腔内注入 0.5%～1% 的利凡诺 10ml（含依沙吖啶 50～100mg），引起子宫收缩，促使胎儿和胎盘排出，临床引产效果可达 90%～99%。

　　（1）优缺点

　　1）优点：成功率高、引产时间短、流产过程较安全、感染发生率低、操作简便、经济实用等。

　　2）缺点：因胎盘和胎膜残留、出血较多常需清宫；孕周大或宫缩强时易造成软产道撕裂。

　　（2）适应证与禁忌证

　　1）适应证：凡妊娠 14～27 周内要求终止妊娠而无禁忌；因某种疾病（包括遗传性疾病）不宜继续妊娠及产前诊断发现胎儿畸形者。

　　2）禁忌证：全身健康状况不良不能耐受手术者；各种疾病的急性阶段；有急性生殖道炎症或穿刺部位皮肤有感染者；中央性前置胎盘；利凡诺过敏；宫体上有手术瘢痕、宫颈有陈旧性裂伤、子宫颈因慢性炎症而电灼术后、子宫发育不良者；术前 24 小时内 2 次测量（间隔 4 小时）体温在 37.5℃以上者应慎重考虑。

　　（3）保健指导

　　1）必须住院引产：医务人员要提供术前咨询，说明可能发生的并发症；夫妻双方知情，签署知情同意书。

　　2）做好术前准备：详细询问病史，进行全身及妇科检查；辅助检查除血、尿常规外还需要进行出、凝血时间，血型以及胸片、心电图、肝肾功能的测定、乙型、梅毒以及 HIV 等传染病检查；B 超检查，定位胎盘和穿刺点；利凡诺过敏试验：一侧鼻孔滴入三滴 0.5% 的利凡诺，观察 15～20 分钟，若出现明显头痛、鼻堵塞伴分泌物为阳性，不宜使用利凡诺。

　　利凡诺引产容易产生胎盘残留，造成出血。在出现胎盘未娩出或胎盘娩出后怀疑有胎膜残留，有子宫活动性出血情况时，应立即进行清理宫腔术，若为宫缩乏力出血可肌内注射缩宫素；流产后要指导妇女注意休息，观察子宫出血及有无感染情况；指导服用回奶药，提供避孕方法。

　　2. 水囊引产　是一种较为传统的引产方法。引产机制是将无菌水囊放置在子宫壁与胎膜之间，囊内注入适量液体，机械性刺激宫颈管神经感受器，通过神经传导到垂体后叶，促使内源性催产素分泌增加，引起宫缩，迫使胎儿及附属物排出。

　　（1）优缺点

　　1）优点：方法较简单、经济、没有药物的副作用；对有药物过敏史的妇女尤为适宜。

　　2）缺点：潜在感染风险，若感染易发展为弥散性血管内凝血，是造成孕产妇死亡的重要原因。

（2）适应证与禁忌证

1）适应证：同利凡诺引产。

2）禁忌证：患生殖道感染、前置胎盘、瘢痕子宫、严重高血压、心脏病等疾病，手术当日连续2次（间隔4小时）体温在37.5℃以上者，均不宜水囊引产。

（3）保健指导：①术前准备同利凡诺引产，为预防感染，需要擦洗阴道2~3遍，有条件者可做宫颈分泌物细菌培养及药物敏感试验。②术中严格遵守无菌操作规程，放水囊时绝对避免碰触阴道壁。③按孕周严格控制注入水囊中的生理盐水量。④受术者放水囊后，不宜活动过多，防止水囊脱落，如有发热、寒战等症状，查明原因，及时处理，必要时提早取出水囊。⑤加用缩宫素静脉点滴时，必须专人严密观察和监护孕妇状态，宫缩过强时，可在严格消毒下进行阴道检查，如宫口未开，则应停用或调整催产素用量和滴速，并考虑应用镇静剂或子宫肌松弛剂，以缓解宫缩，防止子宫破裂。⑥胎儿、胎盘娩出后，应检查胎盘是否完整。严密观察2小时，注意阴道流血、子宫收缩状态，并测量和记录血压、脉搏、体温，如发现异常情况，及时处理。应用抗生素控制感染。⑦流产后要注意休息，观察子宫出血及有无感染情况。指导服用回奶药，提供避孕方法。

3. 剖宫取胎术 亦称"小剖宫"，一般在其他引产方法或药物不适宜应用时使用。手术操作同剖宫产。因其他引产方法效果好、操作简便，现较少采用此法。手术时，若受术者同意，可同时进行输卵管结扎手术。

四、不孕症与人类辅助生殖技术

（一）不孕症

正常情况下，生育能力正常的夫妇，每个月经周期的自然受孕率是20%~25%；婚后1年内初孕率为90%左右，婚后2年内初孕率可达95%。若育龄男女未避孕且有正常性生活，同居2年而未曾受孕者称不孕症（infertility），我国不孕症发病率为7%~10%。不孕症分为：婚后未避孕且从未怀孕者，称原发不孕；曾有过妊娠而后未避孕连续2年未孕者，称继发不孕。

1. 发生原因 不孕症原因有多种，包括男、女以及双方共有的原因。据调查，属于女方因素占40%，男方因素占30%~40%，男女双方共同因素约占20%，不明原因占5%~10%。

（1）女方因素：多见排卵障碍和输卵管因素，还有子宫因素、宫颈因素。

（2）男方因素：主要是生精障碍和输精障碍，具体包括精液异常、性功能异常、免疫因素。

（3）双方共同因素：多为不能正常性交、免疫因素（同种免疫和自身免疫）。

2. 检查与诊断要点

（1）男方检查

1）了解既往影响生育的疾病史：有无慢性疾病，如结核、腮腺炎、生殖器肿瘤、生殖器发育障碍等病史；了解性交情况，有无性交困难；在3个月内是否有精液分泌异常或全身疾病史；服用药物史与工作环境、吸烟史；家族遗传病史等。

2）体格检查：注意第二性征发育情况，检查外生殖器有无畸形、发育不良、感染和病变。

3）精液常规检查：正常精液量为2~6ml，平均3ml；pH 7.0~7.8；在室温中放置30分钟内液化；精子密度（20~200）×10^9/L；精子存活率>50%；正常形态精子占66%~88%。必要时进行其他内分泌、激素、遗传学检查。

（2）女方检查

1）了解与不孕有关的病史：月经情况；了解性生活情况，有无性交困难；结核、生殖道感染及性传播疾病、内分泌疾病；遗传性疾病等。

2）体格检查：注意检查第二性征及内外生殖器发育情况，有无畸形、炎症、包块、触痛及泌乳等。

3）特殊检查：卵巢功能检查（基础体温测定、宫颈黏液检查、阴道细胞学检查、B超监测卵泡发育及排卵、诊断性刮宫或子宫内膜活组织检查、女性激素等）；输卵管通畅试验；宫腔镜检查、腹腔镜检查等。免疫学检查，主要包括性交后试验，宫颈黏液、精液相合试验，测定血液中抗精子抗体。

3. 预防与治疗原则

（1）预防措施：①增强体质和增进健康，纠正营养不良和贫血。②改掉不良生活方式，戒烟、戒毒、不酗酒。③积极治疗影响生育力的疾病。④掌握性知识，学会预测排卵期性交，性交频率适中，以增加受孕机会。

（2）治疗原则

1）女性不孕：尽量采取自然、安全、科学有效的方案进行治疗，包括治疗生殖道器质性病变、诱发排卵、免疫性不孕的治疗、采取辅助生殖技术等。

2）男性不育：对病因诊断明确，针对病因进行治疗；对病因未明者，可选择经验性治疗。

3）在选择治疗策略时，首先应选择损伤小的技术，如宫腔内人工授精或常规体外受精，其次再选择较复杂、昂贵、损伤性方法（如卵细胞质内单精子注射和睾丸活检等）。

（二）人类辅助生殖技术

人类辅助生殖技术（assisted reproductive technology，ART）是指运用医学技术和方法对配子（精子和卵子）、合子（受精卵）、胚胎进行人工操作，以达到受孕目的的技术，分为人工授精（artificial insemination，AI）技术及体外受精-胚胎移植（in vitro fertilization and embryo transfer，IVF-ET）技术。人类辅助生殖技术是治疗不孕不育症的医疗手段。因涉及一系列复杂伦理、道德、法律等问题，必须进行规范性管理，以维护人的生命伦理尊严，把开展人类辅助生殖技术给社会、伦理、道德、法律乃至子孙后代可能带来的负面影响和危害降到最低程度的目的。

1. 人工授精技术 人工授精是指用人工方式将精液注入女性体内，以取代性交途径使其妊娠的一种技术。根据精液（semen）来源不同，分为夫精人工授精（artificial insemination by husband，AIH）和供精（非配偶）人工授精（AID）。

（1）夫精人工授精技术：将丈夫精液进行处理后，注入女性生殖道内。主要适用于：①性交障碍，如生殖道畸形。②精子在女性生殖道内运行障碍，如宫颈黏液异常。③少、弱精症。④排卵障碍、不明原因不孕、免疫不孕等情况。

（2）供精人工授精技术：将供精者精液进行处理后，注入女性生殖道内。主要适用于：①无精子症（azoospermia）、严重的少精症和弱精症、逆行射精、阻塞性无精症。②男方有遗传疾病。③夫妻间特殊性血型或免疫不相容。

值得注意的是为确保供精技术的安全、成功，供精者必须具备一定条件：①身体健康，智力发育好，无遗传病家族史的青壮年；②排除染色体变异，无乙肝、丙肝、淋病（gonorrhoea）、梅毒，尤其是艾滋病（HIV）感染；③血型要与受精者丈夫相同；④供精精子应冷冻6个月，复查HIV阴性方可使用。授精时间为术前对女方的排卵时间进行监测，确定排卵期，再选择排卵前48小时至排卵后12小时之间进行授精。授精部位为子宫颈，常用的方法是将精子注入宫颈，或在严格无菌措施下直接注入宫腔内。

2. 体外受精-胚胎移植技术 是指从女性体内取出卵子，在器皿内培养后，加入经技术处理的精子（sperm），待卵子受精后，继续培养，到形成早期胚胎时，再转移到子宫内着床，发育成胎儿直至分娩的技术。主要包括体外受精与胚胎移植、卵细胞质内单精子注射、胚胎植入前遗传学诊断、配子输卵管内移植，还包括宫腔内配子移植和供胚移植。

（1）体外受精与胚胎移植：将不孕症患者夫妇的卵子与精子取出体外，在体外培养系统中受精并发育成胚胎，人工将优质胚胎移植入女方子宫腔内，让其植入以实现妊娠的技术。体外受精与胚胎移植主要适用于：女方输卵管性不孕症、原因不明的不孕症、子宫内膜异位症、排卵障碍、宫颈因素等情况；男方少、弱、畸精子症。这一技术通常被称为"试管婴儿"。1978 年 7 月 25 日英国学者 Steptoe 和 Edwards 采用该技术诞生世界第一例"试管婴儿"。我国大陆第一个试管婴儿也于1988 年诞生。

（2）卵细胞质内单精子注射：是将单个精子，通过显微注射的方法注入卵细胞质内，使精子和卵母细胞被动结合受精，形成受精卵并进行胚胎移植，达到妊娠的目的。目前主要用于治疗重度少、弱、畸形精子症的男性不育患者，IVF-ET 周期受精失败也是卵细胞质内单精子注射的适应证。1992 年 Palermo 等成功研究了此技术，诞生人类首例单精子卵细胞浆内注射技术的"试管婴儿"。该技术诞生后在全世界得到迅速普及。

（3）胚胎植入前遗传学诊断：指在体外对配子或胚胎进行遗传学诊断，避免遗传病患儿出生的技术。该技术是从体外受精第 3 天的胚胎或第 5 天的胚泡中，取 1～2 个卵裂球或部分细胞，进行细胞和分子遗传学检测，检出带致病基因和异常核型胚胎，将正常基因和核型胚胎进行移植。

（4）配子输卵管内移植：适用于输卵管正常的女性。在开腹或腹腔镜直视下，用导管将培养液中的卵子与经处理的精液一起注入双侧输卵管壶腹部。此法省略实验室培养阶段，方法简单。但该技术有卵子受精和胚胎发育情况不明，以及移植配子时需全身麻醉或用腹腔镜等缺点，很少被采用。

（5）宫腔内配子移植：适用于输卵管异常的女性。将多个成熟卵子与经获能处理的精液和适量培养液用导管送入宫腔深部，即直接将配子移植在宫腔内受精后着床。

（6）供胚移植：供胚源于 IVF-ET 中多余的新鲜胚胎或冻存胚胎，受者与供者的月经周期需同步。适用于患卵巢功能不良或严重遗传病女性。

（三）依法管理

我国政府历来高度重视人类辅助生殖技术在国内的实施，为了保证人类辅助生殖技术能安全、有效地实施，切实维护公民的健康权益，自 2001 年始，将该技术纳入法制管理范畴，先后出台了多项政策，指导该项工作健康发展。

2001 年 2 月，国家卫生部颁发了《人类辅助生殖技术管理办法》和《人类精子库管理办法》，同年又发布了《人类辅助生殖技术规范》《人类精子库基本标准和技术规范》和《实施人类辅助生殖技术的伦理原则》，从政策法令的高度，规范了人类辅助生殖技术工作，使从事该类工作的医疗机构以及人员有法可依、有章可循。

2003 年再次修订、颁布了《人类辅助生殖技术规范》《人类精子库基本标准和技术规范》《人类辅助生殖技术和人类精子库伦理原则》。修改后的规范，在原有的基础上提高了应用相关技术的机构设置标准、技术人员的资质要求及技术操作的质量标准和技术规范，并进一步明确和细化了技术实施中的伦理原则。修改稿对控制多胎妊娠、提高减胎技术、严格掌握适应证、严禁供精与供卵商业化和卵胞质移植技术等方面提出了更高、更规范、更具体的技术和伦理要求。

2012 年开始，国家卫生部联合多部门，对开展人类辅助生殖技术的医疗机构进行全面清理整顿。向社会公布《经批准开展人类辅助生殖技术和设置人类精子库机构名单》主动接受社会监督，引导群众科学就医。治理措施包括，发布《关于开展人类辅助生殖技术管理专项整治行动的通知》，针对代孕、非法买卖卵子等违法现象，进行严厉打击，有效保证了人类辅助生殖技术的健康发展。

第四节　妇女优生优育

一、优生优育的概念

所谓优生就是生优。这一概念由英国人类遗传学家高尔顿于 1883 年首次提出，其意源于希腊文，本意是"生好的"。他主张通过选择性的婚配，来减少不良遗传素质的扩散和劣质个体的出生，从而达到逐步改善和提高人群遗传素质的目的。

优生的"生"是指出生，"优"是优秀或优良，就是运用遗传原理和一系列措施，使生育的后代既健康又聪明。优生学研究遗传健康，探索影响后代的各种因素，从体力和智力方面改善遗传素质，从而达到提高人口素质的目的。优生学是一门综合科学，在社会、经济、文化、伦理的支持下，以预防性优生学为重点，以生物学、医学、环境学和遗传学为基础，采取遗传咨询、植入前或产前诊断、选择性植入或选择性流产的方法，减少或杜绝某些遗传性疾病或先天性缺陷儿的出生。

优育是指孩子出生后，为了使孩子体格发育正常，健康活泼，我们必须做到一系列优育措施，即在适宜的环境中对孩子进行良好的养育以及科学的教育，如饮食营养、体育锻炼、经济状况、功能开发及文化教育等，使其遗传潜力最大限度地发挥出来。优育主要包括保健和教育两方面，前者以促进小儿体格生长发育为主，如提供充足的营养、进行体格锻炼、防治疾病等。后者主要是促进儿童心理发展，进行智力开发，培养良好品德等。总之，优育应包括德育、智育、体育、美育等全面发展。

小儿的生长发育就是机体不断适应外界环境的过程，因此儿童的生长发育是在先天与后天因素、内部和外部因素相互联系、相互影响的过程中进行的。影响小儿生长发育的因素很多，如营养、教养、疾病、社会因素、遗传因素等。只有针对这些影响因素，因人制宜地采取保教相结合的措施才能实现优育。

优生优育倡导孕期、围生期和新生儿期的保健以及婴幼儿期的早期教育，从而达到提高出生人口素质的目的，同时积极探索和积累优生优育的方法，为将来控制和改善人类自身创造条件。

二、影响优生的因素

（一）物理因素

1. 电离辐射　来自天然宇宙射线；土壤和水中微量放射性物质；职业照射；诊断、治疗的设施、药物等。机体受电离辐射照射后，会发生一系列极为复杂的生化反应，影响蛋白质、脂肪、碳水化合物的代谢，对胚胎的发育造成不良影响。因此，孕妇要远离生活中的电离辐射。据中国疾病预防控制中心与北京协和医院的一份调查报告显示：生活中最危险的电磁辐射用品当数电热毯、微波炉、电吹风、电磁炉和手机，如果孕妇长时间地接触它们，对胎儿的影响较大。有研究显示，每天接触电离辐射时间大于 4 小时，是胚胎停止发育的独立危险因素；每天使用手机≥4 次，是妊娠早期发生自然流产的高危因素。而音响、电视、空调等家电的辐射是很微小的，孕妇只要不近距离、长期靠近就可以避免危害。

2. 噪声　是人们不喜欢或者不需要的声音。在实际生活中，每一个人都会不可避免地接触到噪声，只不过接触到的噪声性质不同、接触的时间长短不一样罢了。噪声的强度用分贝表示，数字越大，表明噪声的强度越大。长期接触到强烈的噪声会损伤人的听力，这是大家都知道的。然而，接触噪声对孕妇和胎儿有什么影响呢？国内外的医学科研人员在这方面做了许多研究，证明强烈的噪声（95dB 以上）对孕妇和胎儿都会产生许多不良的后果。在 20 世纪 70 年代，国外曾有人对居住在国际机场附近的居民进行了调查，发现当地居民所生婴儿的体重比其他地区新生儿的体重低，说明强烈噪声很可能影响胎儿的发育。我国的学者对怀孕期间接触强烈噪声的女工所生子女进行测试，并把结果同其他条件相似的小儿做比较，发现前者的智商水平比后者低。造成这种情况的原因可能是噪声经常引起子宫收缩，影响胎儿的血液供应，进而影响胎儿神经系统的发育。

（二）化学因素

现代工、农业生产活动能产生很多有毒的化学物质，如磷、铅、汞、砷、铅、亚硝酸盐等。随着农药的滥用、工业"三废"的大量排放、食品化学添加剂的广泛应用，使有害物质在周围环境中的积累越来越多，大气、水土、食物受到污染的程度日趋严重，这些污染物都能经母体吸收入血，并危害胎儿的生长发育，引起染色体畸变、胎儿畸形。因此，对于生活中的一些化学物质，孕妇应远离。首先，要警惕某些化妆品中包含的有害化学成分，要禁用染发剂、冷烫精、口红、指甲油；其次，孕妇要加强自我保护的意识。孕妇在工作环境中应注意劳动保护，做好防护工作，避免和减少有害物质的侵袭；常食用新鲜、去皮的瓜果蔬菜；不吃或少吃含防腐剂、无营养价值的食品；避开人口繁杂的闹市区，到郊外呼吸新鲜的空气。

（三）生物因素

生物因素主要指病毒（包括风疹病毒、流感病毒、乙肝病毒、单纯疱疹病毒、巨细胞病毒和水痘等）、细菌、寄生虫。目前研究认为对妊娠影响最大的是五类：弓形虫、风疹病毒、人巨细胞病毒、单纯疱疹病毒和其他。预防这些病原体感染，在孕前就应注意。预防弓形虫感染，孕前不接触猫、狗及其他家畜，不食未煮熟的肉类，如涮羊肉，接触生肉后洗净手，切生肉、熟肉的砧板和刀要分开。如接受风疹疫苗注射的，3 个月内不能妊娠。出现疱疹病毒感染的，需彻底治愈后才能计划受孕。另外，遗传性疾病也属于生物因素范畴，目前已发现的遗传性疾病（简称遗传病）超过3000 余种，它可涉及人体各个器官、系统，是造成围产儿死亡的重要因素，也是造成早期流产、畸胎、胎儿先天性异常的主要原因。认识遗传病，把握遗传规律，避免严重遗传病患儿出生，这对保持优良后代，实现优生，提高人口素质极为重要。

（四）药物因素

妊娠期间用药是一个值得慎重对待的问题。因为药物会通过胎盘直接影响胎儿，造成严重伤害。妊娠期用药对胎儿的影响分 2 个阶段。妊娠早期，某些药物可影响胚胎的基因和染色体突变，引起胎儿畸形、死胎、流产。妊娠中期，药物对胎儿不再有致畸作用，但可引起各器官功能障碍或产生不可逆的损伤。因此，孕妇应了解一些安全用药的知识。

1. 激素类药物 近年来，人们发现激素会影响发展中的胚胎或胎儿。如某些口服避孕药中含有的雌激素会导致胎儿畸形。性激素、黄体激素可引起男胎女性化或女胎男性化；孕激素对女性的影响是其女婴有较大的阴蒂，肌肉发达等体征；肾上腺皮质激素可导致新生儿兔唇、腭裂、无脑儿以及生殖器异常；糖皮质激素在妊娠早期可引起死胎、早产儿；甚至胰岛素也会对一些胎儿产生致畸危害。

2. 镇静、催眠类药物 人们熟知的地西泮、甲丙氨酯等镇静、催眠类药物以及阿司匹林类的解热镇痛药，都会导致胎儿的畸形、兔唇、腭裂、心脏病等严重危害。吗啡、哌替啶、苯巴比妥等麻醉剂在分娩时应用可对新生儿呼吸有抑制作用。

3. 消炎药 最近发现某些抗生素都会对胚胎及胎儿产生副作用，如消炎药大剂量应用，妊娠56 周后可引起胎儿动脉导管早期闭合、出现死胎，需慎用或禁用的药物有庆大霉素、卡那霉素、阿米卡星、四环素、氯霉素、万古霉素、磺胺类、呋喃类及甲硝唑等。除了一些人们熟知的能影响胎儿生长发育的药物外，一些抗癌、抗癫痫、抗疟药物及抗组胺剂、抗凝剂、降压药物、利尿药，甚至缺乏和摄入过量的维生素都是有害的。因此，孕妇在妊娠期既不可乱用药物，也不要在生病时拒绝药物，不能因为害怕药物对胎儿的影响而拒绝治疗，这样会延误治疗而造成更严重的后果。孕妇应该在医生的指导下用药，同时要控制好药物的剂量并选择作用类似、影响较小的药物。此外，也不应盲目选用贵药、新药，以免因临床应用时限短，副作用或长期影响还未发现，从而损害孩子的健康。

（五）不良的生活习惯

1. 吸烟 对人类健康的危害人尽皆知，烟草中的尼古丁、氢氰酸、一氧化碳等有害物质，不仅危害身体健康，而且对生殖细胞和胚胎发育也有不良影响，且主动吸烟和被动吸烟都会影响胎儿的生长发育。研究表明，吸烟的危害主要是尼古丁和一氧化碳妨碍了胎儿的正常供氧，进而减慢胎儿的新陈代谢和正常发育。母亲吸烟对怀孕最后三个月的胎儿影响最大，这一时期的胎儿脑部发育最快，一氧化碳会造成供氧量减少及尼古丁造成血管缩小，从而使胎儿大脑得不到正常数量的氧供给，形成脑细胞坏死和发育不完全，最终影响胎儿大脑发育、造成智力缺陷。严重吸烟者所生的孩子比正常的孩子小，因为这个时期也是胎儿获得体重的关键时期，缺氧会引起营养不足，进而造成新生儿体重低下。吸烟母亲所生的孩子有各种情绪不稳，他们很容易变得极度紧张不安和活动过度（多动）。由于我国吸烟人数众多，因而即使孕妇本人不吸烟，也会在被动吸烟的情况下对胎儿造成影响。有相关研究表明，妊娠妇女被动吸烟不利于胎儿的发育，可引起宫内发育迟缓。在这些被动吸烟孕妇的血中碳氧血红蛋白增加，导致低氧血症，组织器官供氧不足而产生一系列反应，如早产，新生儿窒息等发生率明显增高。另外，烟雾中的其他有害物质，如焦油、烟酸、氰氢酸等物质可使胎盘血管形成下降，血管受损害，影响胎儿成长发育，成年后患癌的危险性增加。所以，为保护孕妇及胎儿的健康，吸烟的人应避开孕妇从而营造良好的环境，利于优生。

2. 饮酒 喝酒过量的母亲其所生的孩子易患上"胎儿酒精综合征"，这是一种严重影响儿童心理发展、导致生理缺陷的病症，它会造成躯干畸形、中枢神经系统损害、心脏缺陷及胎儿肌肉受损，如果酗酒发生在妊娠的前3个月，会导致胎儿心脏缺陷、小头、关节畸变、心理障碍及动作迟缓。此外，酒精还可引起染色体畸变，导致胎儿畸形和智力低下。严重酗酒者的孩子，有比正常多2倍的机会发生生理异常，如薄上唇和短鼻子等畸形。

3. 熬夜 从真正意义上说，夜间0：00后入睡属于熬夜；从内分泌的角度上说，23：00后入睡属于熬夜。因为人体肾上腺皮质激素和生长激素都是在夜间睡眠时才分泌。前者在黎明前分泌，具有促进人体糖类代谢、保障肌肉发育的功能；后者在入睡后方产生，既促进青少年的生长发育，也能延缓中老年人衰老。故一天中睡眠最佳时间是晚上22：00到凌晨6：00。据美国《医学日报》最新报道，美国匹兹堡大学的研究者发现，女性在妊娠期间睡眠不足，会增加新生儿体重偏轻和出现其他并发症的风险。发表在《心身医学》上的这项研究选取了约170名妊娠20周的女性，通过10周的观察后发现，睡眠不足会导致其免疫功能受损，发生不良妊娠的风险也增大。研究者表示，因为人体免疫过程的运行依赖足量优质的睡眠，如果女性在妊娠期间睡眠周期缩短，会限制人体抵御疾病的能力。此外，睡眠不足还会导致抑郁症，抑郁症进一步扰乱睡眠模式，使孕妇出现不良生育后果的风险也明显增大。北京朝阳医院妇产科副主任医师王素美认为，熬夜会消耗孕妇过多的能量，严重时会使孕妇产生无氧代谢状态，甚至产生不利于胎儿生长发育的有毒物质，所以孕妇应尽量保障有规律的作息。通常情况下，孕妇应保证晚上睡足8小时，中午至少休息1小时，且晚上最好10点左右睡觉，早上6点起床。如遇到特殊原因影响到孕妇晚上的休息时，可以适度延长午休的时间，也可在其他时段补觉。但补觉只能有限缓解孕妇的疲劳感，并不能弥补熬夜造成的伤害。

4. 吸毒 是指非医疗目的而滥用具有成瘾性的药物。目前世界上主要滥用的毒品有大麻、海洛因、可卡因和苯丙胺等。违规使用这些药物不仅危害吸毒者本人的身心健康，还将给子女造成无可挽回的影响，贻误后代。孕妇吸毒可诱发遗传物质突变，诱发胎儿的大脑、心脏等器官的畸形。因此，广泛开展积极的预防药物滥用教育，特别是针对育龄妇女的预防教育工作显得尤为重要。

三、优生措施

（一）优生咨询

优生咨询是预防遗传病患儿或其他先天性缺陷儿出生的重要措施之一。由医务人员、医学遗传学者或优生工作人员开设优生咨询门诊或服务站等形式，对咨询者提出的有关优生的各种问题，给予科学的解答，宣传优生知识，进行婚姻和生育指导。

优生咨询的内容：

1. 婚姻和生育指导

（1）患哪些病不宜结婚和生育？我国2021年1月1日起实施的《中华人民共和国民法典》规定：一方患有重大疾病的，应在结婚登记前如实告知另一方；不如实告知的，另一方可以向人民法院请求撤销婚姻。至于具体患哪些重大疾病，我国现行法律没有明确规定，所以任何回答都不具有法定性。但我们可以引用日本《优生保护法》中的有关咨询作为参考，患下列疾病者不宜结婚：精神分裂症，躁狂抑郁性精神病，癫痫，遗传性智力低下（愚钝、痴呆），严重的遗传性畸形，显著的躯体疾患如遗传性舞蹈症、遗传性小脑性运动失调症、遗传性进行性肌萎缩症、肌紧张症、软骨发育不全症、白化症、鱼鳞病、结节性硬化症、遗传性掌足跖角化症、遗传性视神经萎缩症、视网膜色素变性、全色盲、眼球震颤、血友病、视网膜母细胞瘤、神经纤维瘤、先天性成骨不全症、呆小病、小头畸形、家族性下肢痉挛麻痹、垂体侏儒、先天性白内障等。这些疾病患者如果结婚，不仅危害配偶，而且还将其致病基因传给下一代，增加家庭痛苦和不幸，也使人群中劣质人口增加。除上述疾病外，凡重要器官有严重疾病者，如心脏病、慢性肾炎、肺结核、病毒性肝炎、贫血、糖尿病等患者均不宜生育。这是由于"十月怀胎"加重了孕妇心肝肺肾的负担，"一朝分娩"又会使孕妇消耗过大的精力和体力。这对于重要器官有严重疾病的妇女来说，是难以承受的，要担很大风险，对孩子也不利。

（2）有血亲的男女青年相爱，能否结婚？这有多种情况，《中华人民共和国民法典》第一千零四十八条规定：直系血亲或者三代以内的旁系血亲禁止结婚。除此之外的不受法律限制。但要指明危害性，根据其血亲的远近给予适当的引导。

（3）其他咨询，如男女青年本人或亲属中患有某种遗传病，是否可以结婚和生育？下一代患病风险有多大？夫妇一方或双方有遗传病家族史，可否生育？子代发病风险有多大？高龄夫妇从未生育，今想生育又怕担风险，是否可以生育？应注意什么等？

解释病因，预测发病风险如夫妇身体都健康，但生了一个白化病的孩子，这是为什么？再生育的话，孩子会怎样？等等。

2. 提供对策 如①以往曾出生过遗传病患儿，今又妊娠，能否测出胎儿是否正常？有什么预防和治疗办法？②曾发生过习惯性流产或死产，能否再妊娠？应注意什么？有什么办法预防？等等。

（二）婚前检查

1. 婚前医学检查的主要疾病　①严重遗传性疾病。②指定传染病如艾滋病、淋病、梅毒等。③有关精神病如精神分裂症、躁狂抑郁症等。④其他与生育有关的疾病如各类心脏病、肝脏疾病、糖尿病等。

2. 婚前医学检查的内容　①询问病史：了解双方是否有血缘关系，过去和现在的病史，家族性疾病遗传史等。②体格检查：主要包括内科检查、生殖器检查和实验室检查。

3. 婚前医学检查的注意事项　①女性应避开月经期去检查。②在去做检查的当天早晨应禁食。③在检查的前几天一定要休息好，不要睡得太晚，不要劳累。

（三）选择最佳的受孕时机

计划妊娠的新婚夫妇最好暂时避孕，待共同生活一段时间，思想上充分做好为人父母的准备，物质上也为抚育下一代创造一定条件时，再有计划地安排受孕和生育，为新生命的诞生创造最好的起点。一般认为，婚后 3～6 个月及以后受孕条件比较成熟。根据我国的《中华人民共和国民法典》中的法定婚龄及相关研究表明：女性选择 24～29 岁是最佳生育年龄，男性在 30～35 岁是最佳生育年龄，这个年龄生育的新生儿，体格发育指标是最优秀的。

（四）营造健康的生活环境

胎儿生存营养供给及环境条件都是靠母体来提供的，有利的环境条件与胎儿的生长发育呈正相关。孕妇整个孕期的 280 天中，为防止外界有害因素影响母体的子宫环境，应远离生活环境中的有毒有害物质，如高温、放射线、化学溶剂、农药；远离猫、狗等可能传染弓形虫病的宠物；避免烟、酒刺激。不要经常喝浓茶或咖啡；避免出入舞厅、卡拉 OK 厅、电影院等有空气和噪声污染的环境；衣着要宽松舒适，同时要保持心情舒畅，精神愉快。

（五）合理膳食，均衡营养

妊娠期的妇女应多摄入胎儿需要的各种营养素，三大营养（蛋白质、脂肪、糖）物质占摄入总量比较大，糖为 60%～65%，脂肪为 20%～25%，蛋白质 15%，还有足够的维生素、矿物质及微量元素都是必需的营养物质。妊娠前 3 个月及妊娠后 3 个月还应注重适量补充叶酸，它可以有效地预防因叶酸缺乏而导致的胎儿神经管畸形。

早孕阶段的营养摄入应注重质量，多吃一些适合口味、易消化、清淡富有营养的食物，同时纠正偏食。摄入含维生素、矿物质较丰富的食物，如菠菜、胡萝卜、番茄、水果。在食物的制作上应避免蔬菜切后再洗的做法，不吃或少吃油炸的食物，以防止维生素和矿物质的丢失。妊娠晚期是胎儿肌肉、骨骼、脂肪及大脑等发育和功能完善的时期，应增加蛋白质、钙、铁、锌等微量元素的摄入，适当限制糖和脂肪的摄入。

（六）胎教

许多研究结果表明，受过胎教的婴儿，智商高于未受过胎教的婴儿。一般来说，从胎龄 5 个月开始就可以实施定期定时的胎教。声音和触摸的刺激经胎儿感受，能促进胎儿感觉神经和大脑皮质中枢更快发育，这对孩子的智力开发极为有利。孩子出生后，其听觉和记忆力较未经过胎教的孩子更加灵敏。值得注意的是，胎教训练也应该在心理学家、早教专家及妇产科医生指导下完成。以免盲目执行、操之过急、违背了自然发展规律。胎教大体分为三类，音乐胎教、语言胎教、抚摸胎教。

（七）产前检查和诊断

妊娠期间为了保证孕妇和胎儿的安全，孕妇应定期到专科医院进行产前检查。其中包括早孕检查、产科初查、产科复查、孕期其他的必要检查，如唐氏综合征筛查、B超筛查、糖尿病筛查以及胎儿监护。产前检查是针对胎儿有发生某种遗传病的高风险，而产前诊断（prenatal diagnosis）是指在胎儿出生前用各种诊断技术对其先天性疾病做出诊断，以便进行选择性流产或宫内治疗，减少严重出生缺陷儿的出生。它是预防出生缺陷的二级措施，是提高我国出生人口素质不可缺少的技术手段。

并不是所有的产妇都要进行产前诊断，如果满足：孕妇年龄超过 35 岁、生育过染色体异常或先天性严重缺陷儿、有遗传病家族史、夫妇一方患先天性代谢疾病、孕早期接触过致畸物质或严重病毒感染，有过原因不明的流产、新生儿死亡史或胎儿可疑畸形等情况中的任意一项就要进行产前诊断。

四、优育的措施

孩子出生到 6 岁是儿童身体器官及神经系统发育的重要阶段，也是认识世界、发展智力、形成情感与个性的最重要的时期。为了使孩子正常，健康活泼，我们应对孩子进行科学的养育，使遗传素质健康的儿童，经过后天科学的抚养和保育，成为卓越的人才；使某些遗传素质差的儿童，经过良好科学地培养，也能有所改善。

（一）实施科学接生

应该选择什么样的方式出生？一般来讲，分娩的方式可分为两类，自然生产和剖宫产。自然生产是指经过"十月怀胎"，随着子宫有节律的收缩，使胎儿通过阴道娩出。自然生产是人类繁衍生息必然的生理过程，是产妇和胎儿都具有潜力、能主动参与并完成生产过程。从宝宝的利益出发，医生都会建议准妈妈们自然生产，因为自然分娩对胎儿的身体素质发展有诸多好处，如不易出现新生儿并发症，有很强的适应外界的能力；孩子长大后不易发生感觉统合失调等。但是能否正常分娩取决于产力、产道、胎儿及精神心理因素。医生应根据产妇和胎儿的生理状态，选择正确的分娩方式。

（二）婴儿出生后检查

为降低婴幼儿死亡率和缺陷率，我们应积极组织开展新生儿疾病的筛查，做到早发现、早诊断、早治疗。对已出生的先天性缺陷儿要采取有力措施，减轻其残疾的程度，从而防止疾病的进一步发展。新生儿要进行常规体格检查，这样能及时发现新生儿先天疾病和畸形；对危重儿应积极抢救，减轻新生儿窒息、产伤、感染给新生儿造成的不良影响；密切观察新生儿情况，及时发现新生儿疾病并进行治疗。

（三）母婴交流

儿科专家主张在胎儿一出生应生活在母亲身旁，与母亲有亲密接触，并开始生后的连续教育。母婴交流主要有：①触觉交流。母婴间触觉交流主要有两种方式，为婴儿授乳和爱抚。通过母婴间的触觉交流，可以促进婴儿的大脑发育和智力开发，可提供充足的母爱，满足婴儿身心发展的需要。②视觉交流。当母亲为婴儿授乳时，会发现婴儿边吃边用眼睛直视母亲的眼睛，这会促进婴儿视力的发育，同时也是婴儿情感发育过程中的视觉需要。③嗅觉交流。有研究证实，1 个月的婴儿嗅觉很灵敏，他会根据细微的气味变化来确定自己是否需要这种气味。因此，婴儿由母亲陪睡，能在良性嗅觉刺激中获得愉悦，促进心理健康发育。④听觉交流。婴儿刚出生 1 周后能辨别出母亲的声音，多与婴儿对话不但能增加婴儿的愉悦感，还能为其语言的发展奠定良好的基础。

（四）科学哺育

首先，要定时、定量地提供充分的营养，以母乳喂养最好，如果由于某些原因不能母乳喂养，最好选用牛奶或羊奶喂养。但不论选择哪种方式喂养，都要保证量足，做到定时、定量。其次，要根据年龄特点来喂养，及时添加辅食，一般可从 4 个月开始添加，可先加流食，然后半流质，最后加固体食物，食量由少到多逐渐添加。不宜吃过甜或脂肪过多及刺激性食物。食物最好要细、软、碎、烂。最后，还要注意各种营养素的全面平衡和科学搭配。

（五）加强保健和防治疾病

儿童的生长发育是在先天与后天因素、内部和外部因素相互作用的过程中进行的。因此，婴儿体格的发育与环境、卫生保健也有很大的关系。加强保健和防治疾病是优育的重要保障，婴儿出生后，要定期进行健康检查。1 周岁以内每 3 个月检查一次，3 周岁以内每半年检查一次，6 周岁以内 1 年检查一次。如发现异常或患有某种疾病，应及时采取相应的保健和治疗措施。不同年龄的小儿具有不同的基本特征。每一年龄段中其身体和智力发育的特点不同，从而保健的重点也不同。

1. 新生儿期保健　从出生到 28 天，称为新生儿期。新生儿居住的地方要保持室内适宜的温度、湿度和新鲜的室内空气。新生儿出生半年后，要进行人工预防接种。此外还要对易被病原微生物侵入的皮肤、破损的脐带、呼吸道和消化道黏膜、泌尿道等应注意保护，以及要按时给新生儿洗澡。目前研究认为，抚触可促进食物的消化、吸收，减少新生儿哭闹，给婴儿带来欢快，使婴儿健康和聪明，因此抚触是优育优教的最初阶段。

2. 婴儿期（乳儿期）**保健**　从出生后 28 天到满 1 岁为婴儿期。此期保健的重点是提倡母乳喂养，及时增加辅食，正确护理，预防感染。按计划进行各种预防注射，以便增强特异性免疫力。

3. 幼儿期保健　1 岁至 3 岁为幼儿期。此期小儿体格发育较出生第一年减慢，会独立行走，活动范围增大，接触外界环境机会增多，语言、思维和观察能力提高很快。这一阶段要注重发展语言和培养兴趣，养成小儿良好的生活和卫生习惯，同时应按计划完成预防接种的复种，以加强免疫。

4. 学龄前期保健　4 岁到入小学前为学龄前期。这一时期是人格、情感和意志发展的关键期，这阶段注重培养孩子良好的生活习惯、自理能力、意志力以及与人交往的技巧和良好的人格品质，这些将使孩子受益终身。此期小儿体格发育进入稳速增长阶段，语言发育也很快。此期小儿与外界接触机会增多，易患各种传染病和发生意外伤害，因此这个阶段的保健重点是预防各种传染病和意外伤害。

（六）社会影响和优生优育

"父母是孩子的第一任教师"，我国多数孩子在入幼儿园之前，三年之内多是在家庭中成长的。这段时间孩子判别能力不强，但与生俱来的观察和模仿能力使他们对父母的一举一动都感兴趣以及没有选择性的模仿。因此，父母一定要注意自己的言传身教作用。父母要共同创造一个民主、和睦的家庭氛围，才能使孩子愉快生活、发展才能、形成良好的个性。此外，教师在幼儿心中也是至高无上的。在入幼儿园和小学以后，孩子的心目中老师将逐渐取代父母地位，因此老师的言行对孩子的影响是十分重要的。教师应懂得儿童心理，自觉地维护"教师"在孩子心目中神圣、高尚的形象。

　　目前，人们对优生优育知识还未广泛普及和深入了解，社会调查发现，在科普教育相对薄弱和信息来源相对闭塞的私营工厂和偏远地区，人们的优生优育意识更加淡薄。尤其在强制婚检变为自愿婚检后的最近几年，出生缺陷发生率明显增高。

　　据我国现阶段自愿婚检后婚检工作情况和生育现状，我们呼吁广泛开展调研工作，并及时反馈政府部门，努力提高婚前医学检查率。广泛开展优生优育工作，加大知识普及和宣传的力度，利用当地电台、报纸等新闻媒体进行宣传，使优生、优育科普知识家喻户晓，深入人心；让每一对育龄夫妇了解优生优育的重要性，转变传统观念，熟知出生缺陷的危害性和预防出生缺陷发生的有效措施，自觉养成良好的卫生和保健习惯，主动参与婚前检查和产前筛查。

第 10 章　健康教育与女性生殖健康

生殖健康是人类繁衍的亘古不变的主题。生殖健康是指人类在生殖系统、生殖功能和生殖过程的各个方面其身体、精神和社会适应均处于完好的状态，而不仅是指没有疾病或虚弱。生殖过程涉及社会、经济、政策等多个领域，女性生殖健康状况同时也受多方面因素的影响，如前面章节所述，影响女性生殖健康的因素可归纳为四个方面：环境因素、生物遗传因素、医疗卫生服务因素和行为与生活方式因素。健康教育学是研究健康相关行为和健康教育基本理论与方法的学科，将健康教育与健康促进的基本理论与方法应用于促进女性个体或群体生殖健康，对提高女性生殖健康水平具有重要意义。

第一节　健康教育与健康促进概述

一、健　康　教　育

（一）健康教育的概念

健康教育（health education）是指在帮助对象人群或个体改善健康相关行为（health-related behaviors）的系统的社会活动。在调查研究的基础上，运用健康信息传播等干预手段，促进妇女群体或个体自觉采纳有利于健康的行为和生活方式，从而避免或减少生殖健康危险因素的暴露，帮助实现生殖健康相关疾病的预防控制和治疗康复，提高其生殖健康水平。

（二）卫生宣教

卫生宣教是指卫生宣教机构或医疗卫生工作人员利用宣传栏、宣传单、网络媒体、微信公众号等方式把医疗卫生保健知识传播给广大群众的工作，其重在卫生知识的传播。由于卫生宣教忽视了信息反馈和效果评价，其效果有限，难以达到改变目标人群或个体的行为的目的。当前卫生宣教一般多作为健康教育与健康促进的一个重要手段而受到广大健康教育工作者青睐。

（三）健康教育与卫生宣教的关系

在二十世纪，我国的卫生宣教与健康教育两个词曾经在一段相当长的时期内共存。可以说现在所定义的健康教育与二十世纪 70 年代以前的卫生宣教是同一事物的不同发展阶段的名称，但二者已经有根本的区别。二者联系在于，我国当前的健康教育是在过去卫生宣教的基础上发展起来的，现在健康教育的主要措施仍可称为卫生宣教。二者的区别在于：首先，与过去的卫生宣教相比，健康教育明确了自己特定的工作目标，即促使人们改善健康相关行为，从而防治疾病，增进健康，而不仅仅作为一种辅助方法为健康工作某一时间的中心任务服务；其次，健康教育不是简单的、单一方面的信息传播，而是既有调查研究又有干预、计划、组织与评价，涉及多层次多方面对象和内容的系统活动；最后，健康教育在融合医学科学和行为科学、传播学、管理学等学科知识的基础上，逐渐形成了自己的理论和方法体系。

二、人类行为基本特点及其健康教育意义

人类行为表现丰富多彩，但又有其自身的规律。因此，要促进女性生殖健康就必须先了解女性行为变化的规律，促进女性生殖健康相关行为向有利于其健康（包括生殖健康）的方向改变。

（一）人类行为的概念及构件

行为是完整有机体的外显活动，由内、外部刺激作用于人所引起。人的行为是指具有认知、思维能力并有情感、意志等心理活动的人对内外环境因素刺激所做出的能动的反应。人的行为可分为外显行为（指能被他人直接观察到的行为）和内隐行为（指不能被他人直接观察到的行为，如思想、意识等）。无论是外显行为还是内隐行为都可能对人自身或他人的健康产生影响。人的行为由五个基本要件构成：即行为主体、行为客体、行为环境、行为手段和行为结果。

（二）人类行为的基本特点及其在健康教育中的意义

1. 人类行为的生物性和社会性

（1）人类行为的生物性：人类的生物性决定了其行为的生物性。亲子代、孪生子之间行为的某些相似性，在排除遗传和其他因素有关因素外。但主要的决定因素还是取决于环境和后天的学习。人类行为都是以其生理形态和功能为发生前提的，如外显行为以人的运动系统的结构和功能为直接的发生前提。人的行为也可以反过来影响人的生理。

（2）人类行为的社会性：人类的社会性决定了其行为的社会性。人不可能脱离人类社会而成长为一个"人"。生活在人类社会中，受到所处环境的影响，每个人自觉或不自觉地模仿着周围人群的情感反应方式、行为方式，尤其是通过社会的教育活动学习语言、风俗、知识、思想、道德、法律等，逐渐从一个"自然人"成长为一个"社会人"。人的社会属性全部是通过社会化而获得，其基本内容包括习得社会生活技能、社会生活行为规范，形成价值观、世界观和社会生活目标，获得社会角色与社会地位等。女性生殖健康教育要注重妇女的社会化，使每一个女性通过社会化养成有益于自身、他人和社会的健康行为与生活方式。当然，人的行为也反作用于人类社会。因此，人类为了社会生活的协调和整体的利益，必然地要通过多种措施对生活于其中的每一位成员的行为进行鼓励、约束和调节。

2. 人类行为的适应性
人类行为具有适应性，这种适应性主要体现在人类行为与环境的交互作用中，主要表现为六种适应形式，即反射、自我控制、调试、顺应、应对和应激。反射指的是人体通过"反射弧"对外界刺激做出的反应方式，如手指触碰过热物品立即收回。个体通过直接改变行为的方式来增加奖励性后果的发生概率，减低惩罚性后果的发生概率，这种行为方式称为自我控制。调试是指个人与他人之间、群体与群体之间相互配合，互相适应的方式和过程。调试一般发生在人们交往中需要协调矛盾和解决冲突的过程中。顺应是指个体与群体不断接受新的经验，改变自己的行为方式，以适应客观环境的变化。应对是指个体为适应目前或长远的需要而决定是否采取某种行为。而应激则是一种非特异性的个体对紧张刺激的适应性反应。

3. 人类行为的目的性、可塑性和差异性

（1）人类行为的目的性：动物大多是被动地去适应环境，而人类则不同，人类的绝大多数行为都带有目的性、计划性。因而人不但能适应环境而且能按照自己的意愿去改造环境。健康教育是要帮助人们改善行为，从而达到健康的目的，因此人类行为的目的性是健康教育的前提。

（2）人类行为的可塑性：人的行为是不断发展变化的。一般而言，年纪较小者行为的可塑性较大。因此，健康教育应充分利用这一特点，抓住女性社会化的关键期进行教育训练，改变她们的不良行为与生活方式。

（3）人类行为的差异性：日常生活中行为千差万别，丰富多彩，表现出较大的差异性。由于行为的差异性，决定了健康教育措施必须因人而异、因势利导。

4. 人类行为发展的连续性和不平衡性
人类行为发展具有连续性，意味着在每一个人的整个一生中其行为是发展变化的。这种变化表现在：旧的行为反应被打破与新的行为反应建立、现在的行为是过去行为的延续以及将来的行为又必然是现在行为的延续。人类行为发展的不平衡性意味着

人的行为的不间断发展过程中呈现出阶段特点，一些行为在某些阶段发展很快，而另一个阶段可能是某个行为发展特别重要的时期。因此，在对女性生殖健康教育时要充分考虑对象的年龄阶段与行为发展的关系。

三、人类行为发生发展的影响因素

人类行为受到人自身因素和环境因素的影响，人自身有多方面因素可以影响其行为的发生发展，其中最为重要的是心理因素。在此不对其详细著述。影响人类行为的环境因素包括自然环境因素和社会环境因素。

（一）自然环境因素对人类行为发生发展的影响

自然环境指与人类生活和行为相互关联、相互影响的自然条件的总和，包括生活于其中的地理环境、生物环境和地下资源环境等。不同的自然环境对人的生活和行为有不同的影响，对健康相关行为而言，同一自然环境又总是既存在有利的因素，也存在不利的因素。对某地区女性开展生殖健康教育时，要考虑当地的自然环境因素，尤其是其中不利于女性生殖健康的自然环境因素。

（二）社会环境因素对人类行为发生发展的影响

社会对人行为的影响无所不在，在此对一些主要的影响因素进行著述。

1. 经济对行为的影响　物质资料的生产创造出丰富的物质财富，这为人们采取维护和增进健康的行为提供了重要的基础。但社会经济的发展在提高了人们的健康水平时，也产生了一些对健康不利的因素，如人们在享受丰富的生活资料时也不自觉地食入过多精制食品，以及高热量、高脂肪、高胆固醇的食物，而天然食品摄入减少，营养失衡，肥胖占比增加，这对女性健康（包括生殖健康）带来重大风险与潜在危害。

2. 法规对行为的影响　法规包含两类社会内容，第一是规定行为模式，即人们在一定的条件下可以做什么事情、必须做什么事情和不准做什么事情；第二是规定行为后果，即人类行为在符合行为模式时的肯定性后果，以及违反行为模式时的否定性后果。另外，法规具有教育、威慑和惩罚的作用，因此它是调节和控制人们行为的最强有力的手段，在女性生殖健康和生殖相关行为方面，我国也制定了诸多法规，如《中华人民共和国宪法》《中华人民共和国妇女权益保障法》《中华人民共和国民法典》《中华人民共和国母婴保健法》《女职工劳动保护特别规定》《女职工保健工作规定》等法律法规。在开展女性生殖健康知识教育时，既要宣传国家有关女性的卫生法规，同时也要用这些法规来保障女性生殖健康教育工作的开展。

3. 社会制度对行为的影响　在各种社会制度中医疗保健制度与女性的健康相关行为关系最为密切。医疗保健制度指医疗保健费用的负担方式。世界各国的医疗保健费用的负担方式主要有三种：自费医疗、集资医疗和免费医疗。不同的医疗保障制度以及不同的医疗保健费用负担方式的组合势必对女性生殖健康产生不同的影响。

4. 社会思想意识对行为的影响　社会思想意识与社会成员的健康相关行为有着密切的关系，其作用机制是通过认知过程作用于个体的意识倾向，进而影响需要、动机和行为。因此，健康教育不但要传播健康信息，而且应该在传播健康信息和行为干预的过程中，提倡进步、乐观的思想意识，促进良好的社会风尚的形成。

5. 社会道德对行为的影响　道德舆论将一定的社会行为准则推荐给社会成员，经过个体的认知过程在其内心树立起某种初步的道德信念，并逐步使其道德认识深化。通过舆论的褒扬、贬抑、谴责而产生作用力，控制和影响个人的需要、动机和行为。道德对行为的调节范围比法规制度更广，其作用程度比风俗习惯更强。因此，在促进女性生殖健康相关行为时，应该重视社会道德在不良行为的矫正和健康相关行为强化上的重要作用。健康教育提倡在健康相关行为方面利人利己的道德标准，提倡人们的行为既有利于自身的健康，又有利于他人和社会的健康。

6. 教育对行为的影响　在经济水平比较一致的情况下，受教育水平不同的人可能会采用不同的行为和生活方式，由此对健康产生的影响也是不一样的。一般情况下，一个人受教育程度越高，其理性化也会越高，可能更偏重于生活、工作条件的改善及精神生活的丰富，把闲暇时间作为增长知识的机会，能采用比较健康合理的方式安排其生活。教育程度较高者，由于获取信息的渠道更多，相比较而言获取健康知识的能力越强，更容易采取促进健康的行为。

7. 家庭对行为的影响　家庭是以婚姻、血缘或者收养关系为基础的人类社会生活的基本单元。家庭成员之间会相互影响，以父母与子女间的相互影响和夫妻间的相互影响尤为重要。因此，在促进女性生殖健康的工作中，充分了解家庭因素对女性形成和建立促进健康行为的作用，有助于更好地设计以家庭为基础的女性生殖健康教育计划。

四、健 康 促 进

（一）健康促进的概念

著名的健康教育学家 Green 和 Kreuter 等把健康促进定义为：健康促进是指一切能促使行为和生活条件向有益于健康改变的教育和环境支持的综合体。健康教育学专家们将健康促进表达为一个指向行为和生活条件的"综合体"："健康教育+环境支持"。WHO 则将健康促进定义为：健康促进是促使人们维护和提高他们自身健康的过程，是协调人类与环境的战略，它规定个人与社会对健康各自所负的责任。《健康新视野》中提出："健康促进指个人与其家庭、社区和国家一起采取措施，鼓励健康的行为，增强人们改进和处理自身健康问题的能力"。《健康新视野》的定义指出健康促进是旨在改进健康相关行为的活动。

（二）健康促进工作开展的五个优先活动领域

《渥太华宣言》指出健康促进是一个综合的社会政治过程，它不仅包含了加强个人素质和能力的行动，还包括改变社会、自然环境以及经济条件，从而削弱它们对大众及个人健康的不良影响。《渥太华宣言》提出了在健康促进工作中的五个需要优先开展的领域。

首先是建立促进健康的公共政策。促进健康的公共政策应该多样且互补，如政策、法规、财政、税收和组织改变等。这样可以将女性生殖健康问题提到各级各部门的议事日程上，使之了解其决策对女性生殖健康的影响并需要承担的健康责任。其次是创造健康支持环境。为女性创造安全、舒适、满意、愉悦的工作和生活条件，为其提供免受生殖有关疾病威胁的保护，促使女性提高增进生殖健康的能力，营造健康的支持环境。环境包括家庭、工作和休闲环境，还包括女性获取生殖健康资料的途径。第三，加强社区行动。积极发动社区力量，利用社区资源，形成灵活体制，增进女性自我帮助和社会支持，提高女性解决有关生殖健康问题的能力。第四点，发展个人技能。通过向女性提供生殖健康的有关信息和教育来帮助她们提高做出健康行为选择的能力，并支持个人和社会的发展。通过发展个人技能使女性更有效地维护自身健康和生存环境。最后是调整国家卫生服务方向。卫生部门不仅仅要向妇女提供生殖健康问题的临床治疗服务，也应该将预防保健和健康促进作为服务模式的一部分。

（三）健康促进活动开展的三项基本策略

（1）倡导：倡导政策支持、社会各界对健康措施的认同和卫生部门调整服务方向，激发群众参与和社会关注，从而创建一个有利女性生殖健康的社会、经济、文化环境条件。

（2）赋权：帮助女性具备正确的观念、科学的知识和可行的技能，激发其朝向完全健康的潜力；使女性获得控制那些影响自身生殖健康的决策和行动的能力，使社区的集体行动能在更大程度上影响和控制与社区健康和生活质量相关的因素。

（3）协调：在妇女生殖健康保健等活动中协调妇女个人、社区、卫生机构、社会经济部门、政府和非政府组织等在健康促进中的利益和行动，组成强有力的联盟与社会支持体系，共同努力实现女性生殖健康的目标。

（四）健康促进与健康教育的关系

健康教育与健康促进密不可分。健康教育必须以健康促进战略思想为指导，健康教育欲改善人们的行为需要得到健康促进的支持；健康促进框架包含了健康教育，而健康教育是健康促进战略中最活跃、最具有推动作用的具体工作部门。

五、女性生殖健康促进

（一）生殖健康促进的定义及行动策略

生殖健康促进的概念就是结合以上对健康促进的理解和生殖健康的含义。生殖健康促进即促使人们，包括男人和女人、男孩和女孩，提高、维护和改善他们自身的性健康和生殖健康的过程。女性生殖健康促进是指一切能促使行为和生活条件向有益女性健康和生殖健康改变的教育和生态学支持的综合体，包括社会环境和自然环境。

生殖健康促进应该遵循以下五项行动策略：①在制定人口和计划生育、妇幼保健、教育等与生殖保健有关的公共政策时，应注意是否有利于生殖健康促进活动的开展。②协调所有政府部门、社会部门和个人的行为，创造有利于生殖健康促进活动的支持环境。③充分利用社区平台，打破政府与非政府组织、公共与个人之间的界限，建立平等的伙伴关系，合作开展生殖健康促进活动。④通过教育、信息交流、生活技能培训等方式，使每个人的生殖健康意识和生殖保健能力不断提高。⑤对生殖健康促进的认识不局限于医疗保健机构、专业服务人员，更要将家庭、学校、单位、社区乃至政府和非政府组织等视为生殖健康促进行动的有机组成。

（二）女性生殖健康促进的意义

（1）促进群众生殖健康权利的行使和对生殖健康服务的提供。

（2）使群众对性与性行为有正确的认识和理解，并且能够促进和谐家庭的建立。

（3）提高女性的社会地位，减少女性因怀孕和生育而造成的疾病和心理负担，以及社会角色不平等所引起的问题。

（4）通过遗传咨询、孕前保健和围生期保健以及其他出生缺陷干预措施，能够进一步提高出生人口的质量。

（三）生殖健康促进的基本特征

1. 生殖健康促进是以健康为中心的生殖健康教育，需要女性及家庭成员和社会各部门自觉参与，通过认知态度和价值观念的改变而自觉采取有益于健康的行为和生活方式。而母婴健康促进是在组织、政治、经济、法律上提供环境支持，它对行为改变的作用比较持久且具有约束性。

2. 生殖健康促进涉及母婴人群、家庭成员和人们社会生活的各个方面，而不仅限于某一部分母婴人群或仅针对某一疾病的危险因素。

3. 在疾病三级预防中，生殖健康促进强调一级预防甚至更早阶段，即避免暴露于各种行为、心理、社会环境的危险因素，全面增进健康素质，促进健康。

4. 社区和群众参与是巩固母婴健康发展的基础，而母婴人群的健康知识和观念是主动参与的关键。通过健康教育激发领导者、社区和个人参与的意愿，营造健康促进的氛围。因此，健康教育是健康促进的基础，健康促进若不以健康教育为先导，则健康促进将是无源之水、无本之木，而健康教育如不向健康促进发展，其作用就会受到极大限制。

5. 与生殖健康教育相比，生殖健康促进融合客观支持与主观参与于一体。前者包括政策和环境的支持，后者则着重于个人与社会的参与意识和参与水平。因而健康促进不仅包括了健康教育的行为干预内容，同时，还强调行为改变所需的组织支持、政策支持、经济支持等环境改变的各项策略。

总之，生殖健康教育和健康促进是有计划、有组织、有系统的教育活动，它对人们关注整个生命周期的生殖健康问题，去除和减轻行为危险因素，保护女性的健康，甚至影响整个家庭幸福、社会和谐等方面，都将起到积极的作用。

（四）生殖健康促进的内容

生殖健康促进的总目标是建立和完善适应社会发展需要的生殖健康促进与健康教育工作体系，提高专业队伍的素质。围绕重大卫生问题针对重点场所、重点人群，倡导健康的公共政策和支持性环境，以妇幼保健体系和社区为基础，开展多种形式的生殖健康促进与健康教育活动，普及健康知识，增强人们的健康意识和自我保健能力，促进全民健康素质的提高。生殖健康促进的主要工作任务和具体目标如下：

1. 建立和完善适应社会发展的生殖健康促进与健康教育工作体系　在各级政府的领导下，建立起以政府负责、部门合作、社会动员、群众参与、法律保障为特点的生殖健康促进与健康教育工作体制和协调、高效的运行机制。各级卫生行政部门将生殖健康促进与健康教育纳入目标管理和工作计划，组织实施、监督考核。

2. 加强生殖健康教育专业机构和人员能力建设　充分发挥医疗及妇幼保健机构生殖健康教育专家的学科力量。在医疗和妇幼保健系统内，建立和完善生殖健康促进与健康教育专业技术人员队伍和机构建设，生殖健康促进与健康教育专业技术人员应具备社会动员、倡导、传播与教育、方案设计、实施、监督与评价等基本技能，配备适应相关工作需要的设备。

3. 建立健全生殖健康促进工作网络　在妇幼保健三级工作网络和健康教育三级工作网络的基础上，建立社区、医院、学校、企事业单位等合作网络，直接面向目标人群开展生殖健康促进与健康教育。

4. 完善生殖健康促进与健康教育信息网络　依照《中华人民共和国母婴保健法》《中国妇女发展纲要》和《中国儿童发展纲要》，开展多种形式的妇幼生殖健康促进与健康教育活动，促进生殖健康的全面发展。

（五）生殖健康促进的方法

生殖健康促进应该同样遵循健康教育的基本原则，包括科学性、针对性、形象性、经济性、重复性和通俗性。WHO 指出健康促进是促使人们提高、维护和改善他们自身健康的过程。健康促进=健康教育+生态环境。健康教育通过教育手段来完成，生态环境要通过环境手段和行政手段才能得以控制。生殖健康促进活动、服务和工作的实施是一项社会系统工程，可以具体化解为政策制定、环境支持、社区活动、技能培训、理念更新等方面。生殖健康促进可通过健康管理得以实现，其模式已经转变为"生物-心理-社会医学"模式。健康管理系基于健康档案的健康管理服务，是建立在现代医学模式和信息化管理的基础上，通过监测、评价和干预，应用科学的、有针对性的健康促进手段，实现三级干预，有效地利用有限资源，帮助和指导人们成功地把握与维护自身健康的综合性的活动。目前健康管理代表观点可以分为整体的观点、系统论的观点、多元论的观点。女性生殖健康管理在后续章节中有详细著述，在此不再赘述。

1. 制定女性生殖健康促进的公共政策 中国已经制定并公布了一系列有利于生殖健康促进的公共政策，其中最具有指导意义的是由全国人民代表大会颁布的《中华人民共和国母婴保健法》和国务院颁布的《中华人民共和国母婴保健法实施办法》。《中华人民共和国母婴保健法》规定，国家提供必要条件和物质帮助使母婴获得医疗保健服务，医疗保健机构应当为公民提供包括卫生指导、咨询和医学检查的婚前保健服务，医疗保健机构应当为育龄妇女和孕产妇提供包括母婴保健指导、孕产妇保健、胎儿和新生儿保健的孕产期保健服务。《中华人民共和国母婴保健法实施办法》具体列明了母婴保健技术服务包括的主要事项，并指出各级人民政府应当将母婴保健工作纳入本级国民经济和社会发展计划，并为母婴保健事业的发展提供必要的经济、技术和物质条件。除了上述法律法规外，还有不少法律法规与女性生殖健康有直接的关联，如《中华人民共和国劳动法》《女职工劳动保护特别规定》《中华人民共和国妇女权益保障法》和《中华人民共和国传染病防治法》等。国家对女职工实行特殊劳动保护，主要是女性经期、妊娠期和产后育儿期等与生殖健康密切相关的特殊时期的劳动保护。

生殖健康促进属于公共产品，而且社会效益显著，但是由于人人可以享用，故很难向个人收费。因此，在为提高人们的生殖健康水平而开展的健康促进工作中，政府部门应该承担组织和提供相关费用的责任。在中国市场经济的条件下，政府应加强对卫生服务市场的宏观调控，提供开展生殖健康促进活动所需要的资源。同时政府部门是各项政策和策略的决策者，政府部门应该深刻领会生殖健康促进的精神，成为健康促进的先导，关心人们的健康。因此，要促进政府部门领导健康观念的转变，提高他们的生殖健康意识，使他们在各自从事的工作岗位上为健康促进提供支持，并制定有利于生殖健康促进的各项政策。依据法律法规，各级政府、行政主管部门都相应制定并颁布了有关规章、规范性文件，有些政府部门、社会团体还制定了一系列工作规划，把宏观政策细化为具有可操作性的具体措施，其反映在促进生殖健康目标上的作用也更加清晰，如卫生部进行的性传播疾病和艾滋病防治工作规划；国家人口与计划生育委员会推进的出生缺陷、生殖道感染干预、避孕方法知情选择三大工程规划；国家妇女儿童工作委员会制定的青春健康项目规划等。这些规划的制定和实施都有力地推进了中国整个社会生殖健康水平的提高。但是在取得成绩的同时，也应该看到工作中存在的问题，如分工不明确、责任感差等问题，应进一步加强政府部门的职能，各个部门通力合作制定出更有利于健康促进的策略和方案，进一步提高中国居民的生殖健康水平。因此，全社会参与，包括卫生部门和非卫生部门，经过通力合作，共同努力创造良好的生活环境和工作环境，争取健康促进事业发展的相关政策和环境支持，争取出台生殖健康促进工作条例、行业工作规范、中长期发展战略规划，确保生殖健康促进的实施。

2. 创造生殖健康促进的支持环境 生殖健康促进是一种社会活动，应该由全社会参与。生殖健康涉及所有人群，生殖健康促进是一项社会系统工程，具有人口管理、公共卫生和社会服务的性质。在开展生殖健康促进工作时常常涉及卫生、教育、农业、科技、民政、妇联、共青团、工会等众多部门和群众团体，这就要求生殖健康促进工作应当在各级政府的统一领导下，各部门、团体协调配合、资源共享。宣传、倡导对于创造良好的生殖健康促进工作环境非常重要。宣传、倡导的内容不仅要有相关的法律法规和政策措施，更应包括制定这些政策措施的国际国内背景，向领导、群众乃至整个社会说明开展生殖健康促进工作的必要性、重要性、可行性和有效性。只有在这些理念为公众所理解、接受后，才能更有效地向公众传授生殖健康促进相关知识和技能。

3. 强化社区生殖健康促进行动 目前，中国社会进入快速转型期，社会问题社区化。随着社区在社会发展中的作用日益凸显，社区建设和发展的重要性越来越为人们所认识。生殖健康促进以社区为载体，利用社区资源可以更有效地传播生殖健康相关知识、倡导有利于生殖健康的生活方式，同时也对影响生殖健康的舆论、职业、文化、自然等环境进行干预。这就要求政府把生殖健康促进纳入社区工作规划和责任目标，在经费、设备、人员和工作制度上予以保障。重点是建立以社区为基础，融宣传教育、咨询服务、综合管理为一体的生殖健康促进服务体系，配备经过培训的服务和管理人员，对工作情况加强考核评价。同时，要充分利用社区资源，募集志愿者和赞助，并尝试在免费服务的基础上，提供高质量的低偿、有偿服务等。例如，社区牵头组织医疗卫生保健等部门和人口与计划生育以及妇联、残联等社会团体，充分发挥其各自在资金、技术、宣传、组织等方面的优势，为贫困妇女进行妇科疾病普查，对于查出生殖道感染等妇科疾病的对象减免其治疗费用，向未查出疾病的对象提供生殖保健教育。

众所周知，加强社区行动，开发社区资源，动员人人参与是当今世界健康教育与健康促进发展的重要策略之一。将健康促进纳入社区的整体规划，为社区健康目标服务，是中国卫生保健事业的重要组成部分。为了做到以社区为依托来提高居民的生殖健康水平，首先应建立和完善市、区和街道三级健康促进委员会，充分利用街道办事处的作用，开展以社区为基础的生殖健康促进工作。第二是增强社区、家庭和个人参与的动员，使他们各自发挥自身的优势，促使社区人群参与项目的设计与评价，同时发挥基层组织、宗教团体和其他社会集团的作用，动员专业技术人员参与卫生项目和生殖健康相关知识的宣传，加强对专业人员的培训，提高技术含量，明确责任。第三，深化生殖健康教育，促进健康观念的转变，促进健康行为。第四，发挥信息网络优势，建立社区信息网络，完善信息长效管理机制。通过信息网络来有效地监测项目的进展，及时总结经验和教训，发挥和完善项目的规划。第五，改变既往以医院为中心的服务模式，建立以社区为基础，由个人、社区和卫生专业人员、卫生行政部门共同协调的卫生服务体系。动员社区的力量，挖掘社区资源，建立组织使人人都能有均等的机会享受生殖健康服务，提高生殖健康水平。

4. 发展女性生殖健康促进的个人技能 发展生殖健康促进的个人技能主要通过持续的、有针对性的生殖健康教育，辅以咨询和指导。与其他系统的健康教育相比，生殖健康教育更强调个性化，要考虑教育对象的年龄、婚姻状况、职业文化背景、生殖状态、性格倾向、个人爱好等因素。女性生殖健康教育的对象应当包括所有的人，重点对象是青春期、婚前期、新婚期、孕产期、生育后期和中老年期女性人群。生殖健康教育的内容根据不同对象有所侧重，形式应是多样化的，如大众传媒、网络、科普读物、咨询和讲座等，以适应不同人群的需求。生殖健康教育最直接的途径是家庭计划指导，男女双方对个人、对配偶、对子女以及对社会的责任意识应当是家庭计划指导的首要内容。生殖健康教育和生殖健康促进关注的重点是加强教育对象自身的生殖健康意识和自我生殖保健能力，包括性道德、性安全、性生活的意义、对生命的认识、对婚姻的理解、性别平等等内容都对促进女性生殖健康非常有意义。除了教育以外，为特定人群提供充分的信息和有针对性的服务，对于发展个人技能同样重要。

青少年的生殖健康问题亦为值得关注的一个重要方面，应该以学校为基础开展生殖健康促进工作。由于大多数青少年处于在学校读书求知的阶段，因此以学校为基础来开展生殖健康促进工作显得十分重要。相关研究表明，学校是学生了解性问题、获取性知识、媒介和其他公共团体塑造年轻人性行为的重要场所。在以学校为基础的生殖健康促进的培训过程中，应该对培训的内容、方法等精细地策划，确保有针对性、实用性和有效性。制订良好的培训计划和目标，建立良好的管理机制和制度，从而保证工作的顺利开展。一项参与式、互动式教学方式在青春期生殖健康教育中的效果评价研究结果显示，参与式、互动式教学方式是青少年生殖健康知识传播的有效模式，有利于传统教学模式的改革，能激发参与意识和学习兴趣，使青少年在形成正确的知识、态度和行为方面发挥了十分有效的作用，在青春期生殖健康知识的教学方法上是一次新的尝试和拓展。

2002 年，中国计划生育协会（CFPA）和美国适宜卫生技术组织（PATH），联合开展促进中国青少年生殖健康国际合作项目和青春健康项目。项目总目标是改善 10～24 岁的青少年的性与生殖健康状况，包括提高青少年自尊、性别平等与权利意识，提高健康、安全、负责任的性行为，促进青少年获得和利用优质的性与生殖健康咨询与服务，营造有利于青少年性与生殖健康的家庭、学校、社区和社会环境，提高各级协会倡导、计划、实施、评估青少年性与生殖健康工作的能力。目标人群设定分为青少年家长、老师、同伴、成人政策决策者，并分别根据不同目标人群而采用教育服务、宣传培训、倡导呼吁等方法。采用参与式的学习与行动的教学方式，只设项目的主持人，他们与学员之间是一种共同参与、共同面对生活的朋友关系。通过组织协调、平等和友好的组织讨论，真实地获得来自青少年的信息，帮助他们主动寻求知识、澄清误解、潜移默化地改变态度和观念，从而影响他们的生殖健康相关行为方式。

5. 调整生殖保健服务方向

（1）不要将服务对象视为患者。性与生殖属于正常生理过程的范畴，但人们常常忽略了这一点，如正常孕产妇和各种性传播疾病、妇产科疾病患者常在同一服务机构接受服务，医生和孕产妇家属甚至孕产妇本人都将孕产妇视为患者。再如避孕节育手术对象绝大多数都是正常人，但到了医院也都背上了患者的名号。这种认识会极大程度地影响相关者（包括服务对象、服务提供者、管理人员、决策人员）的心理状态及行为方式。解决这个问题的方案之一，就是把属于正常生理状态的对象与属于病理状态的妊娠对象相对区分开来，接待一般服务对象的场所、人员都应力求避免给其诊病的感觉，让其能更加坦然地面对这个过程。但同时要做好及时转诊工作，因为生理过程有可能转化为病理状态，需要专业医师的诊治。

（2）生殖保健服务不能仅仅认为是医疗卫生保健部门的职责，也是很多其他相关部门乃至全社会的共同职责，如环保部门对环境有害因素的监测和管理；工会和妇联对孕产妇生殖健康权益的关心和维护；学校向不同年级的学生提供生殖保健知识的教育和咨询；社区对居民提供生殖保健咨询和教育，并提供避孕药具服务等。

（3）调整生殖保健服务方向要求从上至下，与生殖保健相关的所有人员都要树立生殖健康促进的意识。任何政策、法规和规划的制定都要注意是否有利于促进生殖健康，服务人员要从有利于提高服务对象生殖健康水平的角度提供服务。

（4）调整生殖保健服务方向要求加强生殖健康促进相关的规划与研究。生殖健康促进规划可以单独策划及制订，也可以融入健康促进、健康城市、健康社区等更大主题的规划之中。规划的制订和实施过程要有求实效的意识，而不是就规划做规划。规划的指导思想、制订原则、评价指标、具体实施方案以及评估方法等都需要密切结合各地实际情况研究确定。规划不能一成不变，而要与形势的变化相协调、相一致，并且要有超前，以对现实工作产生指导作用，但又不能过于超前以致难以企及。

6. 探讨不同目标人群健康促进的最佳途径和方法　随着社会和科技的进步，人们接受信息的渠道越来越多，这些信息渠道无疑也丰富了健康促进传播的手段。在中国传统的小册子、标语、广播、报刊、"卫生科普窗口"等宣传手段的基础上，近年来又增加了覆盖面大、传播速度快、便捷的电视、计算机网络、电子显示屏等大众传播媒介和自媒体，还有深受群众喜欢且效果显著的各种专题培训班、"健康大课堂"等人际传播方式。根据不同人群的不同情况和特点，采取多种形式进行健康促进传播。在青少年中，大力开展青春期知识、性健康、性道德教育。在成年人中，要大力宣传避孕节育、优生优育、生命全周期生殖保健等科学知识，提高群众的自我保健能力，促进人的全面发展，最终提高人群的生殖健康水平。

生殖健康的服务功能定位要以预防为主，健康教育为先导，提高育龄群体的健康意识为切入口，引导健康消费和投资为动力，调动人人积极参与生殖健康保健活动为落脚点，保障育龄人群的生殖健康，实现国际社会所倡导的"人人享有优质的生殖健康保健"的目标。例如城市生殖健康促进服务模式的确立、资源共享、联手服务等观念。城市开展生殖健康服务要充分利用卫生、社区资源，发挥医疗技术优势和社区卫生服务站、志愿者队伍的作用，把服务分别落实到医疗保健和社区卫生服务机构之中，把知情选择、咨询指导、避孕节育、随访服务、不良反应监测和生殖健康等按不同时期、不同要求、不同方式提供到各家庭成员。确立"需要什么"就"提供什么"的按需服务理念，"以人为本，家庭为单位，社区为范围"的服务观念。根据社区服务方便、快捷、综合、连续的特点，在为育龄妇女制订生殖健康规划的同时，将家庭成员纳入其中，实现以一个家庭的整体来参与健康促进计划目标。不仅要考虑女性个人的生殖健康有关信息，还要关注影响生殖健康的心理、家庭和环境等因素，使服务的半径时间在十几分钟以内，提高服务的可及性、便捷性，激发服务的需求。

提供人性化服务。服务对象是有个性特征的人，是需要关心和尊重的人，是需要得到生殖健康保健的人。服务必须在尊重人的前提下开展，并提供综合性的服务。其内容有医疗、预防、保健、康复和健康教育指导，其服务对象有个人、家庭和社区，服务层面有生物、心理和社会。社区提供的卫生服务具有连续性，对服务对象的不同生理时期、不同年龄阶段的健康维护和健康促进负责。这种健康促进模式，将会大大提高整体人群的生殖健康水平。

7. 充分利用妇幼保健三级网，实现生殖健康促进的科学化管理　充分利用妇幼保健三级网络，多部门配合，使生殖健康促进管理规范化、科学化，例如生殖道感染的预防为一级预防，而一级预防的对象不会主动去医院找医生。由于计划生育系统有着完善的服务网络，计划生育干部有着密切接触群众的机会，可以广泛地宣传生殖道感染的危害和预防措施，使一级预防很容易得以实现。二级预防是对生殖道感染的早期发现、早期治疗，在二级预防中仅依靠计划生育系统是不够的，还要充分利用卫生部门的力量，做到资源共享，优势互补。

通过采取分层教育的方法，使女性在生命周期的四个阶段都有生殖健康的服务。女性一生经历了婴幼儿期、青春期、围生期、更年期和老年期的生理阶段，各时期的生理、心理不仅有其连续性、动态性，同时又有其特殊性。因此，要根据不同时期进行有针对性的教育，使女性安全度过每个时期。例如，围生期是女性生殖健康风险最大的时期，要做好围生期保健、母乳喂养、新生儿护理以及产后避孕等方面教育和服务，降低孕产妇和新生儿死亡率。每名女性一生都有三十多年处于生育期，如何选择安全可靠的避孕方法、意外妊娠后如何补救以及如何有一个安全满意的性生活等都直接关系到女性的生殖健康。

8. 倡导健康生活方式，促进社会文明进步　进一步增强群众的法治意识、道德意识，自觉抵御不良的生活方式，防止性传播疾病、艾滋病的传播，切实保障广大群众的身心健康。大力弘扬家庭美德和社会公德，全力推进社会主义精神文明及公民思想道德建设，促进社会文明进步。充分发挥广播、电视、网络和声讯等大众传媒的优势，把握舆论导向，弘扬婚育新风，宣传先进典型，推广工作经验，传播生育生殖保健知识。要在城乡主要街道、交通要道和集贸市场等人口密集的公共场所和社区，设立宣传橱窗、标语牌、广告画和电子灯箱。实施精品入户工程，精心制作一批科普内容的图文声像宣传品，免费发放到群众手中。要善于运用文艺的形式，开展生殖健康宣传工作，动员和组织文艺工作者深入基层、深入群众，创作一批时代感强、教育性强、为群众喜闻乐见的文艺作品，寓教于乐。积极开展群众性的生殖健康促进活动，让群众在自娱自乐的过程中受到潜移默化的影响。

第二节　女性生殖健康相关行为干预的基本理论

女性生殖健康教育活动的核心是改善生殖健康相关行为、终止危害生殖健康的行为、采取有利于生殖健康的行为以及强化已有的健康行为等。目前国内外应用于健康教育与健康促进的健康相关行为理论分为三个层次：①应用于个体水平的理论，如知信行模式（knowledge attitude belief practice，KABP 或 KAP）、健康信念模式（health belief model，HBM）、行为改变阶段模式（stages of change，SCM）、理性行为理论和计划行为理论（the theory of reasoned action and the theory of planned behavior，TRA and TPB）等。②应用于人际水平的理论，如社会认知理论（social cognitive theory，SCT）、社会网络与社会支持（social networks and social support）、紧张和应对互动模式（the transactional model of stress and coping）等。③应用于社区和群体水平的理论，如创新扩散理论（diffusion of innovation，DI）、社区组织和社区建设模式（models of community orgarnnization and community building）、社会营销（social marketing）等。在健康教育实际工作中，任何一种理论都不可能适用于所有情况。因此应该针对不同的健康问题、不同的对象人群、不同的行为危险因素、不同的背景条件，综合地运用理论来指导实际工作，使健康教育干预活动取得最佳效果。本节仅针对在健康教育实践中运用较多的知信行理论、健康信念模式、行为改变阶段模式、理性行为和计划行为理论以及创新扩散理论进行著述。如要更加深入、全面了解健康相关行为干预理论可以查阅健康教育相关专业论著。

一、知信行理论模式

（一）知信行理论的基本内容

"知-信-行"理论（KABP 或 KAP）多年来被广泛应用于我国基层健康教育工作，它直观地将人们的行为改变分为获取知识、产生信念及形成行为三个连续过程。"知"是指知识和学习，掌握和理解新的信息、客观的证据等，动摇或消除错误的或不准确的观念，树立新的目标，新的技能。"信"是指正确的信念和积极的态度，在学习知识的基础上逐步形成新的信念并转为相应态度，随之影响其行动。信念的转变在"知、信、行"中是关键。此处提到的信念指个人对某种事物的观点和看法，是知识经过内化整合于人们的自我系统的产物，是人们对自己生活中应遵循的原则的信仰。态度是指行为主体对某种行为所存在的一般性问题的倾向或立场。一般认为态度包括三个方面：认知、情感和意动。"行"是指行动，将已经掌握并且相信的知识付诸行动，促成有利健康的行为形成。

该理论模式认为，个人行为的改变有两个关键步骤：确立信念和改变态度。个体通过学习获得健康知识，对知识进行有根据的独立思考，逐步形成健康信念，在信念和态度转变之间有着较好的协变关系，健康信念将促成人们态度的转变。一般来讲，态度影响行为，最终由健康知识转变成健康信念和态度支配人采取有利健康的行为。

（二）知信行理论的局限性

知信行理论模式简单直观，从产生之初就深受欢迎，应用广泛。但在实践中也逐渐显示出了它的不足和问题。它隐含的假定条件是：传播健康信息给对象，可以改变其信念和态度，并进一步改变其行为。但个人信念的影响因素是多方面的，如家庭背景、社会规范等，知识和教育路径只是其中一方面。

1. 认知不协调。从知识的获取到行为的转变是一个复杂的过程。知信行三者之间的联系并不一定导致行为反应。个体掌握了某种知识，但仍有可能不按照它去行动。问题可能在于认知"元素"（知识、态度、信念、价值观等）间存在矛盾，尤其是知识和信念之间的不协调。知识是表面而信念属于内在的，知识不等于信念，从知识的获得到认识的转变和观念转变绝非易事。有人表面上什么都知道，但个人内在的看法还是原来那一套，如有些女性明明知道吸烟有害健康，也不希望自己的孩子吸烟，可自己仍坚持吸烟。

2. 缺乏对对象需求、行为条件和行为场景因素的考虑。例如，有的女性不喜欢喝啤酒，但在大家都在一起喝的情况下，她就可能选择也喝点，是特殊的情景使她的态度和行为不一致。因此，在改变个人行为时不仅仅需要知识的灌输，更重要的是采取劝说等深入细致的工作措施，对知识进行"同化"和"内化"，并将有关观念整合到其价值体系之中。

3. 理论属于单向性思维模式。 从思维模式来看，这一理论是一种单向性思维，由于行为问题的复杂性，它无法对行为做出满意的解释。

二、健康信念模式

（一）健康信念模式的基本内容

健康信念理论模式（HBM）是目前用以解释和指导干预健康相关行为的重要理论模式。该理论认为，人们对健康所持的信念决定着其各种健康行为，健康信念是人们改变行为的关键。具有良好健康信念的人会重视自己的健康，就会以实际行动追求和保持自己的健康状况，避免不利于健康的行为和生活方式。健康信念模式认为人们要接受医学建议而采取某种有益健康的行为或放弃某种危害健康的行为，需要具有以下几个方面的认识：

1. 知觉到严重性（perceived severity） 指行为者对罹患某种疾病、暴露于某种健康危险因素或对已患疾病不进行治疗的看法。主要包括两个方面：其一是对疾病的生物学后果的判断，如疼痛、伤残、甚至死亡等；其二是对疾病引起的社会后果的判断，如家庭矛盾、社会关系、经济负担等。个体对所面临的疾病、健康危险因素等严重性的估计不足或估计过度都不利健康。若估计不足，可能会拒绝采纳医学建议；如估计过度，可能采取某些过激行为。

2. 知觉到易感性（perceived susceptibility） 指行为者对自己罹患某种疾病或陷入某种疾病状态的可能性的判断。虽然行为者知道该病严重，但如果认为自己绝无罹患可能，他不会采取相应的预防保健措施。一般而言，人们对急性的问题比较容易引起警觉，而对慢性持久性的问题则容易麻木不仁。

3. 知觉到益处（perceived benefits） 是指行为者对实施或放弃某种行为后，能否有效降低患病的危险性或减轻疾病后果的判断，包括能有效预防该疾病或减缓疼痛及减少疾病产生的社会影响。只有当行为者认识到自己所采取的行为有益有效时，个体才会自觉地采取行动。

4. 知觉到障碍（perceived barriers） 是指行为者对采取医生所建议行为的困难的认识，包括有形成本和心理成本，例如有些疾病的预防行为可能花费较大、可能带来副作用或不愉悦感、与日常生活的时间安排有冲突、不方便等。对这些困难有足够认识，并且相信克服这些困难及采纳医生建议的行为值得时，才有可能改变行为并巩固持久。

5. 自我效能（self-efficacy） 是指行为者对个体实施或放弃某行为能力的自信。对自己的行为能力有正确的评价和判断，相信自己通过努力一定能成功地采取一个产生期望结果的行动。自我效能的重要作用在于，当行为者认识到采取某种行动会面临的障碍时，需要有克服障碍的信心和意志才能完成这种行动。自我效能的决定因素有来自行为者的内心和能力，以及来自其客观条件，如经济地位和社会支持等。

6. 行动诱因（cues to action） 是指激发行为者采取行动的"扳机"或"导火索"。行动诱因可能是：大众的宣传、别人的劝告、卫生保健人员的提醒、报纸杂志的专栏介绍、家人或周围朋友曾患过此病等。此外，行为条件的可及性也构成行动诱因。

7. 其他因素 如人口学因素，包括年龄、性别、种族等；社会心理学因素，包括个性、社会地位、社会压力等；知识结构因素，包括关于疾病的知识，以往与疾病的接触情况等。

（二）健康信念模式的应用与发展

在女性生殖健康促进和健康教育工作中，如能抓住上述要点，使人们认识并确信到某些行为带来的健康威胁和有利健康行为带来的好处，并确信自己有能力改变不利健康行为和采取健康行为，就可以促使女性转变行为，促进健康。在具体应用于健康行为干预时，一般分为两个阶段进行。第一阶段：帮助行为者树立行为健康后果信念，使干预对象认识到问题所在及其严重性，并开始有行动的打算。第二阶段：使干预对象认识到干预措施的效果和可能带来的益处，同时也估计到干预实施过程中可能遇到的困难及如何应对。在适当的时机或事件的引发下，启动行为改变。

健康信念模式是基于一次性的行为的研究而建立的，但与慢性非传染性疾病和慢性传染性疾病相联系的多数行为危险因素的作用和时间长，且多能给行为者带来某种"收益"，对这样的情况健康信念模式常常不能给予很好的解释和预测。近年来发展起来的保护动机论（protection motivation theory）在健康信念模式基础上增加了两个与行为"收益"有关的因素，它们与健康相关行为的改善相悖，由此可以更好地解释和预测健康相关行为。一是内部回报（intrinsic rewards），即实施有害健康行为所带来的主观的愉悦感受，如吸烟所致的兴奋与快感；二是外部回报（extrinsic rewards），即实施有害健康行为所带来的某种客观"好处"，如吸烟所致的人际交往便利等。显然，在女性生殖健康促进实践中必须充分估计上述两个因素。

三、行为改变阶段模式（行为分阶段转变理论）

行为改变阶段模式（SCM）是在 1982 年由 Prochaska 和 Diclemente 提出。该理论将行为变化解释为一个连续、动态的，由五个步骤逐渐推进的过程。该模式注重个体内在因素，认为人们修正负向行为或采取正向行为实质上是一个决策过程。最初该模式适用于戒烟行为的探讨，但它很快被广泛应用于酗酒及物资滥用、饮食失调及肥胖、高脂饮食、AIDS 预防等方面的行为干预，并被证明是有效的。进入 21 世纪以后，SCM 理论得到了进一步的发展，并被称为跨理论模型（trans-theoretical model，TTM）。

（一）行为变化阶段

根据时间顺序，行为变化可分为五个阶段：无打算改变阶段、打算改变阶段、准备阶段、行动阶段和行为维持阶段。每个阶段各有其特点，著述如下。

1. 无打算改变阶段（pre-contemplation）　指人们在近期内没有打算改变的时期。此处所谓的"近期"通常是以"未来 6 个月"为标准，但该时间段会因行为特点或研究需要而异。行为者处于此阶段的原因在于无法预知自己行为的结果或对结果麻木不仁，并且有各种各样的理由。如：可能是因为从未被告知该行为会有不良的后果或是曾经多次尝试变化却一再失败而泄气，甚至对自己的能力感到失望，以至于避免去思考、谈论或关注与该行为相关的任何信息。

2. 打算改变阶段（contemplation）　指在未来 6 个月内有改变行为的意向阶段。处于此阶段的人，已经稍微意识到改变行为的好处，但对于行为改变可能遭遇的困难仍有强烈的感受。在权衡"好处"与"代价"时常会陷入深思，如果经常处于选择的矛盾心态，被视为"长的深思期"或"行为的延迟"。

3. 准备阶段（preparation）　指在未来 30 天内打算或已经采取某些行为变化。在过去的 1 年中已经有所行动，并对所采取的行动已有打算，所以在时间测量上，通常是用"作近 1 个月"作为标准。为了改变行为，这些人可能采取的行动包括参加健康教育课程、请教专业人士或医生、购买书籍阅读等。

4. 行动阶段（action）　指已采取行动且在行为上呈现变化但持续时间尚未超过 6 个月。处在行动阶段的人在过去 6 个月内已经采取行动，其行为不仅可被观察且有明显的变化。

5. 行为维持阶段（maintenance）　指改变原来行为而采取新行为状态超过 6 个月。"避免复发"是维持期最重要的工作。处于维持期的人，除了采取特定而明显的行为变化之外，更需要努力地避免旧行为的再现，但必须像行动期的人一样应用多项行为改变策略。对处于维持期的人，相对不容易有复原到旧行为的想法或企图，对于维持新行为比较有把握，基本达到预期目标。

行为改变阶段模式将行为改变分成 5 个阶段，但行为者的行为变化并不总是在这 5 个阶段间单向前进。很多被干预者在达到目标前，往往尝试过多次，有些会退回到无打算阶段。行为者能从任何阶段退回到一个早前的阶段，甚至从行为阶段或维持阶段复原到一个比较早期的阶段。一种健康行为的形成并非易事，需要经过多次尝试才能成功。

在实践中为保证行为干预的有效性，医学工作者必须先了解目标人群在各行为阶段的分布情况，分析其需要的不同，然后有针对性地采取措施助其进入下一阶段，如当对象处于第 1 阶段和第 2 阶段（无打算期和打算期）时，应该重点促使人们进行思考，认识到危险行为的危害、权衡改变行为的利弊，从而产生改变行为的意向、动机；当对象处于第 3 阶段（行为改变准备期）时，应促使人们做出决策，尽快开始改变危害健康的行为；当对象处于第 4、5 阶段（行动期和行为维持期）时，应该改变环境来消除或减少诱惑，通过自我强化和学会信任来支持行为改变。

（二）行为变化过程

行为变化过程是指人们从行为的某个阶段转变到另一个阶段的种种表现。这些表现可以是内隐的，也可以是外显的，通常有以下 10 个变化过程：提高认识、情感唤起、自我再评价、环境再评价、自我解放、求助关系、反思习惯、强化管理、刺激控制和社会解放。各个过程的具体含义在此不再详细著述，可以参考健康教育学相关教程。就行为变化过程而言，采用提高认识、情感唤起和环境再评价策略可以帮助无打算改变阶段者进入打算改变阶段；采用自我再评价的策略可以帮助打算改变阶段者进入行为改变准备期；采用自我解放的策略可以有效地帮助准备期者直接采取行动；采用反思习惯、求助关系、强化刺激和刺激控制策略可以帮助新建立的行为维持下去。

（三）行为变化阶段模式的优缺点

行为变化阶段理论模式以变化发展的观点看待健康相关行为，其最重要的实际价值在于提示健康教育干预工作必须建立在调查研究的基础之上，必须清楚了解对象人群的目标行为的实际情况；并且基于这种了解从处于不同阶段的对象的实际需要出发设计干预措施和方法，真正做到有的放矢。

行为变化阶段理论模式的局限性主要体现在三个方面：①理论对行为变化的环境的影响作用考虑比较少；②理论是行为变化的描述性解释，而不是原因性解释；③实践中各阶段间的划分和相互关系不易明确。

四、理性行为理论和计划行为理论

（一）理论的提出与发展

1967 年美国学者菲斯比恩（Fishbein）首先提出了理性行为理论（TRA）。理性行为理论有着强烈的社会心理学基础，能更好地理解信念（belief）、态度（attitude）、意向（intention）和行为（behavior）之间的关系。菲斯比恩将态度分为两类：其一是对事物或目标的态度，其二是对行为的态度。此外，菲斯比恩还证实了行为的态度是一个产生行为的最佳预测指标。计划行为理论（TPB）是 TRA 的扩展，它从信息加工的角度，以期望价值理论为出发点解释个体行为一般决策过程。TRA 认为行为意向是决定行为的直接因素，它受行为态度和主观规范的影响。由于 TRA 假定个体行为受意志控制，严重地制约了理论的广泛应用。为了扩大理论的适用范围，艾仁（Ajzen）于 1985 年在 TRA 的基础上，增加了感知行为控制（perceived behavioral control）这个概念，提出了计划行为理论（TPB）。

（二）理论的基本概念

理性行为理论和计划行为理论的框架图如图 10-1 和图 10-2 所示，各理论框架中的构成变量的定义著述如下。

1. 行为信念（behavioral beliefs） 是指行为主体对行为的结果或特性所持的信念，即行为主体在主观上认为采取某项行为可能造成某种结果的可能性。以妇科疾病筛查行为中的宫颈癌检查为例，可询问受访人，"您认为妇科检查可以发现宫颈癌的征兆吗？""去医院进行宫颈癌检查，您认为害羞吗"等问题，用"非常可能"至"非常不可能"，采用 likert 等级评分法 1～5 或 1～7 打分。

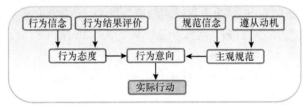

图 10-1　理性行为理论框架图

2. 行为结果评价（evaluation of behavioral outcomes） 是指行为主体对行为所产生的结果或特性的评价，是个体赋予行为结果一个主观上的价值判断，如在执行某项行为后，对可能造成的某项结果给予"好"或"坏"，"不严重"或"很严重"，"满意"或"不满意"等评价。以前面行为信念中的宫颈癌检查为例，可询问受访人，"妇科检查后，如果发现宫颈癌的征兆，你认为严重吗？""在医院进行妇科检查让你害羞，你认为不好吗"等问题，可用"一点都不严重"至"非常严重"，或"不好"至"很好"，或采用上述打分法来评价。

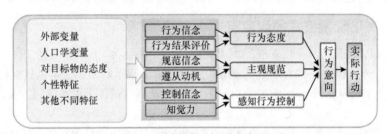

图 10-2　计划行为理论框架图

3. 行为态度（attitude toward behavior） 是指行为主体对某种行为的一般而稳定的倾向或立场，即对于某个特定的行为，从自己的观点衡量时给予正面或负面的评价。个体的"行为态度"可以用直接方法和间接方法测量获得。直接法是用问卷或量表的问题询问获得。例如："三十五岁以上的妇女每年接受一次宫颈癌筛查，你同意吗？""你同意宫颈癌筛查对身体有害吗？"和"你同意做宫颈癌检查是一件耗时的事情吗？"等问题，用"1～7"打分，最后将量表中所有题目分数合计，即可代表行为态度的强弱。当一个人对于某项行为持有信念愈强烈，且对于该行为结果有正面的评价时，则可预测该人对这项行为的态度愈正向。

4. 规范信念（normative beliefs） 是指对行为主体有重要影响的人或团体对行为主体的行为期望，即个体感受到重要影响的人、团体赞同或不赞同个体行为所持的信念。对个人具有影响力的重要他人一般多为配偶、父母长辈、兄弟姐妹、老师、同事、领导和医生等。

5. 遵从动机（motivation to comply） 是指行为主体服从重要他人或团体对其所抱期望的动机，即个体是否愿意遵从规范信念的意愿。还是以宫颈癌检查为例，测量个体的"规范信念"和"遵从动机"时，可询问受访人的重要影响人是谁以及他（她）对宫颈癌筛查这件事情的影响，如"对于你去宫颈癌筛查这件事情，你的丈夫（或父母，好朋友……）赞成吗？"。

6. 主观规范（subjective norm）　是指他人的期望使行为主体做出特定行为的倾向程度，它反映的是重要的他人或团体对个体行为决策的影响。也可理解为：主观规范是指一个人在所处的社会中，对于能不能从事某项行为，感受到社会对其的约束和规范。可采用直接法和间接法进行测量。

7. 控制信念（control beliefs）　是指行为主体对控制行为可能性的感知，即个体感知到可能促进和阻碍实施行为的因素，如执行宫颈癌检查时，可能遇到的情况，包括有利因素（如正好处于休假时间段参与筛查）和阻碍因素（如害怕进行宫颈癌筛查时受到伤害等）。

8. 感知力（perceived power）　又称为自觉能力，是指行为主体对行为控制难易程度的感知，即每个促进或阻碍行为发生因素的影响程度，是个体针对前面可能遇到的各种情况，自觉可以顺势或克服困难而执行行为的能力。

9. 感知行为控制（perceived behavioral control）　是指行为主体对自己能够执行某种特定行为或应付某种困难情景的能力的判断和评价。感知行为控制反映的是个体对促进或阻碍执行行为因素的感知，包括控制信念和感知力，与行为意向一起共同影响行为。当意志控制高，则感知行为控制降低，这时行为意向是充足的行为预测指标。而当意志控制不高，感知控制可精确评价时，感知控制和行为意向共同影响行为。

10. 行为意向（behavior intention）　是指行为主体发生行为趋势的意愿，为发出行为之前的思想倾向和行为动机，是一个人准备执行某项行为的可能性。因此行为意向是行为是否发生最直接也最重要的决定因素。测量时可以直接请受访人用"绝不可能、很可能、不可能、一般、有可能、很有可能、绝对可能"等尺度做自评。行为意向受到行为主体本身的"行为态度"、"主观规范"和"感知力"决定。

（三）理性行为理论的基本内容

1. 理性行为理论的假设前提　人的行为是其主体意识支配下发生的，各种行为发生前要进行信息加工、分析和思考，一系列的理由决定了人们实施行为的动机，人们认为的"合理性"是行为发生和维持的主要原因。

2. 理性行为理论框架构架的基础　理性行为理论是 Coleman 在经济学"理性选择理论"的基础上发展起来的，从社会学的角度来研究行为的另外一种理论，即价值期望理论。该理论以理性概念为基础来解释人的行动，它假设不同的行动具有不同的"效益"，行动者的行为原则就是获取最大的"效益"。

3. 理性行为理论的基本内容　理性行为理论包括信念、态度、意向和行为。其中，信念可分为行为信念和规范信念，理性行为理论认为行为意向是直接决定行为的重要因素（图 10-1），而个体行为意向受到个体实施行为的态度和与行为有关的主观规范的影响。该理论针对人的认知系统，阐明了行为信念、行为态度和主观规范之间的因果关系。行为态度是以信念为中心，实际上是多个信念综合形成的态度。个体的行为信念和行为结果评价共同决定个体本身对该行为的态度，它是权衡利弊后追求获益的期望。而个体做出健康行为的决定不仅基于健康价值观，而且还有他（她）的社会关系、家庭关系和文化实践的健康观念。对于重要他人或团体，个体感受到的"规范信念"和本身的"遵从动机"共同影响主观规范。

4. 理性行为理论的适用条件　理性行为理论是针对自愿行为（voluntary behavior）所提出的理论框架，该理论解释行为的实际发生取决于行为受意志控制的程度。当个人能完全用意志控制自己的行为时，可用理性行动理论框架分析行为改变的影响因素和预测某项行为的发生。但是当某项行为改变与个人的"价值-期望"需要考虑身体、情感、精神和社会交往等方面，涉及近期和远期结果时，则需要考虑用计划行为理论来分析和预测。

（四）计划行为理论的基本内容

计划行为理论是在理性行动理论框架中，考虑到个体不可能完全用意志控制行为的情形，而引入了"感知行为控制"要素。感知行为控制不仅可以与意志一起共同影响行为，也可以调整行为意向对行为的影响效果，可分为以下 4 种情况：

（1）当意志控制高，则感知行为控制降低，行为意向成为充分的行为预测指标。

（2）当意志控制不高，则感知行为控制可精确评价时，感知控制和行为意向一起影响行为。

（3）感知行为控制、行为态度和主观规范，是决定行为意向的三个主要因素，态度越积极、重要他人支持越大、感知行为控制越强，行为意向就越大，反之越小。在不同的人群与不同的行为中，决定行为意向的这三个要素的权重有所不同。外部变量如人口学和社会文化因素（人的性别、年龄、文化背景、经验等）作为其他影响，不是独立地作用于行为，而是通过作用于理论框架中的行为信念等各要素，间接影响行为态度、主观规范和感知行为控制，并最终影响行为意向和行为。

（4）当行为态度和主观规范无变化时，个体执行行为难易的感知将影响行为意向。

五、创新扩散理论

（一）创新扩散的概念及四要素

1. 创新扩散的概念　创新扩散（DI）是指一项创新（如新观念、新事物或新实践）经由一定的传播渠道，经过一段时间，在一个社会系统中扩散，并逐渐为社会系统成员所了解和掌握的过程。DI 是由罗杰斯（Rogers，EM）于 1960 年提出的，在卫生领域被广泛应用，如研究人们对计划生育的态度以及人们对新药物的接受等。

2. DI 的四个要素　四个基本要素分别是创新、传播渠道、时间和社会系统。这四个要素不仅是扩散研究中的主要因素，也是扩散过程或创新项目中的主要因素。

（1）创新（innovation）：可以是新观念、新政策、新实践或新产品，这种"新"并不要求创新在客观上有多大的新奇性和创造性，重要的是采纳这项创新的个人或单位感觉到具有新颖性。创新特征对扩散速度和扩散模式有很大的影响，社会系统成员感受到的创新特征决定了采用比率。这些创新特征包括相对优势、兼容性、复杂性、可试用性和可观察性。同一创新对某一环境下的某一采纳者可能是有价值的，而对另一环境下的其他采纳者却可能不适用。

（2）传播渠道（communication channels）：是信息从一个个体传向另一个个体的手段。创新扩散的传播渠道主要有两种：分别是大众传播媒体和人际关系渠道。大众传播传媒主要包括报刊、广播、电视、书籍、电影等，是比较高效快捷的传播手段，它们能够使潜在的接受者得知一项创新，使少数人的知识被大多数人接受。大众传媒更多的是传播一种认知知识，也就是说让人们知道创新的存在。人际关系渠道是指两个或多个个体面对面地交换信息的方式。人际关系渠道的传播效果更好，创新更容易被目标人群所采纳。大众传媒在创新传播的开始阶段促使创新被人们广泛了解方面很有效，人际关系渠道的形成和改变对于创新的态度和行为方面更有效，大众传媒与人际关系渠道的结合则是传播创新和说服人们利用这些创新的最有效的途径。

（3）时间（time）：是创新扩散中的一个很重要的因素，它影响个体创新的决策过程，被用来衡量社会系统成员的创新性，也影响着创新扩散的速度和模式。采纳创新的时间早晚被用来衡量社会系统成员的创新性。一项创新扩散的时间周期与采纳者人数增长的关系呈现一定的规律，以时间为横坐标，以采纳者的人数为纵坐标，呈现正态分布。

（4）社会系统（social system）：是一组面临共同问题，有着同一目标的，相互联系的单位，他界定创新扩散的范围。社会系统的结构、规则及其中的舆论领袖在创新扩散中具有重要的作用。

（二）创新扩散的过程

（1）创新形成（innovation development）：创新形成是指创新从产生、发展到成型的全部活动和过程。在这一阶段，创新开发者应该在识别创新的目标人群，进一步发展创新，为创新的设计表达提供信息和反馈等方面发挥主要作用，此外这阶段的关键内容还包括进一步发展促进策略和产品设计。

（2）传播（dissemination）：将新事物从发源地向使用者积极传送的活动，包括确定目标人群和对该创新而言最好的传播渠道和系统。

（3）采用（adoption）：即目标人群对创新的接受。目标人群采纳创新需要经过五个连续的阶段：认知（acknowledge）、劝说（persuasion）、决策（decision）、实施（implementation）和确认（confirmation）。在此阶段应该注意如下问题：目标人群的需求，他们当前的态度和价值观，他们对创新可能有什么反应，哪些因素可增加接受可能性，采用什么方法可能促使潜在的接受者受到影响并转变行为，存在哪些障碍及如何克服他们等。目标人群做出接受创新的决定受到三个方面知识的影响，①知晓知识（awareness knowledge）：新事物的存在；②程序知识（procedural knowledge）：怎样应用新事物；③原理知识（principles knowledge）：新事物怎样起作用。

（4）实施（implementation）：即创新开始扩散，开始被接受或实际应用。此阶段的关键是提高人群的自我效能和技巧，积极推行试点。

（5）维持（maintenance）：即创新得以持续地实际应用或实施。

（三）人群面对创新扩散呈现出的不同反应类型

罗杰斯根据人群在面对创新时接受创新事物的早晚将人们分为 5 种不同类型。

（1）先驱者（innovators）：是采用创新的先锋，是人群中最先接受创新者，约占 2.5%。先驱者通常有较高的学识或技术，足够的财力应付创新可能带来的损失，并且有能力应对创新的不确定结果。这类人群大多具有大胆、勇气、冒险等特质。先驱者在创新扩散过程中发挥着非常重要的作用，他们往往从社会系统外界获取并引入创新思想，从而启动创新思想在本系统内的扩散，因此他们是新思想纳入社会系统内的把关人。

（2）早期接受者（early adoptors）：是紧跟先驱者接受创新的人，约占 13.5%。他们较容易接受新观念，但有一定的慎重态度，常具有领导能力，对后续接受者有着决定性的影响。他们往往是受人尊敬的社会人士，是公众舆论领袖，与当地社会系统联系紧密。早期接受者对后续接受者有着决定性的影响，往往被创新机构视为当地的传播者以加快扩散进程。

（3）相对较早的大多数接受者（early majority adoptors）：为早期接受者之后接受创新的约34%的人群，其特征为慎重、深思熟虑。他们中多数人和其他同伴有较多互动，是有思想的一群人，但他们较之普通人群更愿意、更早地接受变革。

（4）相对较晚的大多数接受者（late majority adoptors）：为相对较早的大多数接受者之后接受创新的约 34%的人群，倾向于对创新事物持怀疑态度，等到其他多数人接受并认同该创新时，他们才会成为接受者。

（5）迟缓者（laggards）：是最后接受创新的约 16%的那部分人，主要特征是观念比较保守、坚持旧习惯的事物，不到万不得已不愿改变旧事物去接受创新，对于创新和推动创新扩散的人常保持怀疑的态度。由于财力物力有限，迟缓者对创新多数情况下是保持抵制的态度。只有确信创新方案不会失败，他们才考虑采纳；只有当新的发展成为主流、成为传统时，他们才会被动接受。

对以上五类人群要给予不同的干预措施，如对于早期接受者，重点是提高其认识；对于相对较早的大多数接受者，重点应该放在通过典型示范等活动激发其动机；对于相对较晚的大多数接受者，重点在帮助他们克服其接受新事物所遇到的心理障碍和客观障碍。

（四）影响创新扩散过程的创新自身特征

罗杰斯的创新扩散理论认为，创新的扩散速度主要受到创新自身的五项重要特征的影响，包括相对优势、相容性、复杂性、可试用性和可观察性。

1. 相对优势（relative advantage）　创新的相对优势主要指创新是否比要取代的事物更具优势。相对优势表明个体采纳某项创新所需支付的成本以及从中可以获得的收益，包括经济利润，较低的初始成本、不舒适感的减少、社会地位、时间和精力的节省以及回报的及时性等。一项创新的相对优势越大，它被采纳的速度越快。可观的相对优势和自我感知的优点对于是否采纳创新同样重要。社会方面的相对优势常常是使人们改变行为的重要因素。

2. 相容性（compatibility）　创新的相容性主要指创新是否适宜目标人群。相容性是一项创新与现存的社会文化信仰及价值观、以往的各种实践经验以及潜在采纳者的需求相符合的程度。相容性好的创新对潜在采纳者来讲比较容易把握，也更符合潜在采纳者所处的现实情况，因此更容易和更快被采纳。

3. 复杂性（complexity）　创新的复杂性是指创新是否易于理解或使用。有些创新可以很容易就被一个社会系统的大部分成员理解，而另一些创新则复杂得多，不容易被采纳。比起那些需要采纳者学习新技术和新知识的创新，简单易懂的创新扩散速度也快得多。

4. 可试用性（trialability）　即在决定是否接受前能试用创新。可试用性是在某些特定条件下一项创新能够被实验的可能性。能够分阶段采纳的创新比那些"一锤子买卖"的创新采纳的速度要快得多。一项具有可试用性的创新对考虑采纳它的人来说具有更大的说服力，因为人们可以通过动手来学会它。

5. 可观察性（observability）　可观察性是指在多大程度上个体可以看到一项创新的结果。某些新想法的效果显而易见并能很容易地传播出去，而有些创新的结果则很难被人察觉或者很难向其他人描述。

（五）影响创新扩散过程的其他因素

1. 目标人群特征　创新采纳者的社会属性影响了接受过程。采纳者对创新越熟悉，越容易接受创新。创新采纳者的社会经济条件影响到他们对创新价值的评价和采纳意愿，他们所处的政治、经济和文化状况影响了采纳创新的成本和收益，他们在社会网络中的位置影响了接触到创新信息的早晚并受其他人接受程度的影响。

2. 创新传播的策略、渠道和方法　推广创新的最佳途径是将大众传播和人际传播结合起来并加以应用。

由此可见，一项创新在人群中的扩散主要取决于三个方面的变量：创新自身的特性，目标人群的特点以及传播策略、渠道和方法。因此，想促使意向创新在人群中传播并被接受和采纳，必须注意以下三点：其一，创新要具有先进性并且能适用于目标人群和当地情况；其二，要对目标人群和当地实际情况进行仔细分析，找出其特点，发现"先驱者"和潜在的"早期接受者"并通过基层工作人员与之密切合作；其三，根据实际情况选择正确的传播策略、渠道和方法，并注意向目标人群示范创新的先进性、使用方便、易学以及所付代价小等。

（六）创新扩散理论的优缺点

1. 创新扩散理论的优点

（1）大众传播与人际传播相结合：该理论认为，在创新扩散过程中，最初应尽量发挥大众传播媒介及时、迅速、广泛的传播优势，而当人们对创新普遍了解、充分把握以后，应尽量调动人际关系渠道的积极性，借助网络传播劝服性信息，以产生预期效果。

（2）针对不同类型的人群采用不同的扩散策略：该理论根据人们接受创新的早晚，将人群分为五类，归纳出每一类人群的特点，提供了相应的干预建议。

2. 创新扩散理论的缺点

（1）自上而下，缺乏互动：该模式是一个宏观的模式，更加适合自上而下，从外向内的传播；如果是自下而上的传播，采纳是应用者的主动行为，扩散是自然传播的结果，此时该模式的适用性较差。此外，在该模式中创新信息的流动呈单向性，主要是由早期接受者说服未接受者采用该创新，此时只有实施控制的一方能改变创新扩散方向和结果。在某些情况下，这是最好的方式，但在其他情况下则需要一个更具参与性的方式。

（2）模式对创新的影响因素考虑不全：该理论模式对使用创新的使用代价缺乏重视，当新技术使用代价不居于显著地位时，该理论能很好地解释影响新技术传播普及的基本要素。但从世界范围来看，尤其是当新技术由发达国家传入发展中国家时，使用代价就将是一个不可忽视的因素。

第三节　女性生殖健康教育与健康促进的方法与技术

一、健康信息传播

（一）健康传播

健康传播定义尚未得到国际统一，目前国际上一种比较通行的看法是：健康传播是一种以有效提高一个社区或国家生活质量和健康水准为目的的行为，它实现该目的的途径为将医学研究成果转化为大众的健康知识，促使大众改变疾病相关的态度和行为，从而降低疾病的患病率和死亡率。我国学者认为：健康传播是指通过各种渠道，运用各种传播媒介和方法，为维护和促进人类健康而收集、制作、传递和分享健康信息的过程。

（二）健康信息传播的种类

健康信息传播属于人类信息传播的活动之一，其分类可参照人类信息传播活动，根据传播模式和传受双方的关系分为 5 种类型。

1. 自我传播（intra-personnel communication）　又称为人的内向传播、人内传播，指个人接受外界信息后，在头脑内进行信息加工处理的心理过程，如独立思考、自言自语等。它是人最基本的信息传播活动，是一切社会信息传播活动的前提和生物基础。

2. 人际传播（inter-personnel communication）　又称为亲身传播，是指个人与个人之间的信息交流，是社会生活中最常见、最直接的传播现象。人际传播是人际关系得以建立的基础，也是人与人之间社会关系的直接体现。两人之间的面对面谈话、网上聊天、打电话等都是人际传播。

3. 群体传播（group communication）　又称为小组传播，是指一小群人面对面或以互联网为基础的参与交流互动的过程，他们有着共同的目标和观念，并通过信息交流以相互作用的形式达到他们的目标。群体传播可分为固定式群体传播和临时性群体传播两种形式。

4. 组织传播（organizational communication）　又称为团体传播，是指组织或组织成员之间的信息交流行为。组织传播是以组织为主体的信息传播活动，包括组织内传播和组织外传播。

5. 大众传播（mass communication）　大众传播是指职业性传播机构通过大众传播媒体向范围广泛、为数众多的社会大众传播社会信息的过程。

（三）健康传播效果的影响因素与干预对策

健康传播效果的产生是传播对象从产生认知到信念和态度转变、再到行为改变的过程，这是一个效果累积、深化和扩大的过程。健康传播效果可分为四个层次：知晓健康知识、健康信念的认同、健康态度的转变和采纳健康行为，其影响因素可从以下几个方面考察：

1. 传播者因素　健康传播者是健康传播的主体，其素质直接影响到传播效果。因此，从这点出发考虑，若要达到良好的健康信息传播效果，应该做好下述三个方面的工作：①做好健康信息的把关人。不断更新知识、更新观念，不断提高自身的业务水平。要有精品意识，制作和使用内容科学、通俗易懂、符合受众需要的健康传播材料。此外，把关人要注意媒体的管理，对信息流通渠道和传递过程进行质量控制，防止内容陈旧或有损害健康的伪科学误导群众。②树立良好的传播者形象。实践已证明传播者的信誉和威望越高，传播效果就越好。传播者的信誉主要由其专业知识水平、态度以及信息的准确性、可信性决定。只有建立起权威性、健康向上的良好形象，使健康教育与健康促进活动贴近群众，贴近生活，信息可靠，方法可行，才能不断提高健康传播者在群众中的威望。③加强传播双方的意义空间。传播双方共同的意义空间又称为共同经验范围，是传播双方在交流中对信息含义能够共同理解的认知范围。有接近的文化、生活背景，找到共同的语言，尝试传播关系的良好开端，努力寻找和扩大与受传者之间的共同语言，并以此为切入点，传播新知识、新观念，就会使双方的共同意义空间越大，传播效果就会越好。

2. 信息因素　健康传播是用健康信息的刺激，来激发受传者的健康需求、动机和行为。信息因素方面应注意以下三点：①提高信息内容的针对性、科学性和指导性。②同一信息，反复强化。③注意信息反馈。

3. 媒介因素　在健康教育与健康促进活动中，常采用多种传播媒介组合：①以大众传播为主，辅以对重点目标人群的人际传播和群体传播。②以人际传播或群体传播为主，辅以健康教育材料如PPT、画册、挂图等作为口头教育的辅助手段。③多种传播形式并用，开展综合性的健康教育与健康促进活动。

4. 受传者因素　健康传播的受众是社会人群，具有各种个人差异和群体特征，同时也有着多样性的健康信息需求。在分析受传者的心理特点时，应注意以下几个方面：①受传者的选择性心理。②受传者对信息需求的共同心理特征。受传者普遍存在"5 求"心理：即求真（真实可信）、求新（新鲜新奇引人）、求短（短小精干，简单明了）、求近（与受传者在知识、生活经验、环境空间等方面接近）、求情厌教（要求与传播者情感交流，讨厌过多居高临下的说教）。③受传者接受新信息的心理行为发展过程。④受传者对信息的寻求与使用。

5. 环境因素　传播活动赖以发生的自然环境和社会环境是影响健康传播效果的重要因素。

二、健康教育与促进项目的计划设计、实施与评价

（一）健康教育诊断

1. 健康教育诊断的概念及基本思路

（1）概念：健康教育诊断是指在面对人群的健康问题时，通过系统地调查、测量来收集各种有关事实资料，并对这些资料进行分析、归纳、推断，确定或推测与此健康问题有关的行为和行为影响因素，以及健康教育资源获得情况的过程。健康教育诊断也常被称为健康教育需求评估、计划前研究或行为危险因素评估。

（2）思路：目前最有代表性、使用最为广泛的健康教育诊断基本思路是以格林为首的美国学者在 20 世纪 70 年代提出的格林模式，即 PRECEDE-PROCEED 模式。这一模式的上半部分，即 PRECEDE(predisposing, reinforcing and enabling constructs in educational/environmental diagnosis and evaluation），意为"在教育/环境诊断和评价中的倾向因素、促成因素和强化因素"；下半部分，即 PROCEED（policy，regulatory and organizational constructions in educational and environmental development），指"在教育和环境发展中的政策、调控和构架"。因此，在健康教育诊断中普遍采用的思路是格林模式的上半部分。思路框架图如图 10-3 所示，在健康教育诊断阶段（PRECEDE），格林模式指出工作的方向是由右向左；在健康教育干预阶段（PROCEED），工作方向是从左向右。

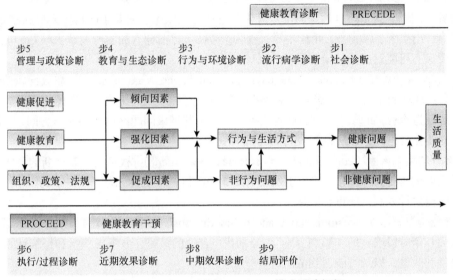

图 10-3　PRECEDE-PROCEED 模式思路框架

（3）健康教育诊断分析思路：PRECEDE-PROCEED 模式以对象人群的生活质量和健康问题为起点开始调查研究，力求通过系统地收集信息和多层次分析而逐步确定健康教育诊断结论。具体分析思路如下：首先，分析影响人们生活质量的因素，包括健康问题和非健康问题，公共卫生和医学工作者主要关心其中的健康问题，即分析在影响生活质量的众多健康问题中，什么健康问题对生活质量影响最大/较大，目的在于明确应该以哪个/哪些健康问题为工作目标。其次，分析目标健康问题的影响因素，包括行为因素和非行为因素，从事健康教育工作的公共卫生医师主要关心其中的行为因素，即分析哪些行为因素对目标健康问题影响最大/较大，目的在于明确应该以哪个/哪些行为为目标行为。再次，分析目标行为的影响因素。在 PRECEDE-PROCEED 模式中将人的众多行为影响因素分为三类，即倾向因素、强化因素和促成因素。最后，根据以上分析制定健康教育干预的主要策略。对以上三类因素分别开展健康教育干预需要分别采取不同的策略。基于以上调查研究结果就可以制订有效的干预计划并提出基本策略。

2. 健康行为的三类影响因素

（1）倾向因素（predisposing factor）：是目标行为发生发展的主要内在基础，包括个人的知识、态度、信念、自我效能认识以及行为动机和意向。可把倾向因素看作"个人"偏好，在健康教育过程中可能出现在一个人或一组人身上。

（2）促成因素（reinforcing factor）：指行为动机和意愿得以实现的因素，即实现或形成某种行为所必需的技能、资源和社会条件，如提倡喝安全卫生饮用水，就得提供水源及保持饮水清洁的技能。

（3）强化因素（enabling factor）：是那些在行为发生之后提供持续的回报或可使行为维持和重复的激励，包括父母、同伴、保健人员和领导的赞扬等社会支持、影响，也包括自己对行为后果的感受，如社会效益、生理效应、经济效益、心理收益等。

3. 健康教育诊断的步骤

（1）社会诊断（social assessment）：社会诊断通常针对特定的社区，进行社会现况及社会问题的调查与分析。目标和任务主要有三项：评估目标社区或对象人群的生活质量并明确影响其生活质量的健康问题（生活质量）；了解目标社区或对象人群的社会环境；动员社区或对象人群参与健康教育项目（社会动员和社区组织）。

（2）流行病学诊断（epidemiological assessment）：此阶段是从流行病学的角度找出目标人群中最重要的健康问题。其主要目的是为确立健康问题的优先顺序、需要了解目标人群的监测资料，包括期望寿命、出生率、患病率、死亡率等，然后参考社区目前拥有的资源及解决问题的能力，选出最迫切需要又有可能解决的健康问题。

（3）行为与环境诊断（behavioral and environmental diagnosis assessment）：在流行病学诊断基础上，从行为和环境的角度，找出最可能影响健康问题又可能改变的因素，并据此制订健康干预的目标，这就是行为诊断。此阶段诊断的重要任务是区分引起健康问题的行为与非行为问题；区分重要行为与相对不重要行为；区分高可变行为与低可变行为。

（4）教育与生态诊断（educational and ecological assessment）：教育与生态诊断的目的在于探讨影响目标人群健康行为的因素，找出引发行为改变的动机，以及新行为得以持续的因素，这是健康教育与健康促进计划制订的重要因素。

（5）管理与政策诊断（administrative and policy diagnosis）：管理与政策诊断是指计划设计者可以根据前面几个阶段确立的"影响因素"，分别找出合适的策略，并考虑执行和持续计划时所需的资源、设备和政策，以及可能遇到的阻碍。

（二）健康教育与健康促进项目计划的设计

1. 项目计划设计的原则 健康教育与健康促进项目计划设计应遵循以下基本原则。

（1）目标指向原则：健康教育项目计划设计必须坚持以始终正确的目标为导向。

（2）整体性原则：健康教育是促进健康工作的一个主要组成部分，在制订计划时应该以健康为中心，明确对象的需求，解决居民的健康问题。

（3）参与性原则：任何一项健康教育项目都必须强调参与性原则，鼓励目标人群参与计划的制订以及计划的各项活动。

（4）可行性原则：计划的制订要从实际出发，根据当地的实际情况，因地制宜地进行设计。

（5）灵活性原则：计划要留有余地，应能包容实施过程中可能发生的变化，并制订基于过程评价和反馈问题的应对策略，根据实际情况，进行适当的计划修订。

2. 健康教育与健康促进计划设计的基本步骤 ①确定计划目标；②确定目标人群；③确定干预内容；④确定健康教育干预场所；⑤建立干预框架；⑥确定干预活动；⑦干预活动组织网络与人员队伍建设；⑧确定监测与质量控制计划；⑨制订项目预算。

（三）健康教育与健康促进项目的实施

健康教育干预活动实施的主要步骤：①健康教育计划回顾与干预时间表的制订；②目标人群的细分；③健康教育干预的社会动员和组织管理；④健康教育干预的项目骨干人员培训；⑤健康传播材料的发放与使用；⑥健康教育干预的质量控制。

（四）健康教育与健康促进项目的评价

1. 健康教育评价类型

（1）形成评价（formative evaluation）：是在方案执行前或执行早期，对方案内容进行的评价。

它有助于进一步完善方案，使所选择的干预策略、方法或措施等更加科学合理。形成评价主要是针对计划中设定的目标是否合理，干预对象是否明确，干预内容与措施是否恰当，测量指标是否适宜，资源种类与数量是否充足，经费预算是否符合规定等内容展开评价。

（2）过程评价（process evaluation）：是对项目从开始到结束的整个过程的评价，包括对项目方案、实施过程的各个环节、管理措施、工作人员情况等的评价。在项目执行的过程中开展评价，对项目的实施具有督导作用，有助于项目目标的实现。

（3）效应评价（impact evaluation）：又称影响评价或近中期效果评价，是评价项目实施之后目标人群健康相关行为及其影响因素的变化。效应评价主要针对倾向因素，促成因素，强化因素和健康相关行为展开评价。常用到的评价指标有卫生知识平均分、卫生知识合格率、卫生知识知晓率、卫生知识总知晓率（知晓题数/总调查题次×100%）、信念持有率、行为流行率、行为改变率等。

（4）效果评价（outcome evaluation）：又称为结局评价或远期效果评价，是评价实施之后目标人群的健康状况乃至生活质量的变化。不同的健康促进项目，其导致结局变化及所需时间有很大的不同。效果评价常用到的评价指标有两大类：其一是健康状况指标，包括生理指标，如身高、血压、体重；疾病与死亡指标，如发病率、患病率、死亡率等。其二是生活质量指标，包括生活质量指数、生活满意度指数、社区行动情况、环境条件改善等。

（5）总结评价（summative evaluation）：是形成性评价、过程评价、效应评价和结局评价的总结，全面反映项目活动取得的成绩和存在的不足，为今后继续开展健康教育与健康促进项目提供参考。

2. 影响健康教育与健康促进项目评价结果的因素

（1）时间因素：又称为历史因素，是在项目执行或评价期间发生的可能对目标人群健康相关行为及其影响因素产生影响的事件。项目执行时间越长，受历史因素的影响越大。

（2）观察因素：评价过程中需要进行观察与测量，其准确性取决于测量者、测量工具和测量对象。测量者的暗示效益、技术成熟度以及主观愿望等可影响测量结果。测量工具的有效性和准确性也会影响测量结果。测量对象的态度、成熟性等对评价结果也会产生较大影响。

（3）回归因素：是指由于偶然原因，个别测量对象在被测量过程中，某些指标出现过高或过低，测量后又回归到实际水平的现象。采用重复测量的方法可以减弱回归因素对评价结果的影响。

（4）选择偏倚：由于对照组选择不当所致的研究结果偏离真实情况的现象，称为选择偏倚。健康教育与健康促进的研究中，如果研究组与对照组受试者基本特征不一致或差异太大，则会使研究结果发生偏倚。采用随机分组的方法可以克服选择偏倚。

（5）失访偏倚：在项目的执行与评价过程中，目标人群有可能由于某种原因而未被干预或评价，称为失访。当失访比例过高（超过 10%）或为非随机失访时，将导致评价结果偏离真实情况，称为失访偏倚。如果存在失访偏倚的可能性，应采用意向处理分析（intention to treat analysis，ITA）予以消除。

第四节　女性重要年龄段的健康教育

一、女童期生殖健康教育

（一）卫生习惯的养成

女童不应该穿开裆裤，应勤更换衣服，勤洗澡。一岁半后的女童已经能够独立行走，避免再穿开裆裤，减少外阴、阴道污染的机会。培养女童养成每晚必清洗外阴的习惯，且专人专盆专毛巾，避免交叉使用。养成定时排便习惯，便后须自前向后揩抹，避免粪便污染阴道。

（二）积极引导女童认识性别和两性差异

要从正确性别自认开始，让女孩认识自己的性别。一般来说，从 1 岁半到 3 岁，基本上就认识了自己的性别。在日常生活中，通过排尿方式的不同，女孩会知道男女两性器官的不一样。让孩子知道两性生理上的差别，使她们懂得爱护自己，爱护自己的生殖器官，保护好自己的身体，特别要保护好自己的外生殖器不被人触摸。同时，要防止孩子受到"性抑制"，譬如孩子在玩弄生殖器时，家长的责难甚至打骂；或是当孩子提出有关性问题时，不予回应，对此家长应该善加引导，以诙谐幽默的方式耐心讲解。

（三）适时适度开展性教育，增强女童抵御性侵犯的能力

性教育须从孩童时期抓起。我国长期受到传统观念影响，对性讳莫如深，更不能给孩子正确的性科学知识教育。应用日常生活中接触到的事物，正确且科学地使孩子懂得两性结合能孕育出新的生命，让孩子从小就了解性是生命之源的科学知识，热爱生命。

除了应给予适时适度的性教育外，同时应增强孩子抵御性侵犯的能力。女孩往往是性侵犯的受害者，她们多是在威逼利诱的情况下被动受欺负，事后也不敢声张，除了全社会都要关注和反对这种不良行为外，还要帮助女孩增强抵御性侵犯的能力。

二、青春期女性生殖健康教育

青春期是指儿童逐渐发育为成人的过渡时期，是人一生中变化最大的时期，也是生殖健康教育的关键时期。由于青春期女性的生理和心理迅速发育，往往对个人生殖发育中遇到的一些问题感到迷茫、疑惑，甚至不安，因此做好青春期女性生殖健康教育对于帮助她们健康成长具有重要意义。

（一）青春期生殖健康教育现状

近年来有关部门虽然对性与生殖健康的学校教育重视程度增加，但在具体教育内容上并没有关键性突破。家长与教师对青春期女孩生殖健康教育内容的认识存在偏差和质疑，主要表现如下：对不当性行为带来的后果，尤其对意外怀孕少女流产的危害性认识不足；对未来生殖健康状况的认识存在偏差与侥幸心理；对青春期出现的问题认识不够全面，包括身心发育问题、同性交往与异性交往等人际交往问题、恋爱与失恋问题、性及性侵害、个人生殖健康维护等。

（二）青春期女性生殖健康教育内容

系统的青春期生殖健康教育内容应包括：性生理教育、性心理教育、性道德教育、性保健教育及预防性犯罪等方面，建议至少要做到以下五方面的工作：

1. 平常心看待生殖系统的生长发育变化　青春期女性生殖系统发育骤然增快，到青春晚期已具有生殖功能。内外生殖器迅速发育。月经初潮来临，子宫内膜呈现周期性变化，子宫形态在青春期后接近成人型。阴道变长变宽，阴道黏膜在增厚的同时出现皱襞，颜色变灰暗且分泌物增多。

2. 正确理解青春期的心理变化　如上所述，青春期的生殖系统迅速发育和心理的骤然变化，以及萌动的恋爱心理与行为，可与学校和家长的不当干预之间产生强烈冲突，内心矛盾冲突加剧，渴望恋爱与家长和教师不当的干预激发出的抵触和反抗，都是青春期问题的根源。耐心细致地帮助女孩分析，这个年龄段的恋爱因为心智不成熟、思想未定型、经济未独立、事业未定向以及责任能力不成熟等主观或客观因素影响，不易得到发展。

3. 树立正确的爱情观和理智对待爱情的态度　每个人都有追求爱与被爱的权利，家长或教师完全不必将谈论爱情、追求爱情看成是"不听话"、破坏纪律、违反校规、甚至"伤风败俗"的严肃事件，更不要对孩子间正常的异性交往贴上早恋的标签。要善于引导孩子以理智的态度正确对待

爱情，不要盲目采取过激的、冲动的行为。

4. 引导孩子关注自身的生殖健康　引导每一位女生树立为当前及未来的健康、生活负责任的态度，从现在开始就要注意养成良好的生活和行为习惯，自觉维护自身的生殖健康。如：

（1）按时作息：繁重的课业负担、手机与网络的普及等往往使许多学生不能按时作息，影响身体正常的内分泌而引起月经失调。按时作息，生活起居顺应自然规律，对于安定情绪、维持正常的内分泌功能及规律的月经周期大有裨益。

（2）合理饮食：引导女生注意少食过于辛辣的食物，如烧烤和麻辣烫等，以免引起经期盆腔充血和便秘；经期及前后勿食用过于冰冷的食物以免痛经等，长期食用冷饮易致体质虚寒，影响生育功能。减少使用塑料制品和饮用含有塑化剂的饮料，避免因雌激素污染对生殖健康的影响。

（3）注意着装：注意保护小腹和腰背部。中医学认为小腹和腰部有主生育的穴位，长期受凉会引起经络不通而影响内分泌和生育。

（4）注重个人卫生习惯：引导女生要讲究个人卫生，选择穿着透气性好、品质好、舒适的内衣内裤，并要勤洗勤晒。选用安全合格的卫生用品，注意局部清洁等。自觉抵制与摒弃不当、不良的行为，自觉维护个人生殖健康。

（5）约束个人行为：不轻信媒体广告上"无痛人流"的夸大宣传，要清楚地认识到意外怀孕带来的危害，以及任何手术均有风险并可能造成无法挽回的后果。因此，一定要自觉约束个人行为，不轻易与异性发生性行为，以免带来自己难以承担的不良后果。

5. 坦然面对少女怀孕问题，积极寻求医疗援助　多数少女怀孕怕父母知道，采用非法流产或延误流产时间情况多见，但随着怀孕时间延长，并发症和死亡率明显增加。家长和教师一定要在必要的场合把可能的严重后果向青春期女孩详细讲解，引导少女遇到此类问题不要慌乱，不要盲目做出处理，一定要与可信任的同学或教师、家长沟通，寻求和获得精神支持与实际帮助。引导女生去正规医院通过正规检验确定是否怀孕，一定不要去那些隐蔽的、私立的诊所进行手术处理，以免对生殖系统造成伤害，甚至危及生命。

（三）青春期生殖健康教育的措施

1. 以学校教育为核心，积极开展生殖健康知识宣教　通过专题讲座、板报、刊物等多种形式开展青春期健康教育，内容应该包括青春期生理、心理知识及特点，青春期常见生殖健康问题的临床表现及防治措施，健康危险行为及其预防，特别是艾滋病的防治。此外，加强青春期少女自尊、自爱与自强的教育，增强青春期少女的自我保健意识，营造出关爱青春期少女的社会氛围。

2. 以社区为基础，提供青春期生殖健康教育"组团式"服务　研究显示，在社区组团式服务的青春期生殖健康教育模式满意度高，较易被青少年接纳并喜爱。充分利用街道居委入户发动和妇幼保健专家团队资源，邀请该领域内有丰富经验的专家在社区为青少年开展互动式健康教育活动。通过妇幼保健机构这座桥梁，将零散的社区居民网络与优质的医疗卫生资源对接并整合起来，充分发挥各方长处，实现更适度、更适宜、更适时的青春期生殖健康教育活动。

三、围婚期女性的生殖健康教育

围婚期是指从确定婚配对象到婚后受孕为止的一段时期，包括婚前、新婚和婚后受孕前。围婚期女性生殖健康教育是针对准备结婚和已婚未育的女性进行以生殖健康为核心，与结婚和生育有关的健康知识教育，包括性保健和性教育、避孕知识及受孕前的准备、影响婚育的有关疾病的基本知识等。具体教育内容详见第 9 章相关内容。

四、更年期女性的生殖健康教育

更年期是女性一生中从性成熟时期过渡到老年期的一段过渡时期，从生育功能和性功能旺盛逐渐走向衰退直至月经停止和生育功能停止的一段时期。一般将其定义为 40~60 岁。更年期最突出的表现是绝经，同时会出现一系列的生理和心理变化，如月经失调、潮红、出汗、心悸等症状。大多数女性能够很好适应这种变化并保持良好的健康状态，顺利地度过更年期，但也有不少女性因症状明显，严重影响了正常工作和生活，并给家庭带来一定的负担。因此，广泛开展更年期的生殖健康教育，提高更年期女性个人及其家庭、社会对这一时期女性生理过程的认识，解除思想顾虑，减轻思想负担，保持乐观和积极的情绪，对女性顺利度过更年期具有重要意义。

（一）更年期女性生殖生理变化特点

1. 内分泌系统的变化 更年期女性的生殖系统乃至全身的改变主要是由于卵巢功能的衰退，造成内分泌系统平衡失调，带来一系列神经内分泌功能失调引起的症状和体征。分泌减少的首先是雌激素。雌激素的降低除了与女性容颜有关外，还与骨骼系统的代谢有关，易引发骨质疏松症。其次是孕激素的减少，常常表现为一段闭经史后月经量多，持续时间长甚至淋漓不断。由于促性腺激素的增多或卵巢分泌的减少，造成内分泌失衡，出现自主神经系统功能紊乱带来的潮红、出汗、心悸、血压波动等一系列症状。

2. 生殖器官出现退行性变化 如外阴萎缩，阴毛变短变稀；阴道逐渐变狭窄、变短，阴道皱襞消失，弹性减退；阴道酸度逐渐降低，使其生理性防卫功能减弱。子宫萎缩，质地变硬。卵巢萎缩变小，无性激素生成，始基卵泡耗尽，停止排卵。

（二）更年期女性心理变化特点

更年期女性心理变化有时比生理变化更为突出，包括心烦意乱、情绪波动，易造成家庭不和、亲子婆媳关系紧张，工作难以适应。睡眠障碍突出，表现为失眠、早醒、多梦，甚至彻夜辗转反侧，并由此引发的注意力不集中、记忆力下降、思维能力减弱等。总之，更年期女性的心理特点常表现为焦虑、悲观、多疑、孤独和依赖。

第 11 章　流行病学研究与女性生殖健康

流行病学是研究人群中疾病（包括伤害）与健康状况在人群中的分布及其影响因素，借以制定和评价预防、控制和消灭疾病及促进健康的策略与措施的科学。生殖健康流行病学是一门应用流行病学方法，研究人类生殖和生育调节领域内健康和疾病分布、发生发展趋势及影响因素的学科，是近 20 年来迅速崛起的新兴学科。

第一节　概　　述

生殖健康流行病学是应用流行病学方法，研究人类生殖和生育调节领域内健康状况、疾病分布、发生发展趋势及其影响因素的学科。主要研究内容包括性健康、性行为、避孕行为、避孕效率、生育难、意外妊娠、人工流产、围生期保健、孕产妇和婴儿的发病率与死亡率、男女性生殖道疾病，包括生殖道感染、性传播疾病（sexually transmitted disease，STD），特别是艾滋病（acquired immune deficiency syndrome，AIDS）和人类免疫缺陷病毒（human immunodeficiency virus，HIV）感染，以及妇幼保健和计划生育服务评估等。可以认为，生殖健康流行病学的产生和发展主要源于人们对人口、持续经济增长和可持续发展的认识以及生殖保健的客观需求。而发展的推动力在很大程度上则来自 WHO 人类生殖研究、发展和研究培训特别规划署（HRP）开展的全球性研究活动。HRP 为使人类生殖问题在国家水平更广泛和整体意义上进行分析，对研究战略进行了重大的调整，即在保持生育调节领域研究活动为主的同时，也对发展中国家在生殖健康需求做出了更多的应对措施。因此，流行病学研究的范围不仅限于生育调节方面，也越来越多地参与并扩展到生殖健康的所有领域后代的健康在内的许多问题。人类的生殖健康始自青春期开始的性的生长和发育，生殖健康受到生育及与之相关的性行为、妊娠和避孕的影响。本章将介绍流行病学研究计划制订方案（描述性和分析性）等内容。

第二节　流行病学研究常用方法

流行病学方法如描述性研究、分析性研究和实验性研究已广泛应用于生殖流行病学研究的各个领域，如对确定生殖健康的主要问题，阐明其危险因素，进行预防干预实验并对所实施的项目进行评价等。

一、描述性研究

（一）横断面研究

用横断面调查方法（cross-sectional study）在进行某一人群生殖健康状况，并分析其影响因素的研究中最常见的一种研究类型，如为了解人工流产的流行病学特征及影响因素，杜玉开等采用多阶段抽样方法在某市抽取两个区的 20～49 岁的已婚妇女 854 人进行调查，结果发现 49.30% 的妇女有过 1 次及以上人工流产史，年龄集中在 21～34 岁，职业、避孕知识掌握程度、生育孩子性别和生育调节咨询服务为人工流产的影响因素。为了解孕期亲密伴侣间严重身体暴力与早期纯母乳喂养的关系，Moraes CL 等采用横断面调查方法对巴西某地区 5 家大型初级公共卫生保健中心 811 位有小于 5 个月婴儿的妇女进行了调查，分析显示在控制了社会经济、人口学特征、生殖和生活方式等混杂因素后，遭受严重身体暴力是母亲早期中断纯母乳喂养的危险因素（RR=1.3，95%CI=1.01～1.69）。该结果提示在培训卫生保健人员时，要充分重视影响哺乳期妇女母乳喂养的生物因素以外的更广泛的因素，还包括孕产妇的心理层面。横断面研究能够反映人群中生殖现象的现患率，通过恰当的统计分析可确定相关的影响因素。但由于横断面调查不能确定结果与因素之间的时间先后，不能得出因素与疾病之间的病因关系，只能说明两者之间存在关联。同时在进行分析时，还要充分考虑因素之间的交互作用，如纯母乳喂养受社会、经济、文化、受教育程度和生活方式等因素的影响，在母乳喂养影响因素分析时，必须采用多元统计分析方法或分层分析等进行控制混杂因素的影响，才能得出客观可靠的结果。另外在生殖问题的描述上，需对定义和概念交代清楚。由于诊断条件、技术水平的差别，以及各种研究对研究事件的定义不同，如对不育、自然流产等的时间界定不同，在进行研究资料之间比较分析时，要注意两者的可比性。

（二）监测

监测（surveillance）是连续、系统地收集卫生问题的资料，经过分析、解释后及时反馈和利用卫生信息的过程，也称公共卫生监测或流行病学监测。目前在生殖健康方面开展的监测主要有出生缺陷监测、艾滋病哨点监测和孕产妇死亡监测。

1. 出生缺陷监测　在出生缺陷的描述性研究中，来源较多的监测资料是国际出生缺陷监测系统信息交换所，于1974年成立。中国于1986年开展了出生缺陷监测并建立了以医院为监测点的中国出生缺陷监测系统，2006年国家级监测医院扩大至84所，并在30个省的64个监测区县同时开展了出生缺陷人群监测，其覆盖人口约200多万，监测期限由生后7天扩大至生后42天。为中国的出生缺陷提供了系统的流行病学资料，为出生缺陷的分布和趋势研究提供了有效的手段。

出生缺陷监测水平与病例确认能力最为直接相关。由于难以查明所有的出生缺陷病例，是监测系统存在漏诊的最主要原因。首先，由于大多数的出生缺陷发生于妊娠最早期，此时不可能进行直接的观察，而且许多有缺陷的胚胎在孕早期就已死亡，所以真正的发病率要低于报道的发病率。另外，选择性的人工流产可能是某些出生缺陷研究的偏倚来源。其次，出生缺陷的表现千差万别，并非所有的缺陷在分娩后都很明显。随访时间的不同，出生缺陷的发病率差别也很大。例如，先天性心脏病出生后1周能发现40%～50%，出生后1个月能发现50%～60%。智力发育迟缓在更长一段时间后才表现出来，一些神经发育异常可能终生不会被发现。再次，产前诊断方法、技术水平以及产前诊断的适用性和水平因人群、地域和时间的不同而不同，对出生缺陷的患病率有很大的影响，而导致对出生缺陷监测项目获得的监测数据，进行正确、有效的比较将受到影响。

2. 艾滋病哨点监测　艾滋病哨点监测是指在固定地点、固定时间连续收集特定人群中HIV感染状况、行业特征及相关信息，为分析当地艾滋病流行趋势、评价艾滋病预防与控制效果提供依据。中国的艾滋病监测是根据流行特点由设在全国各地的上百个监测点对高危人群进行定点、定时、定量的HIV抗体检测，以了解中国艾滋病的感染状况和变化趋势，为艾滋病疫情的估计和预测提供信息，为制订艾滋病防治策略和干预措施及效果评价提供依据。

3. 孕产妇死亡监测　孕产妇死亡率是衡量一个国家和地区社会经济、文化发展的重要指标，也是反映母婴安全的重要指标。中国孕产妇死亡监测始于1989年，是以社区为基础的监测系统。按照中国经济水平、地域等进行分层选择有代表性的点作为监测点，共247个。由卫生系统、社区、各级医院和妇幼保健院监测各点的孕产妇死亡情况，通过层层上报汇总，分析中国孕产妇死亡率、变化趋势和影响因素，降低孕产妇死亡率。

（三）生态学研究

生态学研究（ecologic study）亦称对比调查研究，是描述性流行病学方法的一种。生态学研究是在群体水平上研究因素与疾病之间的关系，即以群体为观察、分析单位，通过描述不同人群的暴露情况与疾病的频率，分析该因素与疾病的关系，可产生某种病因学假设，或对某种病因学假设予以验证。也可通过对人群中某项干预措施的实施情况及某种疾病率比较，对该干项措施的效果进行评价。

生态学研究是从群体的角度提供病因线索，常用来研究人类学、社会经济和卫生服务中各因素与生殖健康之间的关系。生态学研究观察某种原因与生殖健康之间的关系时，研究指标通常是不同人群中的平均暴露和死亡率。在解释结果时应当注意这种方法提供的资料有没有关于人群中暴露的信息，或者关于死于该病的个体暴露程度的信息，这类研究可以提供某些病因线索。生态学研究的方法如下。

1. 生态比较研究（ecological comparison study）　生态比较研究通过比较人群中生殖健康疾病的发病率或死亡率与某因素之间的关系、分析不同暴露水平时疾病的发病率或死亡率，从而为病因探索提供线索。这种研究不需要暴露情况的资料，也不需要复杂的资料分析方法。

2. 生态趋势研究（ecological trend study）　连续观察分析人群中某因素平均暴露水平的变化（如干预措施的实施）和某种生殖疾病频率之间的关系，通过比较暴露水平变化前后疾病频率的变化情况、判断某因素与某疾病的联系（或干预的效果），如在某地区进行推广安全套使用预防意外妊娠的发生，在干预前了解当地的避孕方式，根据当地计生部门安全套的发放量和药店安全套的销售量估计安全套的使用量。在干预期内，采用安全套免费发放到户的措施，增加安全套的发放量，干预结束后比较前后意外妊娠的发生率是否下降。

（四）筛检

筛检（screening）是通过快速的检验、检查或其他措施，将可能有病变表面上健康的人，同可能无病的人区别开来。筛检不是诊断试验，对筛检试验阳性的人必须进一步确诊检查，确诊后进行治疗。

疾病筛检作为一种快速、灵敏、廉价、群众易于接受的研究方法在生殖健康研究中得到了广泛的应用。应用的领域主要在妊娠前危险因素的评价、高危妊娠的评估、生殖系统肿瘤的筛检等，如在孕妇中筛检高危产妇，根据其高危评分而将分娩危险性高的产妇，进行高危管理，加强孕期监测，分娩时安排在条件较好的医院分娩。这种将高危孕产妇分级管理和转诊系统结合的管理方法，可有效降低孕产妇死亡率，也体现了卫生资源的合理分配。

婚前医学检查在某种程度上也是一种筛检，通过婚检，将不适合结婚、不适宜生育或需要在医生指导下选择生育的人群筛选出来，进行医学指导，对提高出生人口素质、提高婚姻质量具有较好的帮助。

二、分析性研究

分析性研究主要用于生殖健康问题的病因研究。借助相对危险度或比值判断因素对生殖问题的影响及影响强度。但由于影响生殖问题的各因素之间往往存在交互作用，生殖健康结局也并不是相互独立的，而且存在以下特殊偏倚。因此在探讨生殖问题的危险因素方面，分析流行病学研究方法存在一定的不足，如对自然流产的危险因素研究，尽管早在 20 世纪 70 年代就发现自然流产可能与一些环境暴露有关，甚至在研究环境危险因素时可以将妊娠丢失作为一个敏感的指标。但事实上，自然流产与环境危险因素之间并没有得到确切的研究结果，这可能是由于流行病学方法在探索轻度效益时缺乏足够的敏感性。

（一）病例对照研究（case-control study）

病例对照研究是流行病学中探索病因的经典方法，在不孕不育症、自然流产、出生缺陷和低体重儿的病因研究中应用较多。病例对照研究的基本原理，是以现在确诊的有某种特定疾病的患者作为病例，以未患有该病但具有可比性的个体为对照，通过询问、实验室检查或复查病史，搜集既往各种可能的危险因素的暴露史，测量并比较病例组与对照组中各因素的暴露比例，经统计学检验，若两组差异有统计学意义，则可以认为该因素与疾病之间存在着统计学上的关联。在评估了各种偏倚对研究结果的影响之后，再借助病因推断技术，推断出某个或某些暴露因素是疾病的危险因素，从而达到探索和检验疾病病因假说的目的。这是一种回顾性的、由结果探索病因的研究方法。病例对照研究的优点在于研究所需的时间短，易于实施，样本量相对较少。特别是在出生缺陷的研究中，由于常见的出生缺陷的发病率一般只有 1%～4%，因此病例对照研究显示了其优势。

病例对照研究方法也用于探索社会环境因素与生殖健康之间的关系，新的避孕方法是否可增加乳腺癌的风险也成为目前研究的热点。Dinger 等采用以人群为基础的回顾性病例对照研究，对 5113 例乳腺癌患者根据出生年和居住地进行配对，共收集 20452 例对照，分析结果显示曾经使用过炔诺孕酮节育器和使用铜宫内节育器（copper IUD）相比，OR 值为 0.99（95% CI=0.88～1.12），诊断乳腺癌时正在使用炔诺孕酮节育器与使用铜宫内节育器相比，OR 值为 0.85（95% CI=0.52～1.39），表明使用炔诺孕酮节育器并不增加乳腺癌的发病风险。

病例对照研究在生殖流行病学研究中具有以下特点：

1. 研究对象的选择　病例的选择单位可以是个人，可以是一对夫妻，还可以是患儿及其父母，如在不孕不育症的研究中，病例为不孕不育的女性或男性或夫妇。在出生缺陷的研究中，病例为出生缺陷患儿（或）其父母。在不育和出生缺陷研究中，病例的选择一般来自医院，其益处在于资料易于获得，包括调查表、体检结果，以及个体的临床病因，诊断结果明确。

（1）选择疾病的诊断标准：①尽量采用国际或国内通用的统一诊断标。②最好采用对疾病诊断较为特异的诊断标准——金标准。③自定标准时，注意敏感性与特异性。

（2）病例的来源

1）从医院选择病例：为了减少偏倚，医院住院的病例或门诊的病例。有简便易行，诊断准确率高，可节省费用，患者易合作等优点。但容易发生选择偏倚。

2）从一般社区人群中选择一定期间一定人群中全部病例或者随机样本人群中的全部病例。采用本法收集的病例代表性好，但在实际执行时往往困难较多。病例一般以社区来源为优，代表性较强，但不易得到。对照与病例之间的可比性是研究结果可靠与否的关键。可根据需要选择 1∶1、1∶2 等进行匹配对照，或采用成组病例对照方法。

（3）对照的确定：病例对照研究的关键是如何选择对照，对照必须是未患所研究疾病的人。对照最好是全人群的一个无偏样本，或是产生病例的人群中全体非患该病者的一个随机样本，以保证对照与病例具有可比性。实际上，这种理想的对照很难得到。在病例对照研究中，对照的选择往往比病例的选择更复杂、更困难。

（4）对照的形式：选择对照时主要采取匹配与非匹配两种方式。确定匹配因素时，应当根据研究的疾病而定，并不是越多越好。欲作为病因探索的因素不可作匹配因素，匹配变量必须是已知的混杂因素，或至少有充分理由怀疑其为混杂因素，否则不应匹配。如果将不起混杂作用的因素作为匹配变量进行匹配，将导致匹配过度，不仅会丢失某些重要信息，而且会增加选择对照的难度和工作量。匹配的目的主要是提高研究效率，其次是控制混杂因素的干扰。如果病例和对照的来源都较充分，则以配对为佳。如果病例少而对照相对易得，则可采用一个病例匹配多个对照的办法。

（5）对照的来源：同一或多个医疗机构中诊断的其他病例。病例的邻居或所在同一居委会、住宅区内的健康人或非该病患者。社区人口或团体人群中的非该病患者或健康人。病例的配偶、同胞、亲戚、同学或同事等。

（6）选择对照的要求：对照不患有与所研究的疾病有共同已知病因的疾病。从医院的其他患者中选择对照时，最好不选择患病时间较长的患者做对照。在医院选择对照时，尽可能包括其他各种疾病的病例。不管选择哪种对照，对照和病例陈述暴露于假设因素的情况要有可比性。

2. 资料的收集与分析　与研究对象的选择相对应，资料的收集应包括相应的研究对象的所有资料，如夫妻双方，或出生缺陷资料应包括患儿的父母在围孕期的暴露情况，以及双方的遗传学检查资料等。在进行资料分析时要对病例和对照的均衡性进行分析后，再根据匹配的类型选择相应的统计分析方法，分析病例组和对照组的暴露情况，进行卡方检验，并计算 OR 值，判断暴露因素与疾病之间的关系。

（1）比值比，或优势比（odds ratio，OR）：是指病例组中暴露人数与非暴露人数的比值除以对照组中暴露人数与非暴露人数的比值，反映了病例组某因素的暴露比例为对照组的若干倍。OR特点：优势比反映暴露者患某种疾病的危险性较无暴露者高的程度。

（2）如果能满足 2 个条件，OR=RR：①所研究疾病的发病率（死亡率）很低；②病例对照研究中所选择的研究对象代表性好。

（3）OR 95%CI 的计算：OR 95%Cl =OR（1±1.96/×2）

（4）OR 数值的意义：OR 是两个概率的比值，其数值范围从 0 到无限大的正数。当 OR=1 时，表示暴露因素与疾病之间无联系。当 OR>1 时，说明暴露使疾病的危险度增加，称为"正"关联，暴露因素是疾病的危险因素。当 OR<1 时，说明暴露使疾病的危险减少，称为"负"关联，即暴露因素对疾病有保护作用。OR 不同数值范围表明不同程度的危险性。

3. 偏倚　流行病学研究中通常存在的偏倚有 3 种：选择性偏倚、信息偏倚和混杂偏倚。

（1）选择性偏倚：由于选人的研究对象与未选人的研究对象在某些特征上存在差异而引起的误差，常发生在设计阶段。在不育症的病例对照设计中，由于不育夫妻通常只有一部分就医，这种病例的选择偏倚难以克服。不育的定义实际上来源于等待妊娠的时间，而不一定表现为任何生理功能异常。因此一些正常的夫妻可能仅因为偶然因素而被诊断为不孕症，而一些生育力低下的夫妻则有可能被错误地归为正常；还有，病例对照研究中对照的选择通常来自生过孩子的妇女但她们中可能有人曾经因为超过 1 年不孕而诊断为临床不孕症，因此对照的选择也存在偏倚。自然流产病例对照研究也存在着病例定义和选择的问题。如果以住院病例进行研究，就存在着病例自我选择的可能。此外由于孕早期的自然流产难以识别，往往对这一部分病例遗漏，从而导致病例的代表性不足；在人工流产的病例对照研究中，由于医院诊断方法和技术水平的提高，如果也以住院病例为研究对象，可能导致病例的选择性偏倚。

（2）信息偏倚：由于选人的研究对象与未选人的研究对象在某些特征上存在差异而引起的误差。而在出生缺陷的病例对照研究中，缺陷婴儿的父母可能会回忆更多的不良暴露而导致回忆偏倚。但也有研究显示这种偏倚对病因研究影响并不是很大。在与妊娠有关的研究中，由于暴露因素可能仅仅在胚胎发育的某一阶段发挥作用，因此确定暴露时间可能尤为重要。目前的研究往往是对整个妊娠期的暴露进行分析，很少根据暴露的具体时间进行区分，而由此产生的错分和混杂几乎难以控制。在病例对照研究中，采用回忆的方法很难准确估计暴露时间。

（3）混杂偏倚：当研究暴露于某因素与生殖疾病的关系时，由于一个或多个既与疾病有制约关系，又与暴露密切相关的外来因素的影响，掩盖或夸大了所研究的暴露因素与疾病的联系，这种误差称为混杂偏倚或混杂，如采用病例对照研究口服避孕药与心肌梗死的关系，由于年龄是心肌梗死的混杂因素，因此在分析时要考虑年龄的影响，进行分层分析或多因素分析控制年龄的影响。

（二）队列研究

队列研究（cohort study）的基本原理，是在一个特定人群中选择所需的研究对象，根据目前或过去某个时期是否暴露于某个待研究的危险因素，或其不同的暴露水平而将研究对象分成不同的组别，如暴露组和非暴露组、高剂量暴露组和低剂量暴露组等。随访观察一段时间，检查并登记各组人群待研究的预期结局的发生情况（如疾病、死亡或其他健康状况），比较各组结局的发生率，从而评价和检验危险因素与结局的关系。如果暴露组某结局的发生率明显高于非暴露组，则可推测该暴露与结局之间可能存在因果关系。

队列研究在生殖研究中应用广泛，如研究某一暴露因素与出生结局的关系，某因素与生殖道肿瘤的关系以及某因素与儿童生长发育的关系等。特别是在以妊娠结局作为终点指标时，如流产、早产、死产、低出生体重等的研究，这是由于在妊娠研究中，从妊娠开始至结束时间较短（一般为一个妊娠周期，即 10 个月）。因此队列研究在此类研究中具有一定的优势。在生育力研究中，也可以使用队列研究的方法。但在出生缺陷的研究中，由于出生缺陷的发生率较低，队列研究的应用受到限制。

队列研究分为前瞻性队列研究和回顾性队列研究，后者在职业流行病学中经常使用。以自然流产的队列研究为例，与一般的队列研究相比，其特点如下：

1. 研究对象的选择　由于生殖健康研究内容的特殊性，要综合考虑特定研究内容与研究对象的关系，如要研究妇女妊娠期危险因素与自然流产的关系，如果研究对象是妊娠就应该将其整个生殖史考虑进去而不只是二次妊娠结局。如对既往有两次活产妊娠史的研究对象进行研究可能是不一样的。

对照的选择：

（1）内对照：在同一研究人群中，采用没有暴露或暴露水平最低的人员作为对照即为内对照。队列研究应尽量选用内对照，因为这是最理想的对照，除暴露因素外，它与暴露人群的可比性好，同时选用内对照较方便可行。

（2）外对照：也称特设对照。当选择职业人群或特殊暴露人群作为暴露组时，往往不能从这些人群中选出对照，而常需要在该人群之外去寻找对照组，称之为外对照。

（3）总人口对照：也称一般大群对照，使用暴露人群所在地区的人口，而且时间上也是一致或相近的，以保证可比性。

（4）多重对照或叫多种对照：即同时用两种或两种以上形式选择的人群做对照，以减少只用一种对照所带来的偏倚，增强结果的可靠性。

2. 分析方法　前瞻性队列研究，可以采用生存分析的方法。生殖史资料的分析可使用一些模型，如随机效应的 Logistic 回归模型等进行多因素分析，可有效地控制混杂因素的影响，使结果更加客观可靠。在评价某些因素的影响时，也可对暴露因素分层进行分析。

队列研究分析的主要指标有暴露因素的危险程度，如发病率或死亡率，暴露与疾病是否有联系及联系的强度和范围（相对危险度及其 95% 的可信区间），联系的剂量-效应关系暴露水平的分层分析等。

（1）相对危险度：表示暴露发病或死亡的危险是非暴露的多少倍。RR 值离 1 越远，表明暴露的效应越大，暴露与结局关联强度越大。

（2）归因危险度：暴露与非暴露人群比较，所增加的疾病发生数量，AR 值也表示暴露因素消除后所减少的疾病数量。

（3）归因危险度百分比：AR%又称病因分值，是指暴露人群中归因于暴露的发病或死亡部分占全部发病或死亡的百分比。

（4）人群归因危险度（population attributable risk，PAR）：是指总人群发病率中归因于暴露的部分。暴露人群与一般人群比较，所增加的疾病发生率的大小，PAR 值为暴露因素消除所减少的疾病数量。

PAR=全人群发病率（或死亡率）–非暴露组发病率（或死亡率）=$I_t - I_o$；（I_t 代表全人群的率，I_o 为非暴露组的率）。

（5）人群归因危险度百分比 PAR%：PAR%=（$I_t - I_o$）/$I_t \times 100\%$。

3. 偏倚　队列研究可出现选择偏倚、失访偏倚、信息偏倚和混杂偏倚。选择偏倚产生的原因包括不正确地选择研究对象、暴露组与非暴露组家庭诊断试剂盒的应用日益广泛。由于大多数妊娠丢失发生在妊娠早期，早期检测自己是否怀孕的妇女其妊娠丢失率显然要高于未检测的妇女，因此特别是有自然流产史或想要孩子的妇女容易更早地发现妊娠。必须严格按规定标准选择研究对象并用随机的原则来确定研究对象。

（1）失访偏倚：是由于研究对象在研究期间内迁移、外出、不愿合作而退出、死于非终点疾病而造成的偏倚。控制方法是尽可能提高研究对象的依从性，比较两组间失访率的差别和失访者主要特征的差别，如果两组差别不明显，可以认为失访是随机的，对研究结果的影响可能不大。

（2）信息偏倚：诊断标准、检测方法的灵敏度不同或测量误差等造成的偏倚。例如，一组夫妻认真避孕，仔细计划妊娠，另一组夫妻与前者有着相同的内在危险性但断断续续避孕，前者的自然流产率明显要低于后者。这是因为有计划妊娠者发现流产后很快就开始了另一次妊娠，若研究只收集最近一次妊娠有关信息，这种不同生殖史带来的偏倚难以调整。

（3）混杂因素：已经有过自然流产的妇女再发生自然流产的可能性增加，因此既往自然流产史也是危险因素。在确定自然流产研究中可能的混杂因素时，应考虑到妊娠史，因为妊娠史通常与目前妊娠的危险性有关。混杂因素的控制方法包括按混杂因素进行分层分析及多因素分析。

（三）巢式病例对照研究（nested case-control study）

由于传统的病例对照研究和队列研究均存在诸多问题，如回忆信息偏倚、失访、工作量大等问题，为了避免这些问题带来的偏倚，1973 年，美国流行病学家 Mantel 最早提出了综合性病例对照研究，国际流行病学协会在其 1988 年出版的《流行病学词典》中，为巢式病例对照研究给出了正式的定义。巢式病例对照研究是这样一种病例对照研究，其病例和对照人群都从一个全队列（即通常所说的队列研究）中选取。如先建立两个队列，记录各时期的暴露问题，确定病例后，在队列中选择对照，再利用先前获得的暴露资料进行分析。也就是在对两个事先确定好的队列进行随访观察的基础上，再应用病例对照研究（主要是匹配病例对照研究）的设计思路进行研究分析。目前该方法正被广泛地应用于医学科研中。

1. 巢式病例对照研究的类型　根据队列确定的时间进行分类，分为前瞻性巢式病例对照研究（prospective nested case-control study）和回顾性巢式病例对照研究（retrospective nested case-control study）。前者是在研究开始时根据一定的条件选择某一人群作为队列，然后前瞻性地随访一定时间，确定病例组和对照组，时间上的特点为从现在到将来根据研究开始之前的一段特定时间的情况，选择某一人群作为研究队列，根据现在的情况确定病例组和对照组，其在时间上的特点为从过去到现在。这种类型的设计效率较高，能很快得出结果，但要求有信息完整的队列，且该队列的相关资料已收集并保存，一般不易找到完全符合条件的队列。上述两种类型的巢式病例对照研究，在资料的统计分析和结果的推论等方面的处理是相同的。

2. 巢式病例对照研究的特点

（1）与传统的病例对照研究比较

1）巢式病例对照研究中的病例与对照来自同一队列，因此降低了效应估计时的选择偏倚。

2）可比性好。暴露资料是在疾病诊断前收集的，如果结果显示暴露与疾病存在关联，那么该关联与因果推断的时间顺序相符合，回忆偏倚小，因果联系的推断更有力。

3）统计效率和检验效率高，可以计算疾病频率。

4）观察期涉及整个暴露期间，队列成员有共同的开始暴露时间，提高了检验效率。

（2）与传统的队列研究比较：巢式病例对照研究比队列研究有以下优点：

1）比队列研究节约了大量的人力、物力和财力。

2）可用于罕见疾病的研究。

3. 巢式病例对照研究在生殖健康研究中的应用　巢式病例对照研究在乳腺癌、生殖道感染、生殖与避孕等危险因素的研究中已经发挥了巨大的作用，研究日益广泛，国内在生殖健康领域应用巢式病例对照研究较少，以肿瘤研究为主。

为了研究激素疗法应用者对妇科恶性肿瘤的发生风险，国外有研究者采用巢式病例对照研究，按不同激素疗法中应用不同雌激素和黄体激素进行分层，应用 Logistic 回归分析了粗 OR 值及校正 OR 值（包括其 95%CI，结果显示，乳腺癌、子宫内膜癌及卵巢恶性肿瘤校正后的 RR 分别为 1.0（95%CI 0.8~1.3）、0.6（95%CI 0.2~1.5）、0.2（95%CI 0.04~0.80），而且在采用激素疗法与肿瘤诊断间增加延滞时间未发现明确的风险增高趋势。

为了研究绝经期雌激素的应用与乳腺癌之间的关系，Bergkvist 等采用前瞻性队列研究，共观察 23 244 例 35 岁以上的瑞士妇女，平均随访 5.7 年，最终发现了 253 例乳腺癌病例。根据是否应用雌激素分为两组，计算两组的发病率和 RR 值，结果发现在同一居住地区采用雌激素的队列的妇女患乳腺癌的风险是没使用雌激素妇女的 1 倍（RR95%CI 1.0~1.3），使用 9 年后 RR 值增加到 1.7（95%CI 1.1~2.7），同时使用雌激素和孕酮者发生乳腺癌的值为 4.4（95%CI 0.9~22.4）。在计算消除了混杂因素后的剂量-效应关系时，采用巢式病例对照研究方法，从亚队列中按性别、年龄以及队列中的时间等因素匹配，按 1:5 配比，通过条件 Logistic 回归分析，控制混杂因素后，进一步揭示了雌激素与乳腺癌之间的因果关联。

巢式病例对照研究在国内生殖健康领域的应用目前尚不广泛，然而巢式病例对照研究集病例对照研究和队列研究两者之长于一身，在实际应用中，能较好地解决暴露与疾病的先后次序问题，省时省力且研究效率高，是一种较好的流行病学研究方法，应当在中国生殖健康研究中得到广泛的应用。

三、实验性研究

实验性研究在评价临床措施、外科手术、筛检、预防措施、营养状况改善以及健康教育的效果等方面被认为是最具真实性的研究方法。流行病学实验是用来检验、评价各种治疗、预防措施的效果，进一步验证病因的研究方法。近年来，实验性研究中的临床试验、现场试验、类试验和社区试验在生殖健康服务的研究中越来越被广泛地应用。

在实验研究中，暴露于作用物质或假定病因的人是属于暴露的，这是研究者根据研究目的和研究设计给研究对象进行分组，对特定的研究对象给予特定的暴露水平。一个完整的实验研究应具备 4 个基本原则即设立对照、随机分组、干预和前瞻追踪。其中随机化分组是保证试验组和对照组之间可比性的重要原则。如果在实验过程中受到研究者主观影响，如将较严重的患者分到新疗法组，使试验组和对照组研究对象不均衡，则新疗法的有效评价就会受到影响。

（一）临床试验

临床试验（clinical trial）是以患者为研究对象，评价某种疾病的疗法或发现某种预防疾病结果的方法。临床试验的研究对象必须诊断为患有所研究的疾病并且诊断后很快进入研究，以便及时安排治疗。设计方案应将可能影响比较的外部因素的变异减到最小。

流行病学研究显示孕妇叶酸缺乏是导致胎儿神经管缺陷的重要因素,临床上发现有胎儿神经管缺陷的妇女在妊娠前后单纯服用 400μg 叶酸增补剂预防胎儿/婴儿神经管畸形（neural tube defect, NTD）。如果把这种预防 NTD 的方法扩展到社区范围,并把人群分为干预组（服用叶酸组）和对照组（不服用叶酸或服用安慰剂）,则为现场干预试验。

英国和匈牙利先后开展了补充叶酸预防神经管缺陷的大规模随机化临床试验,当已有出生缺陷儿的母亲再次怀孕时,通过设立试验组（叶酸）和对照组（安慰剂）,试验组在妊娠前和妊娠早中期补充叶酸,观察再次妊娠后神经管缺陷的发生,结果均显示补充叶酸能使神经管畸形的发生率显著降低。

（二）现场干预试验

现场干预试验（intervention trial）是以社区为基础的。20 世纪 90 年代,中国与美国疾病控制与预防中心合作,在中国推广孕妇补充叶酸以预防神经管缺陷的发生。该项目分别在中国北方神经管缺陷高发区和南方低发区各选择一个地区,对准备怀孕的妇女补充叶酸直到妊娠 3 个月。研究结果显示,在北方地区补充叶酸能使神经管缺陷发生的危险下降 79%,南方地区为 16%。对妊娠前直至妊娠 3 个月坚持服用叶酸的亚组进行分析显示,北方和南方地区的 NTD 发生率分别下降了 79%和 41%。

临床试验和现场干预试验中试验组之间或试验组与对照组之间要具有可比性,并且排除在分配中来自研究人员的任何随意性。随机化分组是为确保干预试验组与对照组之间的基线特征（非实验因素）的均衡性,使干预措施的效果更好地表达出来。

（三）类实验研究

一个完整的实验研究应具备四个基本特点即设立对照、随机分组、人为干预和前瞻追踪。如果一项实验研究缺少其中一个或几个特征,这种实验就称为类试验。通常研究数量大、范围广时常难以满足随机分配的原则,因此在实际工作中进行的社区干顶多为类实验研究。

四、Meta 分析

（一）Meta 分析的意义及方法选择

Meta 分析是对具有相同目的且相互独立的多个研究结果进行系统综合评价和定量分析的研究方法,可汇总多个同类研究结果,并对研究结果进行定量合并的分析研究过程。目的是增强原结果的统计学效力,解决各研究结果的不一致性,改善效应估计值。与综述不同的是,综述得到一个定性的结论,而 Meta 分析可以得出一个既定性又定量的新结论。在生殖健康研究领域应用越来越广泛。

Meta 分析的统计分析方法包括固定效应模型（fixed effect model）和随机效应模型（random effect model）。固定效应模型假设各独立研究是来自同一总体的样本,各研究的效应值只是总体参数的一次实现,各研究间的差异只是由抽样误差引起,不同研究间的变异很小。随机效应模型假定各研究来自不明的总体,各研究间的变异较大,既包括各个研究内部的变异,也包括各个研究间的变异,每个研究有其相应的总体效应,Meta 分析的合并效应值是多个不同总体参数的加权平均。

在选择 Meta 分析的统计模型时,首先要对各研究做同质性检验,如果检验结果不拒绝零假设,即各研究间的变异与随机误差相当,则认为研究间具有同质性,可采用固定效应模型,其主要统计方法包括 Mantel-Haenszel 法,Peto 法和 General Varianc-Based 法。若拒绝零假设,即各研究间的变异远超过随机误差引起的变异,则认为研究间存在异质性,就采用随机效应模型,其统计分析方法主要是 Dersimonian-Laird 法。

（二）Meta 分析的基本步骤

包括问题的提出、数据的收集和分析、结果报告等。

1. 提出需要解决的问题，制订研究计划　通过系统复习大量的相关文献，提出感兴趣的问题。Meta 分析的问题通常是不确定或有争议的问题。

2. 制订检索策略、收集相关文献　确定相应的检索词和检索策略、检索数据库范围对搜索结果进行阅读、筛选和提取。数据库范围的确定至关重要，可对文献分析的结果产生重要影响，因此对本专业领域权威的数据库要有所了解，保证检索的全面性。要了解本领域正在进行的相关研究，对未发表的研究也不能忽视，要定期追踪相关研究结果。最好不限制文献的语种，以保证文献检索的全面性

3. 筛选纳入的文献　在筛选文献时，制订明确的纳入标准和排除标准。可根据研究对象、研究设计类型（随机对照试验）、处理因素、干预方法、结果变量、观察年限、文献发表的时间和语种等制订，对符合标准的文献查找全文，如欲进行青少年婚前性行为干预效果的 Meta 分析，纳入标准可为研究对象为青少年（年龄为 12～18 岁），研究设计类型为随机对照试验，处理因素即干预方法，按研究者的研究兴趣，假定为健康教育、法律干预，结果变量是婚前性行为的发生率干预前后是否降低。观察年限可根据需要是否限制。文献发表的时间通常受检索的数据库的年限的影响，如本研究为 2005～2011 年，则检索的数据库必须包括文献发表的时间范围。语种尽量选择多语种，如英文、日文、中文和德文等，受研究组人员是否精通相关语种的限制。此即为纳入标准，凡是不满足上述要求的文献，则不能纳入研究分析。在筛选文献时，通常先对题目进行浏览，再对文摘进行阅读，对符合条件的文献再进行全文精读。

4. 资料的选择和提取　制订数据信息提取表，一般包括作者、出版年限、研究类型、研究结局、样本量大小等，确定和选择需要分析和评价的效应等量。文献阅读和数据提取过程通常需要 2 名专业人员进行，如遇分歧则需要讨论进行解决。

5. 纳入文献的质量评价　对各试验的质量评估和特征描述。主要考察各个研究的质量之间是否存在差异，质量高低可用权重来表示，也可用量表或评分系统来评价。

6. 数据的统计学处理　主要包括明确资料类型、选择恰当的效应指标、同质性检验、选择统计模型，效应合并值的参数估计（加权合并，计算效应尺度及 95%的置信区间）及假设检验、偏倚估计等图示单个试验的结果和合并后的结果敏感性分析、实际意义等。

7. 结果的分析、解释及评价。

第三节　生殖健康流行病学研究的常用指标

生殖健康流行病学是为了解人群中生殖相关的疾病、健康结局和死亡的数量与分布，需要将具有某一特定疾病或结局的个体与一个总体联系起来。研究者必须知道个体所来自的总体的范围和资料来源（如医院患者、社区居民、普查资料等），必须知道资料收集时间。当这些数据计算成率或比时，就可比较两个或更多群体的疾病频率。流行病学中采用相对数描述疾病频率。

一、相　对　数

相对数（relative number）是两个有关联的绝对数之比，也可以是两个统计指标之比。计算相对数的意义主要是把基数化作相等，便于相互比较，常用于计数资料的统计描述。相对数常用的指标包括率、构成比和相对比。

（一）率

率（rate）是指在某一特定人群中某事件的发生数与可能发生的总数之比，表示单位时间内某事件发生的可能性大小，说明某事件出现的强度或频率。比例基数通常依据习惯而定，通常以百分率（%）、千分率（‰）、万分率（‱）或十万分率（/10 万）表示。计算公式为：$rate = \dfrac{a}{b} \times k$。

a，某一特定人群中某事件的发生数；b，某一特定人群中某事件可能发生的总数；k，比例基数。

分子和分母代表的应该是同一人群，如果分子被限定在某一年龄、性别或种族组内，分母也应该有同样的限定。

（二）构成比

构成比（constituent ratio）为某事物内部各组成部分在整体中所占的比例。

（三）比

表示分子和分母之间的数量关系，而不管分子和分母所来自的总体如何。比的分子不一定是分母的一部分。例如孕产妇死亡比的计算是在某一特定人群中孕产妇死亡数除以活产数，而不管妊娠的结局如何（如异位妊娠、死胎、活产等）。这种疾病频率的度量是比，而不是率。因为分子的孕产妇死亡数不是分母的一部分，确切地说，孕产妇死亡率的分母中应该包括所有妊娠数（不只是活产数）。实际上，在人群中计算所有的妊娠数是困难的，所以，用孕产妇死亡比作为较准确的孕产妇死亡率的近似表示。但是，大多数教科书称孕产妇死亡比为孕产妇死亡率。

简单地说，比就是一个数除以另一个数的值。所以，率也是比，但是比不一定是率，在流行病学研究中经常用到两个相对比指标，一个是相对危险度，另一个是优势比（也称比值比）。

1. 相对危险度　指同一事件在两种不同情况下的发生率之比。

通常指暴露和不暴露于某因素的两组人群中发生某种疾病的发生率之比。暴露是指研究对象接触过某种待研究的物质（有毒物质，如农药）或具备某种待研究的特征（如年龄、性别）或行为（如吸烟）。如欲研究孕妇吸烟与婴儿出生体重之间的关系，随机调查 100 例吸烟孕妇和 100 例不吸烟孕妇，计算两组孕妇分娩婴儿的低出生体重率，可以发现吸烟孕妇分娩的婴儿低出生体重发生率（20%）明显高于不吸烟孕妇分娩的婴儿（5%）。比较两组低出生体重发生率，可得吸烟孕妇婴儿低出生体重发生率是不吸烟孕妇的 4 倍（20%/5%=4.0）。暴露可以有害的，也可以是有益的。

计算相对危险度时要注意的是，相对危险度通常用于队列研究中。同时要对危险因素给予明确的定义，如上例中吸烟孕妇的定义，应该具有吸烟的时间，每天吸几支的量的规定，如每天吸烟至少 1 支，吸烟半年的时间。

$RR = I_e / I_0$，即暴露组的发病率是非暴露组的多少倍，或暴露某因素的发病风险是不暴露于某因素的 RR 倍。

2. 比值比（或优势比）（odds ratio，OR）　优势是指某事件发生的可能性与不发生的可能性的比值。OR 是指对应于不同条件的两个优势之比。通常应用于病例对照研究中。优势比是病例组暴露的优势与对照组暴露的优势之比。

二、发病和死亡指标

1. 发病率（incidence rate）　是指一定时期内，特定人群中某新发病例出现的频率。

发病率=一定时期内某人群中发生某病的新病例数/同期暴露人口数×k。k 为 100%，1000‰…

2. 罹患率（attack rate）　罹患率与发病率同样是测量新发病例的频率指标。罹患率=观察期间某病新发病例数/同期暴露人口数×k。k 为 100%，1000‰…

罹患率一般多用于衡量小范围、短时间的发病率，观察的时间是以月、周、日或两个流行期为时间单位。适用于局部地区疾病的暴发，食物中毒、传染病及职业中毒等暴发流行情况。其优点是可以根据暴露程度精确的测量发病概率。

3. 患病率（prevalence rate）　亦称现患率或流行率，是指在特定时间内，一定人群中某患病率=特定时间内某人群中某病新旧病例数/同期观察人口数×k。k 为 100%，1000/‰…

患病率可按观察时间的不同分为期间患病率和时点患病率两种。时点患病率较常用，通常患病率时点在理论上是无长度的，一般不超过 1 个月。而期间患病率所指的是特定的一段时间，通常多超过 1 个月。

患病率与发病率的区别：①患病率的分子为特定时间内所调查人群中某病新旧病例的总和，而发病率的分子则为一定时期内暴露人群中某病的新发病例数；②患病率是由横断面调查获得的疾病频率，是衡量疾病的存在或流行情况的静态指标，而发病率是由发病报告或队列研究获得的疾病频率，是衡量疾病发生情况的动态指标。

4. 感染率（infection rate）　是指在接受检查的人群中某病现有感染的人数所占的比例。感染率=受检者中阳性人数/受检人数×100%。

5. 死亡率（mortality rate）　是指某人群在一定期间内死于所有原因的人数在该人群中所占的比例，是测量人群死亡危险最常用的指标。

死亡率=某人群某年总死亡人数/该人群同年平均人口数×k，k 为 1000%或 100 000/10 万

6. 病死率（fatality rate）　表示一定期间内，患某病的全部患者中因该病而死亡的比例。多用于病程短的急性病。病死率=一定期间内因某病死亡人数/同期确诊的某病病例数×100%。

三、评价生殖健康的指标

（一）生殖健康评价的目标

WHO 将健康定义为每个个体都应具有完备的身体、心理和社会适应能力方面的良好状态，而不仅仅是摆脱了疾病或虚弱状态。在上述对健康定义的框架内，生殖健康强调应该重视人生各个阶段的生殖过程、功能和系统。生殖健康意味着人们享有负责的、令人满意的和安全的性行为，意味着人们有能力生殖并且能自由地决定是否生育、何时生育以及生育几个孩子。这就要求所有育龄男女都有权利得到充分的生育调节方法的信息，同时能得到安全的、有效的、能负担得起的生育调节方法。他们有权获得有关的、适当的卫生保健服务，这些服务将有助于妇女能安全妊娠、安全分娩，以及有利于给广大育龄夫妇提供最佳机会，使他们的婴幼儿能健康成长。

这里人们强调的是生殖健康最主要的目的，即总的目标。在衡量生殖健康水平时，应该时刻牢记这个总目标。在最终导致出生一个健康的婴儿并使他在婴幼儿期健康成长的这一系列事件发展过程中，彻底排除所有的发病和死亡的风险。这个总目标对社会经济发展、医疗卫生工作、营养水平、生育调节水平及妇女地位都提出了更高、更全面的要求。

（二）基本要素和主要范畴

生殖健康的基本要素（也称四大基石）：①孕产妇保健；②婴幼儿保健；③生育调节；④生殖道感染，包括性传播疾病和艾滋病的防治。在这里还应强调补充两条：一是生育调节包括避孕节育、人工流产和不孕症防治等三个方面，二是性健康。

生殖健康流行病学的主要工作范畴是从生殖健康的基本要素发展而来，在这个基础上，根据上

述生殖健康定义的要求，生殖健康规范范畴还包括：①作为生殖健康各方面基础的性健康；②职业生殖健康；③防治生殖系统各种疾病，特别是癌症；④人生各个阶段的生殖健康，即婴幼儿期、青春前期、青春期、青年期和老年期等。其中应特别强调重视青少年的生殖健康和男性生殖健康。

（三）评价指标内容

1. 概念性指标　根据上述生殖健康的总目标、基本概念和主要范畴，参照许多国际组织，主要包括 WHO、联合国儿童基金会（UNICEF）、联合国人口基金会（UNFPA）以及 1994 年 9 月开罗人口与发展大会宣言的有关文献，从有关生育健康的政策和行政措施、家庭计划、孕产健康，包括性传播疾病在内的生殖道感染、流产与流产后保健、不育、有害的实践和人口、社会与经济等方面，并依照中国具体国情，制订出 12 条作为衡量生殖健康水平应考虑的概念性指标：①计划生育水平；②不孕症防治；③生殖系统感染；④生殖系统肿瘤；⑤人工流产；⑥母婴营养状况；⑦孕产妇保健；⑧婴幼儿保健；⑨性行为和有害的性实践；⑩妇女地位；⑪青少年生殖健康；⑫职业生殖健康。

2. 可操作性指标　是具体衡量生殖健康水平的量化指标，是由非常具体的指标即具体的数据组成的。主要包括 5 个大方面，即计划生育与人口指标、营养指标、卫生指标、妇女指标、计划生育和孕产妇保健指标。

（1）计划生育与人口指标：也称生育调节指标主要包括：①人口总数；②育龄妇女数；③已婚育龄妇女数；④15 岁以下人口数；⑤5 岁以下人口数；⑥综合节育率；⑦采用各种节育措施的人数与构成比；⑧初婚人数与平均初婚年龄；⑨人工流产率；⑩粗出生率（crude birthrate，CBR）：每年每一千人口中出生人数；⑪粗死亡率（crude death rate，CDR）：每年每一千人口中死亡人数；⑫自然增长率（natural increase rate，NIR）：粗出生率–粗死亡率；⑬总和生育率（total fertility rate，TFR），如果每个育龄妇女都活到其育龄期结束，按当前的年龄生育率水平，一生可能生育的子女总数。

（2）营养指标：主要包括母亲营养与婴儿营养两个方面。孕妇中缺铁性贫血发病率。婴幼儿低体重：①出生时低体重儿比例；②中、重度低体重儿比例：按年龄体重中位数计算，比相应年龄组人群低于 2 个标准差以下；③重度低体重儿比例：按年龄体重中位数计算，比相应年龄组人群低于 3 个标准差以下。母乳喂养：①0～3 个月婴儿完全母乳喂养的比例；②6～9 个月婴儿母乳添加辅助食品的比例（%）；③20～23 个月婴儿仍用母乳喂养的比例。

（3）卫生指标：①享有安全饮用水比例；②享有医疗保健服务比例，利用当地交通工具，可在 1 小时内到达当地医疗保健机构的百分比；③计划免疫，包括 1 岁儿童接种卡介苗百分比，1 岁儿童接种白百破疫苗百分比，1 岁儿童接种脊髓灰质炎疫苗百分比；④口服补液疗法使用率；5）社会、经济和政策评价指标，包括当地政府用于生殖健康事业经费的百分比，人工流产合法化，生殖健康服务人员能接受专业培训的年平均时数，对生殖健康服务人员的工作有定期检查和考评，农村社区内有诊治常见生殖道感染的专职或兼职人员，有生殖健康教育村庄的比例，可获得的避孕方法种类，本社区有产科急救服务系统，能提供医疗保健服务村庄的比例。

（4）妇女指标：①女性预期寿命与男性预期寿命之比；②女性成人识字率与男性成人识字率之比；③女性与男性小学入学率之比；④女性与男性中学入学率之比；⑤孕妇接种破伤风疫苗的比例；⑥由保健人员接生的比例；⑦家庭暴力发生率；⑧妇女孕期家庭暴力发生率。

（5）计划生育和孕产妇保健指标：人工流产率、人工流产并发症发生率、妊娠合并并发症发生率、孕产妇系统管理率、产前检查覆盖率、分娩并发症发生率、住院分娩率、高危孕产妇住院分娩比例、不孕率、避孕率、避孕方式等。

第四节 生殖健康流行病学的主要研究领域

一、生殖健康研究重点领域的沿革

1998 年 WHO 公布了 1998～2003 年性与生殖健康研究的优先领域，并确定了生殖健康流行病学的优先研究领域。当时 WHO 提出生殖健康研究的十大优先领域主要是：①生殖健康计划和规划；②性的发育、成熟和健康；③生殖调节；④孕产妇健康；⑤围产儿健康；⑥不安全流产；⑦不孕；⑧生殖道感染（包括宫颈癌）；⑨性和生殖健康中的暴力及其后果；⑩女性生殖器切割及其他有害行为与实践。

2000 年 WHO 指出在生殖健康流行病学领域，最应该引起关注的问题主要包括以下四个大方面：①生育调节方法的安全性和有效性；②孕产妇发病率与死亡率及影响因素；③人工流产的并发症、后遗症，特别是药物流产；④生殖道感染。

2004 年 WHO 提出 5 个生殖健康与性健康服务的核心领域为改善产前、围生期、产后和新生儿保健提供计划生育优质服务，包括治疗不孕症服务，消除不安全流产。性传播感染包括 HIV、生殖道感染、宫颈癌和其他妇科疾病，促进性健康。

2010 年 WHO 在生殖健康研究 2010～2015 中期策略计划中提出以下五个方面内容：提倡家庭计划、促进母婴健康，控制性传播疾病和生殖道感染（包括 HIV、生殖道感染、宫颈癌和其他性与感染疾病的发病率），预防不安全流产、性别、生殖权利和性健康及青少年生殖健康，以及加强研究的能力和项目的开发。

二、女性生殖健康促进领域

（一）促进计划生育

全球避孕率已达到 63%，在发展中国家变化最显著，从 1960 年的 8%增加到目前的 62%，总和生育率也在显著下降。但全球仍有 26 个国家避孕率在 20%以下，据此估计在未来的两年内大约有 13 700 万妇女由于非意愿妊娠或限制生育而进行人工流产。在生育调节研究领域，生殖健康流行病学主要研究包括对目前所拥有的生育调节技术和方法（主要包括避孕节育方法、人工流产方法和不孕症诊治方法）的安全性、有效性进行评估。生殖健康社会医学主要研究各种社会、经济、文化、心理、行为、伦理，以及服务体系等因素对于生殖健康的影响，包括如何推广新的生育调节方法（如紧急避孕），也包括研究人们对生殖健康/生育调节方法的知识、态度和行为和对生育调节方法的可接受性研究。

不孕不育症是生殖健康的一个重要的方面，不仅给个人带来很大痛苦而且引起家庭的不稳定，但不孕不育症的现状调查有相当的难度，主要在于它的定义和诊断。不孕的确定相当困难，很多妇女是受孕胚胎的早期流失引起不孕。不孕的原因很复杂，对不孕及原因的现况调查研究要精心设计，需确定统一的调查研究标准程序。近年来，不少国家重视男性精子质量的现况调查，认为男性精子质量的下降是不孕不育的重要原因。

（二）促进孕产妇和新生儿健康（improving maternal and newborn health）

降低孕产妇发病率与死亡率是促进母婴健康的主要目的。目标是通过制订可接受的、能负担得起的、以证据为基础的产前及围生期保健措施，来降低孕产妇发病率与死亡率。降低母婴发病率和死亡率将极大地有助于增进家庭与社会的安康，最终将促进人类发展并且有助于增进经济增长。妊娠与分娩并发症是发展中国家育龄妇女发病与死亡的最主要原因，重点应该放在加强对那些有希望的保健措施进行评估，以便及时普及推广。这主要包括努力增进理解关于社会文化因素对孕产妇保健的影响，评估与孕产妇保健有关的研究方法学问题。在母婴人群中进行随访的队列研究，促使通过研究产生的证据更有效地应用于制订全国性的孕产妇保健规划。

（三）控制性传播疾病和生殖道感染

性传播疾病及其并发症发病率仍然很高，据估计每天有超过 45 700 万可治疗的新发生殖道感染（reproductive tract infections，RTI）病例发生。目前已知患有梅毒、软性下疳或生殖器疱疹的患者感染 HIV 的危险性大大增加。目前，生殖道感染的流行病学研究重点主要放在三个方面，在不同人群中 RTI 的发生水平；哪几种 RTI 发生率最高；如何将 RTI 的防治与常规的生殖健康服务相结合（例如，如何将 RTI 防治融合到产前保健和计划生育服务中），并且作为这些常规服务的一个重要组成部分。RTI 包括性传播的感染、内源性感染（如细菌性阴道炎）和医源性感染三种感染方式。据 WHO/RHR 统计，全世界每年性传播疾病的新发病例数高达 25 000 万。控制 RTI 和生殖道感染的主要研究内容包括：

1. 先天性梅毒　了解当地先天性梅毒的流行特征，并制订地区性的消除先天性梅毒的计划和目标，作为促进孕产妇、新生儿和儿童保健服务的一部分。

2. 宫颈癌（cervical cancer）　目前已研制出抗人乳头瘤病毒（human papilloma virus，HPV）的疫苗，大约可以预防 70% 的宫颈癌。新的 HPV DNA 快速诊断已经可以快速诊断宫颈癌。RHR 将继续提供可操作性引物和新技术应用于宫颈癌的检测和预防的研究。

3. 男性包皮环切　关于男性包皮环切的安全性、有效性和可接受性的研究，以及其他新方法的研究。

4. HIV 的母婴垂直传播的预防在妊娠晚期和哺乳期间应用联合抗病毒药降低 HIV 母婴传播的安全性和有效性将继续是 RHR 关注的重点。不同婴儿哺乳方法、母乳替代品的可行性及哺乳期间传播的影响因素，母亲接受短期抗病毒疗法预防 HIV 母婴传播时的抗药性的影响因素研究等。

5. 安全套是预防性传播疾病和 HIV 的有效工具，提高安全套的可及性及正确使用安全套的方法的相关研究。开发有效的新技术，如新的杀菌剂、疫苗及屏障避孕方法（如新式安全套）的研制以及可测量的干预措施效果评价的研究将是重点关注的。

（四）预防不安全流产

人工流产为人们非意愿妊娠后选择的一种终止措施。但多次人工流产对人体的危害，特别是不安全人工流产的慢性后果是什么，目前尚无统一结论。WHO 估计，每年全世界 20 500 万妊娠中约有 4200 万例人工流产，其中不安全流产约 2000 万。全球 13% 的孕产妇死亡是由于不安全流产导致的，约占全部孕产妇死亡和残疾负担的 20%。这些死亡大部分发生在发展中国家。制定人工流产的标准、工具和临床指南，对人工流产提供专业技术支持以推动良好质量的流产服务，包括流产后的保健，开展科学有效的人工流产相关政策和项目研究，制订和试验新的改进的人工流产方法，药物流产的安全性和如何采取有效的避孕措施预防流产也是生殖健康流行病学研究的重点内容。

（五）性别、生殖权利、性健康以及青春期

性别的作用和男女权力的变化是性和生殖健康的核心。因为妊娠和生产的是妇女，男女性的危险因素及暴露的外界环境基本是不同的，女性的疾病负担更大。许多与性和生殖健康相关的问题是由于与性别有关的社会道德和性别不平等造成的，因此研究要关注社会道德和性别变化在性与生殖健康中的作用。

对于青少年来说，无论发达国家或发展中国家均报告青少年性行为增加迅速。2016 年一项有关武汉市青少年男男性行为人群非保护性行为的现状调查显示武汉市青少年男男性行为人群非保护性行为发生率较高，在 371 例调查对象中，96.50% 过去 6 个月有肛交行为（$n=358$），其中 59.49%

具有非保护肛交性行为。深圳市 15～24 岁未婚校外青少年性行为调查显示 15～24 岁 296 名未婚校外青少年性行为报告率为 47.30%，男、女性分别为 60.26%、33.79%。此外，一份有关中国大陆 5 个省区市（北京市、湖北省、四川省、广东省、新疆维吾尔自治区）17～24 岁青少年性行为及性伴侣的抽样调查指出，有过婚前性行为的青少年达到 32.51%，其中在校大学生婚前性行为发生率为 23.13%，在有过婚前性行为的青少年中仅与 1 人发生过性行为的占 69.55%，与 2～5 人发生性行为的青少年达到 21.65%，与 10 人以上发生性行为的达 5.88%，可以看出当前青少年不仅婚前性行为发生率高，并且多性伴侣的情况大量存在。

全世界每年大约有 1400 万名 15～19 岁女孩妊娠分娩，其中 85%是意外妊娠。在英国约 75%青春早期人群和约 85%青春中期人群使用避孕措施，避孕套最为常用。然而，国内的调查显示：530 例未婚非意愿妊娠中，有 44.53%的未采取避孕措施（236 例），没想到会妊娠的占 57.20%（135 例），无避孕工具占比 21.61%；担心避孕药不良反应者占比 11.86%；男方不同意使用避孕工具占 9.32%。未婚性行为导致的直接后果是意外妊娠、不安全流产，以及性传播疾病甚至死亡。在有些国家由于法律不允许堕胎，导致未婚生育的现象越来越普遍，由此引起更大的社会问题。由于性教育执行的困难，青少年生殖健康教育及未婚性行为、未婚妊娠的预防干预也具有较大的难度，目前越来越成为生殖健康研究的重点和难点。

利用人权来促进性和生殖健康的研究。通过制定法律和法规，消除男女性别间存在的不平等，尤其在卫生部门，通过消除不平等，促进男女性在性和生殖健康问题上的公平性，使男女性在生育权上和性行为等方面达成一致。性健康和性：研究和指标制定、定义和检验合适的性健康的评价指标，评价在卫生部门把性咨询与其他不同保健服务相结合的干预措施和干预内容。

对妇女的暴力及其对性和生殖健康的影响对妇女的暴力是性别不平等的主要体现。据估计全球不同国家中，15%～71%的妇女遭受家庭暴力。亲密伴侣间暴力导致妇女难以控制生育权，而承受性与生殖健康问题的巨大风险，如非意愿妊娠和不安全流产、性传播疾病包括 HIV，慢性盆腔疼痛和炎症性疾病和其他妇科问题。妇女孕期暴力也非常普遍，与孕产妇、胎婴儿的不良结局具有相关性。目前很多国家对妇女暴力的范围和特征已经研究得较多，尽管如此，生殖健康服务仍没有把这一问题纳入。因此，如何对妇女暴力进行预防和应急的强有力的政策和项目研究。

尽管对消除女性生殖器切割的工作已经开展了数年，但总的来说没有取得明显的效果。因此，关于女性生殖器切割的心理学影响的研究，以及如何预防和治疗这种心理和生理、直接和长期的影响的研究将成为 WHO/HRP 关注的重点。

促进青少年性和生殖健康：RHR/HRP 已经开展了青少年生殖健康需求和观点的研究。WHO 还关注青少年中非意愿性经历及其后果、意外妊娠和人工流产、青少年获得生殖健康信息和服务存在的障碍等。

生殖流行病学的重要任务是寻找及确定生殖健康问题的原因及危险因素。生殖健康的影响因素包括个人经历及生活的大环境，如家庭经济状况、教育、就业、生活条件、家庭结果和政治、社会、信息和法律环境有关。研究显示，中国农村已婚育龄妇女的生殖健康问题不仅与生理因素、行为方式、文化环境、传统观念、自我保健等有关，尤其与家庭居住地的大环境因素、生育次数、婚外性行为、洗浴场所及其设施、患病后就医态度有密切的关系。

三、生殖健康问题的危险因素研究

（一）宫颈癌的危险因素研究

激素类避孕药是一类常用的避孕方法，但其长期安全性一直是生殖流行病学研究的重点。以往有不少研究报道了激素避孕药与心血管疾病（脑卒中、心肌梗死、静脉栓塞）的关系，也有研究激素避孕药与子宫内膜癌、卵巢肿瘤及乳腺肿瘤的关系。但现在有资料显示激素类避孕药与人乳头状瘤病毒对浸润性子宫颈癌可能有交互作用，因而需要进一步深入研究。有报道使用口服避孕药的妇女生殖道 HIV 的检出率是不使用者的 11 倍。因而 WHO/HRP 关注口服避孕药对 HIV 感染进程的影响。激素类避孕药对子宫肌瘤的保护作用、对骨密度、胆结石以及对妊娠期糖尿病的作用也是 WHO 关注的问题。

（二）人工流产与乳腺癌的关系

人工流产在很多国家是不安全的，因而不安全流产的发生率和死亡率一直为各国专家所重视。但即使是安全的人工流产，其长期安全性仍存在问题。一是人工流产后的妊娠结局，如继发不孕、宫外孕、早产及低体重儿发生率是否增高；二是乳腺肿瘤是一种常见的生殖系统肿瘤，人工流产是否增加乳腺癌的发病风险，也是研究者感兴趣的问题。

（三）前列腺肿瘤的危险因素研究

男子输精管结扎是一项安全的绝育方法，但输精管结扎与男性前列腺癌的关系目前尚无一致结果。由于男子输精管结扎是一种非常广泛的节育措施，WHO/HR 专家认为有必要进行男子输精管结扎和前列腺癌关系的研究。

（四）不育与环境因素的关系

男性精子质量不良是夫妇不育的原因之一。已有一些国家报告，男性精子质量呈下降趋势，因而影响男性精子质量因素的研究受到众多研究人员的重视。工业化发展导致环境的污染是重要原因，而人们的生活方式（如烟、酒）及家庭的微环境因素也可能是精子质量不良的危险因素。

四、生殖健康干预措施及其效果评价

生殖流行病学研究的最根本目的是去除病因或危险因素，或给予干预措施以降低生殖疾病的发病率。而一些作为计划生育的避孕方法，其上市后的监测及在人群中的使用效果评价也是一种生殖流行病学的研究。国际生殖流行病学专家们目前十分注重以下一些干预措施及其效果评价。

（一）紧急事后药的效果研究

避孕失败后紧急事后药的应用是降低人工流产率的一项切实可行的措施，WHO 和国际有关组织非常重视此项研究。一是研究各种药物配方的效果；二是应用于人群考核，紧急事后药应用后对社区人群的人工流产率降低的实际作用。前者的研究较多，而在社区的效果考核的研究仍较少见。

（二）新型屏障避孕法的效果考核

2001 年美国国家卫生研究院（National Institutes of Health，NIH）报告安全套可有效地预防 HIV/AIDS。安全套不仅可防止妊娠而且可以防止性传播疾病，故又称"双保护法"。但以往没有（乳胶）安全套的确切避孕效果数据，WHO/HRP 支持这方面研究。同时 WHO 和不少国际组织鼓励研究新型男性安全套（聚氨酯）、女性安全套的研制，因此它们的效果考核是一项重要的研究内容。

（三）新产前保健方案的研究

长期以来妇产科医生认为产前保健是降低孕产妇和围产儿死亡率的重要措施。现在的产前保健要求做越来越多次的产前检查，产前检查的内容也越来越多。然而产前检查的次数是不是越多越好，过多的产检（如 B 超）对胎儿有没有影响等问题始终是困惑医生和产妇的问题。WHO 正进行一项传统的产前保健方案和革新的保健方案（如分娩前只随访 4 次）的比较性研究，比较两组的主要疾病发病率及其费用。

（四）青少年生殖健康信息、教育和交流（information，education and commu-nication，IEC）的干预研究

青少年生殖健康问题已引起广泛重视，如何减少青少年妊娠及生育是一个关键问题。加强青少年的性和生殖健康教育，提供适当的生殖健康服务，是促进青少年生殖健康的主要措施。然而如何开展适当的 IEC 干预性方案，并迫切需要对此进行效果评估。

（五）性传播疾病患者行为改变教育干预研究

不安全性行为是生殖道感染的主要危险因素。HIV 感染与生殖道感染及性传播疾病的流行息息相关，两者有相似的生物和行为决定因素，并相互增加感染的易感性，而性传播疾病和艾滋病的传播为控制 HIV/AIDS 的流行提供了极大的挑战。改变性传播疾病患者的行为（包括就医行为）对患者性健康教育是一个关键措施。WHO 和各国际组织进行了各种方案的探索，以寻求适合不同国家文化与传统的教育方案。此类研究的困难是提高患者的随访率，以便能客观真实地评估干预效果。中国在西部开展了农村已婚育龄妇女生殖健康行为干预研究，在借鉴知、信、行模式（KABP）和健康信念模式（HBM）等健康行为改变理论的基础上，重点探索社会外在因素对健康行为形成的影响，确立西部农村地区已婚妇女生殖健康行为综合干预框架，建立内外因相结合健康行为改变综合模式，并评价这些行为模式对促进健康行为的形成的预测作用，从而为西部地区生殖健康防治提供理论依据和可行性综合实施方案，为中国政府制定相关政策提供参考。

第12章 女性生殖健康管理

生殖健康风险评估是生殖健康管理过程中重要的技术部分，也是描述和估计某一个体因各种危险因素影响生殖健康的可能性的一种工具或方法，是生殖健康疾病防治的第一步，通过生殖健康风险评估将人群进行分类，然后根据不同人群的健康需求，开展相应的生殖健康管理，从而充分调动个人、集体和社会的积极性，有效地利用有限的资源来达到最大的健康效果。

第一节 生殖健康风险评估的概述

一、健康风险和健康风险评估

（一）健康风险的概念

风险（risk）即伤害、损害或损失的机会，危险的机会。风险包括两个主要成分：危害（hazard）的存在和暴露到危害的可能性（likelihood）。健康风险（health risk）是因为人类暴露到物理、化学及生物性等危害因子而导致伤害、疾病或死亡的可能性。风险的发生必须存在危害因子，必须发生暴露，不同的暴露程度可造成不同程度的健康风险。健康风险的概念随着年代的发展有所变化。过去可接受的风险，因为医学的发展、预防控制技术的进步、法律法规的完善、人们需求的提升、对健康危害的信息增加等因素，人们对风险的接受度会有所改变。例如，过去必须对抗因卫生不良、食物腐败及水质不良而发生传染病的健康风险，因流行病学、微生物学科技的进步，卫生的改善，水质净化，疫苗的发展，健康风险已经发生较大程度的降低。在较不发达的国家和地区，人们可能比较发达国家和地区更愿意忍受较大的风险以获得基本的需求。

女性生殖健康风险（reproductive health risk）是人们因生物、社会经济、文化教育、女性地位、环境污染及卫生保健、生活方式等几个或多个方面共同作用而不能保持生殖系统及其功能和过程所涉及身体、精神和社会等方面的完好状态的可能性。

减少健康风险除了要考虑到暴露于环境与生物因素中会产生不良健康效应的可能性，还要考虑人们对于潜在危害暴露所引起的风险感受。风险感受（risk perception）是相对的概念，受许多社会及心理因素的影响。一般社会人群愿意接受的风险程度，取决于在较可能造成有利的情况之下，对可能发生不良后果的忍受程度。社会活动不是完全没有风险的，许多可接受或期望去做的活动（如开车、工作、抽烟、饮酒等）会缩短预期寿命，并且比环境因素风险更严重，然而因为这些活动提供了人们比较想要的生活方式，使人们愿意接受某种程度的风险。

社会人群对风险的感受会受下列一些因素的影响，比如是否自愿、是否可由个人控制、是否公平、消息来源可靠与否、道德中立与否、自然或人为、特别或常见、印象深刻或久已遗忘、是否确定、是否可测量、害怕与否等。

（二）健康管理与健康风险评估

1. 健康管理 是对个人或人群的健康危险因素进行全面管理的过程，其宗旨是调动个人、集体和社会的积极性，有效地利用有限的资源来获得最大的健康效果。健康管理最早起源于加拿大、美国，被称为临床预防服务，在中国现用的某些预防医学教材上仍然被称为临床预防服务，其宗旨是通过改善个人行为生活方式等相关因素，实施个性化的健康干预，预防和控制慢性病的发展。近年，这种在国外最初由家庭医生承担的临床预防服务模式，发展成了由医院、保险机构、IT 行业等共同参与的健康管理模式，并被引入了中国。健康管理可以理解为"管理个人健康"。健康管理师在中国已被认定为一种新的行业，但在国外并没有健康管理师这一职业。健康风险评估与控制是健康管理过程中关键的专业技术部分，并且只有通过健康管理才能实现。

2. 风险评估 1983 年美国国家科学院出版的红皮书——《联邦政府中的风险评估管理过程》（risk assessment in the federal government：managing the process）对风险评估所下的定义为人类暴露到环境危害之潜在不良健康效应的特性描述。风险评估包括几个要素：基于流行病学、临床、毒理学及环境研究结果的评估，来描述潜在不良健康效应。从这些结果外推（extrapolation）来预测及估计在某种暴露状况下人体健康效应的种类及程度，判断暴露在不同强度及时间的人群数目及特性，以及归纳总结出存在的公共卫生问题与整体程度。简言之，风险评估是以科学的步骤来解析一件事物可能造成风险的形式、范围及特性的过程。

3. 健康风险评估 20 世纪 60 年代，美国 Lewis Robbins 博士在多年研究的基础上创立了预测医学学科，首次提出了健康风险评估（health risk assessment，HRA）的概念，其目的是为医生和患者在疾病预防方面提供一种交流工具。经过 40 余年的发展，健康风险评估已经被广泛应用于医疗机构、健康管理公司等，成为健康管理、健康促进项目中必不可少的重要环节。

健康风险评估是对暴露于有害因子而造成危害的估计与描述。它以循证医学为基础，以医学信息学为手段，通过建立个人化的健康信息监测评价系统以及个人化健康计划及指导体系，将有效的健康改善信息送到需要的人手中，以加强个人的健康责任，提高疾病预防的效果，最终达到改善健康、降低费用的目的。健康风险评估和分析与健康危险因素干预的区别在于健康风险评估是根据健康监测所收集产生的健康信息，对人体和群体的健康状况及未来患病或死亡的危险性用各种健康风险评估工具进行定量和定性的评估及分析。而健康危险因素干预是应用临床医学、预防医学、行为医学、心理学、营养学和其他健康相关学科的理论和方法对个体和群体的健康危险因素进行控制和处理，预防疾病、促进健康、延长寿命。

生殖健康风险评估是通过所收集的大量个人生殖健康信息，分析建立生活、环境、生物、遗传等危险因素与健康状态之间的量化关系，预测个人在一定时间内发生某种特定生殖健康疾病或因为某种生殖健康疾病导致死亡的可能性，即对个人的生殖健康状况及未来患病或死亡危险性的量化评估。其目的在于估计特定事件发生的可能性，帮助个体综合认识生殖健康风险，鼓励和帮助人们纠正不健康的行为和习惯，而不在于做出明确的诊断，据此按人群的需求提供有针对性的控制与干预，以帮助政府、卫生机构、保险公司和个人，用最小的成本达到最大的健康效果，并评价这些措施的效果。

二、生殖健康风险评估的发展前景

（一）健康风险评估的发展历程

在国外，当代健康风险评估大约可追溯至 1975 年。美国现行风险评估制度的建立是参考 1983 年美国国会公布的《风险评估之运用于联邦政府相关事务》报告所发展出的评估模式。

自 2000 年开始，中国陆续从国外引进了健康风险评估软件，用于国内的健康管理领域。美国密歇根大学健康管理研究中心（UM-HMRC）开发的 HRA 系统，是世界范围内数据处理量最大的一套健康风险评估系统，覆盖了美国 200 余万人口，积累了连续 20 年的数据。2004 年，新生代市场监测机构旗下的北京新生代健康管理研究中心（北京新生代健康科技有限公司前身，下文均简称新生代公司）与美国密歇根大学签约，正式引进了这套系统，成为密歇根大学健康管理研究中心在中国地区的独家合作伙伴。

因为中美两国在人种、流行病学、经济、社会环境等各方面存在着差异，所以引进这套研究系统之后，本地化问题成为最值得关注的问题。新生代公司组织中美两国 60 余名专家就本地化问题进行了广泛讨论，最终达成一致意见，根据中国的国情对系统进行了本地化工作。此后又利用新生代市场监测机构的会员库进行了大规模的测试，并根据测试结果对系统进一步调整，使之更加完善，HRA 系统也成为更加符合国情的国民健康风险评估系统（CHRA），根据人们在前期所积累的资料对健康风险评估进行了探索性的研究，发现 CHRA 系统中的关键指标健康得分与工作效率、病假天数、生活满意度等因素具有良好的相关性。由于国内的健康风险评估刚刚起步，在学术方面，需要继续积累大量的资料来丰富健康风险评估的研究。

（二）健康风险评估在生殖健康领域的应用前景

目前，CHRA 系统已经与国内相关机构在进行合作。然而，健康管理、健康风险评估在中国仍属于新的领域，有待被国人接受。

中国在健康风险评估推广和应用方面尚存在一定的局限性，其主要原因是对健康风险评估没有足够的正确认识。从国外应用情况来看，健康风险评估最主要是一个健康风险自我认知的工具，使参与者认知自己的健康风险，从而提高相关健康促进项目的参与程度，最终改善自身的健康。同时，健康风险评估系统也是一个信息采集系统，通过问卷可以采集各种健康相关的信息，在健康促进项目中，这些信息可以作为一把标尺，监测健康促进项目的实施效果。根据这些信息，也可以对某一群体的健康风险进行连续性监测，全面动态分析不同区域、人群以及不同生活形态下的健康风险特征和影响因素，提出相应对策，对政府部门和相关产业机构提供决策支持。中国健康风险评估已经或正在应用于职业安全与卫生、环境卫生及疾病控制、有害物质管理、环境保护与污染整治、食品卫生标准、医疗及药物毒物管理、农业及畜牧用药管理、辐射危害控制与保护、风险沟通及风险管理等领域，但在生殖健康与健康促进领域鲜少涉及。

中国生殖健康状况在过去的 20 年中已经有了相当大的改善，但由于生殖健康不仅受生物、遗传等因素影响，也与社会文化、环境及个人行为因素息息相关，而且在社会发展进程中生殖健康也出现了一些新的问题，例如青少年和流动人口中婚前性行为较为普遍，个人安全防护意识较差，致使人工流产发生率增高，同时增加了各种生殖器官感染和性传播疾病发生的风险。生殖健康发展的趋势由疾病防治逐渐转变为开展生殖健康的优质服务，即计划生育、妇幼保健及性保健的高水平综合服务，包括鼓励男性更多地参与生殖健康工作，社会提供广泛的生殖健康保健服务，针对不同人群开展相关服务及关注特殊人群的生殖健康需要等方面。这就更需要在生殖健康领域应用健康风险评估的方法，在系统采集人群生殖健康信息的同时，使人们对生殖健康风险能够自我认知，提高其生殖健康与健康促进活动的参与程度，最终改善自身生殖健康状态，从而提高整个人群生殖健康水平。

第二节　生殖健康风险评估的相关统计学知识

一、相关统计学基础知识

（一）医学统计学定义、研究对象

统计学通常被定义为"关于数据收集、分析和表达的普遍原理和方法"。医学统计学则是"根据统计学的原理和方法，研究医学数据收集、分析和表达的一门应用学科"。医学统计学的研究对象是具有不确定性的医学数据，其基本研究方法是通过收集和分析大量资料，通常是人、动物或生物材料的测量值，发现蕴含其中的统计学规律。

（二）医学统计学的主要内容

1. 统计设计 统计设计包括调查设计和实验设计。调查设计主要涉及抽样方法、调查技术、质量控制技术等，而实验设计主要涵盖各种实验设计模型、分组方法、样本量估计等。由于统计设计关系到数据收集的正确性，一旦出现设计上的失误或缺陷，有可能导致整个研究的失败。因此，统计设计是保证统计描述和统计推断正确的基础。

2. 统计描述 统计描述对原始数据进行归纳整理，用相应的统计指标，如率、构成比、均数等，表示出研究对象最鲜明的数量特征，必要时选择统计表或统计图。

3. 统计推断 在统计描述的基础上，对统计指标的差别和关联性进行分析和推断。

（三）医学统计资料的类型

在医学研究中，试验或观察结果应按分组因素和反应变量分别记录。分组因素为研究者根据试验目的施加的干预，如不同治疗药物、不同治疗期限等。在某些不能施加干预的观察性研究中，研究者感兴趣的因素，如年龄、性别等，也可看作分组因素。在流行病学研究中，这些因素又称为危险因素。反应变量是指施加干预后研究对象的生物反应，如是否治愈、是否死亡、红细胞计数、血压值等。统计资料类型通常针对反应变量而言，如收缩压、心电图是否正常、疗效评定结果等。在计算统计指标时，各个反应变量又可进一步划分为计量资料、计数资料和等级资料 3 类。

1. 计量资料 亦称数值变量，为定量测量的结果，通常需用专用仪器测量，并有计量单位，如身高、体重等。计量资料有连续性的特点，如身高可以是 175.0cm、175.1cm、175.2cm 等。

2. 计数资料 是定性观察的结果。有二分类和多分类两种情况。二分类观察结果只有两种相互对立的属性，如"阳性"或"阴性"、"死亡"或"存活"、"正常"或"异常"；多分类的定性观察结果有两种以上互不包含的属性，如新生儿出生缺陷的种类、糖尿病患者的死亡原因等。这类资料之所以称为计数资料，是因为在统计时通常将各种观察结果按属性分类计数，如阳性人数、阴性人数、死于某病的人数等。

3. 等级资料 介于定量测量和定性观察之间的半定性观察结果，通常有两个以上等级，如阴性、阳性、强阳性，治愈、好转、有效、无效等。等级资料与计数资料又可统称为分类变量。它们的区别在于，等级资料虽然也是多分类资料，但各个类别间存在大小或程度上的差别。许多实际资料有多个反应变量，而且包括不同的资料类型，如收缩压、舒张压属计量资料；心电图属计数资料；疗效评定属等级资料。

（四）医学统计工作的基本步骤

研究设计、资料收集、资料整理和资料分析是统计工作的四个基本步骤。四个步骤紧密联系不可分割，某一环节出现问题，都将影响最终的统计分析结果。

1. 研究设计 按研究者是否对观察对象施加干预（即处理因素），可以分为调查设计和实验设计两大类。调查设计（不加干预）主要是了解客观实际情况的现场工作。实验设计（施加干预）根据研究对象不同分为动物实验和临床试验（或现场试验）。无论是调查设计，还是实验设计均包括专业设计和统计学设计两个方面。专业设计是运用专业理论（如流行病学、药理学等）技术知识进行设计，统计学设计是运用统计学知识和方法进行设计。两者应相互结合，缺一不可。

2. 资料收集 资料收集的任务是取得准确可靠的原始数据。

（1）统计资料的来源：①经常性资料，一般指医疗卫生工作中的原始记录，如医疗卫生工作记录和报告单（卡/医院各科门诊病历、住院病例、健康检查记录等）；②一时性资料，根据专题调查或实验研究的需要而临时设计的调查表或调查问卷，如临床试验的病例报告单、动物实验的数据记录等。

（2）统计资料的要求：原始资料是统计工作的基本依据，把好资料收集关，要求做到以下三方面：①资料必须完整、正确和及时；②要有足够的数量；③注意资料的代表性和可比性。

3. 资料整理　资料整理的任务是清理原始数据，使其系统化、条理化，以便进一步计算指标和分析。

（1）原始数据的检查与核对：检查核对原始数据有无错漏，以及数据间的相互关系是否合乎逻辑，并予以必要的补充、修正与剔除。对原始记录的检查核对，应在调查现场完成，而整理资料过程则是从不同角度、用不同方法进一步净化数据。它包括：①统计数据的常规检查，如检查原始记录的数据有无错误和遗漏；调查项目是否按要求或填表说明填写；统计表格的行栏合计应与总计相符；②数据的取值范围检错，可利用频数分布表检查是否有异常值的出现；③数据间的逻辑关系检错，逻辑检查是为了查明资料项目之间是否有矛盾，例如乙肝病史与乙肝血清标志物检查结果。

（2）数据的分组设计和归纳汇总：按资料的性质和数量特征分组，以反映事物的特点。例如，整理某药物治疗消化性溃疡后的疗效资料，除了得到总的治愈人数外，还可以按年龄、性别、病情轻重等多种特征进行分组，得出各组的治愈人数和治愈率，才能对药物疗效与疾病有关因素进行分析。常用的分组方法有以下两类：①质量分组，按事物的性质或类型分组，这种方法多适用于分类变量资料或等级资料，如病人按性别、病情轻重等作为分组变量；疗效按治愈、好转和无效等分组作为结局变量。根据研究需要，有时也可将计量资料转换成计数资料或等级资料，进行质量分组。例如，舒张压<90mmHg 为正常血压，舒张压≥90mmHg 为高血压，这样可将测定到的血压值（数值变量）转化为正常和非正常这种两分类变量资料。②数量分组：按观察值的大小进行分组，这种方法多适用于数值变量资料。具体分组数量要根据研究内容的特点和分析目的来定。例如冠心病多发于中、老年人，年龄分组时，应把中、老年组分得细些，如每 5 岁一组；青、少年组分得粗些，如每 10 岁一组。

4. 资料分析　资料分析的任务是按研究设计的要求，结合资料的类型计算有关指标，阐明事物的内在联系和规律。主要包括：①用一些统计指标、统计图表等方式表达和描述资料的数量特征和分布规律，不涉及由样本推论总体的问题。②对样本统计指标做参数估计和假设检验，并结合专业知识解释分析结果，目的是用样本信息推断总体特征。

（五）统计学的几个重要概念

1. 同质与变异　研究对象具有相同的背景、条件、属性称为同质。同一性质的事物，其个体观察值（变量值）之间的差异，在统计学上称为变异。统计学所研究的对象是以同质为基础，并具有变异的事物或现象。例如，调查 2018 年海南省所有 20 岁健康女大学生的身高。它的同质基础是同一地区、同一年份、同为 20 岁健康女大学生；这些 20 岁健康女大学生的身高值有的相同，有的不尽相同，存在差异，这种身高值之间的差异就是变异。

2. 总体与样本　总体是根据研究目的确定的同质观察单位的全体，更确切地讲，是同质的所有观察单位某种变量值的集合。这里的观察单位亦称个体，是统计研究中最基本的单位。有的总体是在确定的同质基础上明确了一定时间、一定空间的有限个观察单位，称为有限总体。有时总体是抽象的，观察单位数是无限的，该总体称为无限总体。医学研究中很多情况是无限总体，而即使是有限总体，由于总体较大，要收集所有观察单位的数据既费时、费力还容易产生误差，很多时候是不必要的，所以医学研究的资料多数是通过抽样研究获得，即从总体中随机抽取有代表性的一部分观察单位，其测量值（或观察值）的集合称为样本。抽样研究的目的是用样本信息推论总体特征。

3. 参数与统计量　参数是指总体指标，如总体均数、总体率、总体标准差等。统计量是指样本指标，如样本均数、样本率、样本标准差等。一般情况下，参数是未知的，需要用统计量去估计。用统计量推论参数的方法，统计学上称为参数估计和参数检验。

4. 误差　任何周密设计的科学研究，都可能存在误差。医学科学研究中的误差通常指测量值与真实值之差，包括系统误差和随机测量误差；以及样本指标与总体指标之差，即抽样误差。系统误差可以通过周密的研究设计和调查（或测量）过程中的严格质量控制措施予以解决。随机测量误差和抽样误差都属于随机误差，随机测量误差是不可避免的，但应尽量小；抽样误差是抽样所致，是客观存在，不可避免的，这种误差可以通过统计方法估计，也可通过增大样本含量使其减小。

5. 概率与频率　概率是对总体而言，频率是对样本而言。概率是对某随机事件发生的可能性的度量，常用符号 p 来表示。随机事件的概率在 $0\sim1$，即 $0 \leq p \leq 1$，常用小数或百分数表示。p 越接近 1，表示某事件发生的可能性越大，p 越接近 0，表示某事件发生的可能性越小。频率指一次实验结果计算得到的样本率。统计中的许多结论都是带有概率性的。一般常将 $p \leq 0.05$ 或 $p \leq 0.01$ 称为小概率事件，表示某事件发生的可能性很小。

二、统 计 描 述

（一）数值变量资料的统计描述

1. 频数表　相同观察结果出现的次数称为频数。将所有观察结果的频数按一定顺序排列在一起便是频数表。编制频数表的主要目的，一是化简数据，二是便于考察观察结果的分布特征。定量测量结果通常不一一列出各测量值的频数。此时，应将所有测量值中最小值与最大值之间的范围划分成若干等长度的组段，以各个组段内的变量个数作为频数。由于样本量有限，组段的数目不宜过多或过少，通常取 10 个左右，组段长度（组距）的选取以方便阅读为原则。各组段首尾相接，每个组段都有下限 L 和上限 U（在频数表中，上限通常省略），测量值 X 的归组统一规定为 L≤X<U。起始组段的下限和最后一组的上限应分别包含最小值和最大值。

2. 频数分布图　为了更直观地反映分布特点，可进一步绘制频率分布图，例如以年龄组段（每段 5 岁）为底，相应频率为高作一系列密闭的矩形。频数分布图又称直方图，它能直观地反映连续变量各种取值出现的机会。

3. 描述集中趋势的指标

（1）算术均数：当资料服从对称分布时，统计中常采用算术均数描述其平均水平（或集中趋势）。算术均数简称均数，习惯上用 μ 表示总体均数，用 $\bar{\chi}$ 表示样本均数。在实际工作中，总体均数经常是未知的，多数情况下需要计算的是样本均数。

（2）中位数：中位数是指一组由小到大顺序排列的观测值中位次居中的那个观测值。全部观测值中大于和小于中位数的观测值的个数相等，各占总例数的 50%。对于对称分布的资料，理论上中位数和均数的计算结果是一致的。对于不对称资料（或称偏态资料），采用均数来描述资料的平均水平是不合适的，此时可考虑用中位数代替。中位数具有不受两端特大或特小值影响的特点，当资料的一端或两端无确定数值时，不能计算算术均数，但可以计算中位数。

（3）几何均数：几何均数是描述偏态分布资料的集中趋势的一种重要指标。它尤其适用于描述以下两类资料的集中趋势：①等比资料，如医学上血清抗体滴度、人口几何增长资料等；②对数正态分布资料（有些正偏态分布的资料，原始数据经过对数转换后服从正态分布），如正常成人血铅值或某些疾病的潜伏期等。

4. 描述离散趋势的指标

（1）方差与标准差：方差与标准差是描述对称分布资料离散趋势的重要指标。方差与标准差的数值越大，说明观测值的变异度越大，即离散程度越大，此时的数据就会越分散，均数的代表性越差。

（2）极差：极差亦称全距，用符号 R 表示。极差是一组观察值中最大值与最小值之差，用于反映观察值变异的范围大小。极差大，说明变异度大。用极差描述变异度大小，简单明了，但有以下缺点：①除最大值和最小值外，不能反映组内其他数据的变异度，故用它来描述资料的离散趋势是粗略的；②易受个别特大值、特小值的影响，即不够稳定。

（3）百分位数：百分位数是一个位置指标，用符号 P_X 表示。将由小到大顺序排列的观察值分成 100 等份，对应于第 X%位的观察值即为第 X 百分位数，P_{50} 百分位数就是中位数，所以，中位数是一个特定的百分位数，百分位数常用于描述偏态分布资料在某百分位置上的水平及确定偏态分布资料医学参考值范围。

（4）变异系数：变异系数用符号 CV 表示，即标准差 s 与均数 $\bar{x}$ 之比，用百分数表示，公式为：$CV = (s/\bar{x}) \times 100\%$。

（二）分类资料的统计描述

1. 频数表　如前所述，分类资料的变量值是定性的，表现为互不相容的属性或类别。在一个样本中，相同情形出现的次数称为频数，将互不相容的各情形的频数用统计表的形式列出就是频数表。通常定性观察结果能明确划分出二分类或多分类的类别。

2. 相对数　包括比、比例和率。

三、统　计　推　断

统计推断是用样本信息推断总体特征，包括总体参数的估计和假设检验，它是统计学的核心内容。数值变量资料的统计推断主要包括总体均数估计、t 检验、方差分析以及数值变量资料的秩和检验。分类变量资料的统计推断包括总体率的估计以及分类变量资料的 Z 检验、χ^2 检验和秩和检验。因篇幅所限，本节仅主要介绍假设检验的基本原理、基本步骤和注意事项，其具体的检验方法和相关的统计表格（t 界值表和 χ^2 界值表等）可参考相关医学统计学专著。

（一）假设检验的基本原理

假设检验，亦称为显著性检验，是统计推断的核心，也是实际应用最广泛的内容。通常把需要判断的总体特征称为"统计假设"，简称假设，利用样本信息判断假设是否成立的统计方法称为假设检验。假定总体分布类型已知，对其参数进行假设检验称为参数检验，如假定总体服从正态分布，对总体均数进行估计、t 检验、方差分析等；若总体分布类型未知，或偏态分布资料，此时对总体分布类型不做任何假设，其假设检验不是对总体参数进行检验，称为非参数假设检验，如秩和检验等。

（二）假设检验的基本步骤

1. 建立检验假设，确定检验水准

（1）根据统计推断目的，提出检验假设：①无效假设，又称零假设，用 H_0 表示。一般将欲否定的假设设为 H_0，它是计算检验统计量的基础。②备择假设：用 H_1 表示。H_1 是与 H_0 相互对立的假设，当 H_0 被拒绝时，则接受 H_1。

（2）确定检验水准。检验水准，也称为显著性水准，以 α 表示，是事先确定的允许犯 I 类错误的概率，也是是否拒绝 H_0 的界值。通常把 α 取为小概率事件界值，如 $\alpha = 0.05$ 或者 $\alpha = 0.01$。当然研究者可以根据研究目的规定 α 的大小，一些探索性研究可取 0.10 或更高。

2. 选定检验方法，计算检验统计量

要根据统计推断的目的、研究设计的类型和样本量的大小等条件，选用不同的检验方法和计算相应的统计量。假设检验的具体方法通常以选定的检验统计量来命名，如检验统计量 t 值和 Z 值分别对应于 t 检验和 Z 检验，检验统计量 F 值对应于 F 检验。

实际应用时，应注意各种检验方法的适用条件。检验统计量是在 H_0 假设的条件下计算出来的，其抽样分布在统计推断中是十分重要的。不同检验方法要用不同的公式计算现有样本的统计量值。

3. 确定 P 值，做出推断结论　P 值的含义是指从所规定的总体中做随机抽样，获得等于及大于（或等于及小于）现有样本的检验统计量值的概率。然后将概率与检验水准比较，从而得出结论。当 $P \leqslant \alpha$ 时，按所取检验水准 α，拒绝 H_0，接受 H_1，可以认为差别有统计学意义，两总体均不服从零假设所言的情况；当 $P > \alpha$ 时，按所取的检验水准 α，不拒绝 H_0，差别无统计学意义，即不能认为两总体不服从零假设所言的情况，然后结合实际资料做出专业结论。

综上所述，假设检验的基本思想是首先针对研究总体建立假设，在假设成立的前提下，通过计算样本统计量判断抽到目前样本的可能性是否为小概率事件，若为小概率事件，则拒绝 H_0；否则，不拒绝 H_0。

（三）假设检验的注意事项

1. 两类假设检验错误　根据样本统计量做出的推断结论具有概率性，其结论有可能发生以下两类错误。

（1）Ⅰ类错误：拒绝了实际上正确的 H_0，这类"弃真"的错误称为Ⅰ类错误，犯Ⅰ类错误的概率用 α 表示。假设检验中常规定 $\alpha=0.05$，其含义是拒绝 H_0 时，犯Ⅰ类错误的概率不超过 5%，即理论上 100 次拒绝 H_0 的检验中最多约有 5 次发生拒绝正确的 H_0 的错误。α 愈小，越不容易拒绝 H_0，犯Ⅰ类错误的概率越小，越有理由相信 H_0 不真。

（2）Ⅱ类错误：接受了实际上是不成立的 H_0，这类"存伪"的错误称为Ⅱ类错误，犯Ⅱ类错误的概率用 β 表示。一般情况下 β 的大小是未知的。但 α 和 β 的大小有一定关系，当样本含量 n 确定时，α 愈小，β 愈大；反之，α 愈大，β 愈小。要同时减小 α 和 β 则只有增加样本含量 n。

（3）检验效能：$1-\beta$ 称为检验效能，又称为把握度，是指当两总体确实有差别时，按规定的检验水准 α 能够发现两总体间差别的能力。实际工作中，要保证比较高的检验效能，很重要的条件是具有足够的样本含量。

假设检验的结论不能绝对化，即拒绝 H_0，不能认为"两个总体均数肯定不相等"；反之，不拒绝 H_0，不能认为"两个总体均数肯定相等"。无论拒绝 H_0 或不拒绝 H_0，假设检验的结论都有犯错误的可能。

2. 变量变换　是将原始数据做某种函数转换，如将原始数据转换为对数。进行变量变换的目的主要有以下几个方面：①使各组数据达到方差齐性。②使资料转换为正态分布，以满足方差分析和 t 检验的条件。通常条件下，一种适当的函数转换可以同时达到上述两个目的。③直线化，以满足线性模型的要求，常用于曲线拟合。常用的变量变换有对数变换、平方根变换、倒数变换、平方根反正弦变换等。

3. 检验方法的正确选择　每种检验方法均有其适用的条件，应根据研究目的、设计方案、研究变量的类型、资料的分布、样本大小等进行选择。定量资料符合参数检验条件，应选用参数检验，其中两个独立样本均数比较可用 t 检验；多个独立样本均数比较可用方差分析；配对设计资料可用配对设计 t 检验；随机区组资料可用随机区组设计的方差分析等。定量资料不符合参数检验条件的可用非参数检验，根据资料设计类型选择相应的秩和检验。

4. 结果解释　正确解释"差别有统计学意义"的含义。一般情况，假设检验中 $P \leqslant 0.05$，称为差别有统计学意义；$P \leqslant 0.01$，称为差别有高度统计学意义。此时由于样本信息不支持 H_0，因此拒绝 H_0，接受 H_1，可以认为两个总体不服从零假设所言情况。α 愈小，拒绝 H_0 时Ⅰ类错误的概率越小，越有理由相信 H_0 不真，但这不意味着两个总体相应参数相差很大，差别的大小及差别有无实际意义应根据专业知识来确定。当不拒绝 H_0 时，称为差别无统计学意义，不能认为两个总体相应参数相差不大，或一定相等。换言之，应同时考虑其统计学意义与临床意义。例如，某进口的抗高血压药（价高）与传统的复方降压片（价廉）的临床试验结果显示：新药组较传统药组的降压幅度仅提高了 1mmHg，其提高临床疗效的作用并不明显，但因其为大样本（两组各 1000 例）试验，故统计学差异非常显著（$P<0.001$）。

第三节 生殖健康风险评估的程序

生殖健康状态的改变是由生物、遗传、环境、社会文化背景及生活习惯等多种因素引起的。在一个或多个因素的作用下，个体从健康到亚健康再到疾病的发生是一个连续的过程，在该过程的不同阶段进行的预防干预可产生不同的效果，因此，风险评估在生殖健康的相应阶段有其针对的高危因素和评估重点，需要一定的连续性。

一、生殖健康风险评估与决策

健康风险评估是一种工具或方法，其分析过程的目的在于描述和估计某个个体未来发生某种健康问题的可能性，将健康数据转变为健康信息，与健康管理有密切的联系。

（一）生殖健康风险评估的目的

帮助个体全面认识生殖健康风险。鼓励和帮助人们修正不健康的生殖或生活行为。制订个体化的生殖健康干预措施。评价干预措施的有效性，健康管理人群分类。

（二）生殖健康管理

健康管理由三个部分组成。

1. 服务对象的个人健康信息　包括个人一般情况、行为生活方式、目前健康状况和疾病家族史、医学体检和部分实验室检查指标。

2. 健康风险评估　将上述个人健康信息输入计算机软件进行分析、评估，预测个人在将来一段时间内发生某种疾病或存在健康危险的可能性。评估结果可以按高危、中危和低危进行分级，也可以相对危险度来表示。

3. 健康干预　根据前面评价结果，提出健康改善措施，制订个性化的健康促进计划，并充分调动个人、家庭和社会积极性，帮助其实施健康计划，同时动态追踪效果，真正起到促进健康的目的。健康干预包括营养干预、运动干预和化学预防等。这三部分健康管理内容是一个长期的、连续不断、周而复始的服务过程，即在健康干预措施实施一段时间（半年或一年）后，评价实施效果，重新制订干预方案，只有长期坚持才能收到预期效果。生殖健康管理过程中，将生殖健康风险评估的结果与健康监测结果相结合，用来确定人群中个体的不同健康状态，便于将人群进行分流，根据不同健康状态人群分级管理，采用不同的生殖健康管理策略，从而以最少的资源达到最好的健康管理效果。

二、生殖健康风险评估的流程

（一）评估的原理

1. 风险评估分析　以问卷方式，收集人群中尤其是高危人群中个体生活方式及生殖健康危险因素信息，完成风险评估分析。

2. 风险的定量预测或评价　对于人群中某个人因暴露于一种或几种危险因素而造成的生殖健

康状态改变、生殖系统疾病或死亡风险给予定量的预测或评价。

3. 健康干预 通过提供健康教育和（或）健康咨询服务，帮助个体改变一个或多个生殖健康危险因素，进而保持或恢复生殖健康状态，降低患病或死亡的危险。

（二）评估的种类和内容

生殖健康风险评估的种类有一般健康状况评估（health status assessment）、生殖系统疾病风险评估（risk assessment of reproductive diseases）和生殖健康功能评价（assessment of reproductive health function）。生殖健康风险评估前要进行个人健康信息的收集，评估后完成评估报告。

1. 个人健康信息的收集 是进行健康风险评估的基础，包括问卷调查、体格检查、实验室检查。问卷内容主要包括：①一般情况调查，如年龄、性别、文化程度、职业、收入、婚姻状况等；②现在健康状况、既往史、家族史调查；③生活习惯调查，主要包括吸烟状况、身体活动状况、饮食习惯及营养调查、饮酒状况等；④其他危险因素，如精神压力等。体格检查及实验室检查主要包括身高、体重、腰围、血压、血脂、血糖等。

2. 一般健康风险评估 主要是对生殖健康危险因素和可能发生疾病的评估。危险因素评估包括生活方式和（或）行为危险因素评估（针对吸烟状况、体力活动、膳食状况的评估）、生理指标危险因素评估（主要是对血压、血脂、血糖、体重、身高、腰围等指标的评估），以及个体存在危险因素的数量和危险因素严重程度的评估，发现主要问题以及可能发生的主要疾病，对危险因素进行分层管理，如乳腺癌危险度分层管理，高危行为危险度分层管理等。

3. 生殖系统疾病风险评估 目前，健康风险评估已逐步扩展到以疾病为基础的危险性评价。生殖系统疾病风险评估是指对特定生殖系统疾病患病风险的评估。主要有以下 4 个步骤：①选择要预测的病种；②寻找并确定与该疾病发生有关的危险因素；③应用适当的预测方法建立疾病风险预测模型；④验证评估模型的正确性和准确性。

4. 生殖健康功能评价 采用标准化问卷调查方式，应用各种特异行为功能量表，对个体目前的生活质量进行评价。评价内容包括躯体健康（活动能力、角色适应性、体力适度性）、心理健康（情绪反应、认知功能）、社会功能（社会交往、社会支持）及一般性感觉（健康自评、自我生活评价）。生殖健康功能评价能够有效指导健康投入，比较不同疾病对生殖健康功能的影响，评价各种生殖健康干预措施的有效性。

5. 评估报告 生殖健康风险评估报告包括个体评估报告和群体评估报告。无论是个体评估报告还是群体评估报告都须与评估目的相对应。个体报告主要包括生殖健康风险评估总结和有针对性的健康教育信息。群体报告主要包括受评人群的人口学特征、患病状况、危险因素总结、建议及干预措施方法等。

（三）评估流程

危险因素识别是最初步骤，然后暴露评估与剂量-效应评估大致上平行出现且密切结合，两者中间可互通，然后进行风险判断并将风险评估分析结果整合，按健康需求进行人群分类，根据分类提供干预手段，建立个人健康计划，同时按计划来监测个人的改善情况，建立回馈机制，对改善情况进行再评价。

1. 危险因素识别，或称危害鉴识（hazard identification） 即探讨某一特定危害性因子是否会增加某种生殖健康问题（如宫颈癌、不孕不育等）的发生率。危险因素识别是生殖健康风险评估的第一步，危险因素的种类可能是物理性、化学性或生物性的，并且当人体累积足够的暴露剂量时会造成伤害、疾病甚至死亡。

2. 暴露评估（exposure assessment） 探讨人体是否有暴露于某危险因素的机会，以及该危因素经由何途径对人体生殖健康产生影响等问题。

3. 剂量-效应评估（危害效应评估）　探讨某危险因素程度之高低（持续时间、剂量等）与暴露人群中某种不良健康效应发生率之间关系的描述，并且以人类暴露到此物质的函数，来估计此效应的发生率的过程。

4. 风险判定（risk determination）　综合上述 3 项步骤进行综合性评估，估计该危险因素引发某种生殖健康问题的风险程度高低。

第四节　生殖健康风险评估的方法

一、风险识别及其方法

（一）风险识别

风险识别（risk identification），是用感知、判断或归类的方式对现实的和潜在的风险进行鉴别的过程。风险识别是生殖健康风险管理的第一步，也是生殖健康风险管理的基础。人们只有在正确识别出自身所面临的生殖健康风险的基础上，才能够主动选择适当有效的方法进行预防。存在于人们周围的生殖健康危险因素是多样的，既有生物的也有遗传的，既有外部环境的也有个人的，既有静态的也有动态的等。生殖健康风险识别的任务就是从错综复杂的危险因素中找出当前生殖健康所面临的主要风险。

风险识别一方面通过感性认识和历史经验来判断；另一方面也可以通过对各种客观的资料和风险事故的记录来分析、归纳和整理，以及必要的专家访谈，从而找出各种明显的和潜在的风险及其损失规律。因为风险具有可变性，因而风险识别是一项持续性和系统性工作，要求风险管理者密切注意原有风险的变化，并随时发现新的风险。风险识别的目的在于掌握所有需要管理的风险，全面的风险识别必须借助一个良好的、系统性的执行程序，因为任何未经识别的风险无法进行下一步的分析和处理。

生殖健康风险识别必须确认所有生殖健康相关的危险因素或危害，并详细记录，即尽可能多地建立生殖健康风险相关的信息，以了解其特性和风险等级。本阶段所收集的信息，多半是定性的，但也包括一些后续风险管理所需要的定量资料。为了充分收集所有可预知风险因素相关的信息，需要重点考虑以下问题：发生了什么事情？有哪些可预知的正面或负面的后果？它是如何发生的？一连串事件发生的先后顺序是什么？谁会暴露？这些人员是否能加以分类？暴露的本质为何？有什么效应？暴露的机会有多大？时间有多久？什么样的工作、活动或制造过程会产生怎样的危害暴露？有哪些风险因素或危害会产生这样的暴露？

（二）生殖健康风险识别的程序和原则

1. 生殖健康风险识别的程序　包括生殖健康风险的筛选、监测和诊断。

（1）筛选：即按一定的程序将具有潜在风险的因素、行为、事件、现象和人员进行分类选择的风险识别过程。

（2）监测：是在风险出现后，对事件、过程、现象、后果进行观测、记录和分析的过程。

（3）诊断：是对风险及损失的前兆、风险后果与各种原因进行评价与判断，找出主要原因并进行仔细检查的过程。

2. 生殖健康风险识别的原则

（1）全面周详：为了对风险进行识别，应该全面系统地考察了解各种生殖健康风险事件存在和可能发生的概率以及损失的严重程度，风险因素及因风险的出现而导致的其他问题。损失发生的概率及其后果的严重程度，直接影响人们对损失危害的衡量，最终决定风险政策措施的选择和管理效果的优劣。因此，必须全面了解各种风险的存在和发生及其将引起的损失后果的详细情况，以便及时而清楚地为决策者提供比较完备的决策信息。

（2）综合考察：社会、家庭、个人面临的生殖健康风险是一个复杂的系统，其中包括不同类型、不同性质、不同损失程度的各种风险。由于复杂风险系统的存在，使得某一种独立的分析方法难以对全部风险奏效，因此必须综合使用多种分析方法。

（3）量力而行：生殖健康风险识别的目的在于为风险管理提供决策依据，以保证政府、卫生机构和个人以最小的支出来获得最大的安全保障，减少风险损失。因此，在经费限制的条件下，各卫生部门必须根据实际情况和自身的经济承受能力来选择效果最佳、经费最省的识别方法。

（4）系统化、制度化、经常化：风险的识别是风险管理的前提和基础，识别的准确与否在很大程度上决定了风险管理效果的好坏。为了保证最初分析的准确性，应该进行全面系统的调查分析，将风险进行综合归类，揭示其性质、类型及后果。如果没有科学系统的方法来识别和衡量，就不可能对风险有一个总体的综合认识，就难以确定哪种风险是可能发生的，也不可能较合理地选择控制和处置的方法。这就是风险的系统化原则。此外，由于生殖健康风险随时存在于人们的生活、工作、娱乐活动之中，所以，风险的识别和衡量也必须是一个连续不断、制度化的过程，这就是风险识别的制度化、经常化原则。

（三）风险识别的方法

生殖健康风险识别的详细步骤如下：

（1）确认危害生殖健康因素的类型、发生的概率以及危害的危险程度。

（2）辨识与各种危害相关的作业、活动或计划。

（3）辨识所有潜在、可能的意外事件的发生过程或风险情况。

（4）建立完整的危害及风险清单。

（5）确认利害相关者、可能波及的人员。

（6）选择并定义所有可能发生的状况，甚至包括最严重的情况。

（7）在所选择的情况中，定义出所有的危害、风险因素和现有的风险控制机制。

（8）以文字或图解的方式说明所选择的风险情况。

（9）说明并建立相关的危害及风险因素清单。

所有生殖健康风险识别的结果，经汇总后必须并入已经建立的危害及风险清单，以确保风险识别资料的完整和更新。此外，所建立的清单必须反馈到医疗卫生机构各阶层，包括基层、区/乡镇、县/市和省级卫生部门，这种流程的设计包括产生新的清单或更新既有但已不符合现况的清单。

就每一个识别的生殖健康危险因素，必须确认高危人群及可能暴露的人员，这些人员必须不断地参与咨询、沟通并让他们充分了解风险的表现和本质。常见的生殖健康风险辨识方法包括使用危害/风险因素核查表、个人问卷、个人访谈、由经验和记录中判断、既往生殖健康危险事件的调查、总结和分析，生殖健康状况趋势分析，已建立的数据文件、风险报告、他人的数据文件、医疗分析或研判、居民健康检查、专家或咨询人员等。

二、生殖健康风险评估方法

（一）HRA 评分法

在生殖健康风险评估过程中，针对不同的评估内容可以采用多种操作方法，如 HRA 评分法、疾病风险预测、健康功能评价，单因素加权法、多因素模型法，定性（qualitative）分析和定量（quantitative）分析等。无论何种方法，共同的目标都是找出人群中生殖健康面临的风险及其影响，以及目前健康水平与生殖健康需求之间的差距。

人群平均危险度来自以年龄和性别为基础的人群患病率或死亡率。如果把人群平均危险度定为1，则其他相对危险度就是比 1 大或比 1 小的数字。危险因素高于平均则比值比减 1 后相加，否则相乘。

1. 问卷调查内容　HRA 评分法的问卷调查内容主要包括以下几方面：

（1）一般健康检查结果，如身高、体重、血压、血脂等。

（2）生活方式，如吸烟、饮酒、膳食结构、运动等。

（3）个人或家族健康史，如高血压、乳腺癌、出生缺陷等。

（4）其他危险因素，精神压力、毒物或化学物品接触等。

（5）态度和知识方面的信息。

2. 评分方法　健康状况和生活方式的具体评分方法有 4 种。

（1）是/否型问题。

（2）序列问题。

（3）等级问题。

（4）正负向问题。

HRA 评分法中各相关因素评分多用单因素加权法分析，具体方法在后文中著述。

3. 优缺点　HRA 评分法作为评估一般健康状况、生活方式对未来死亡危险性的影响的方法，有其自身的优点和局限性。

（1）优点：①问卷调查，价格相对便宜，简单易行。②通过量化、系统的方法来组织和传达疾病预防与健康维护的信息，倾向于强调可以修正的健康危险因素。③可以增加个人改善健康的动力。④可以提供人群数据，对主要的健康问题和危险因素进行总结和概括。⑤可在一定程度上帮助提高健康管理项目的参加率。

（2）局限性：①不能提供完整的病史。②不能代替医学检查。③不能诊断疾病。④不能评估社会或环境危险因素。⑤HRA 本身不能构成一个健康管理项目。

（二）疾病风险预测

疾病风险预测法评估生殖健康风险多适用于医院或医疗保健中心，其过程是首先选择要预测的生殖健康相关疾病，应用循证医学的方法（meta-analysis、回归等统计分析、人工智能模型等）对以往流行病学研究成果进行综合分析，不断发现并确定与该疾病发生有关的危险因素，建立预测模型，对模型的可信度进行验证后，将模型应用于疾病防治中，来判定未来若干年内患某种疾病的可能性及与同年龄、同性别的人群平均水平相比，个体患病危险性的高低。疾病风险预测法注重评估客观临床（如生化试验）指标对未来特定疾病发生危险性。通过对疾病风险的预测评估，可使人们了解某疾病发生风险中个人可改善的健康风险空间，鼓励和帮助人们修正不健康的行为。疾病风险预测中各因素多采用多因素模型法分析，具体方法在后文中著述。

（三）单因素加权法

建立在单一危险因素与发病率基础上的单因素加权法，即将这些单一因素与发病率的关系以相对危险性表示其强度，得出的各相关因素的加权分数为患病的危险性。由于这种方法简单适用，不需要大量的数据分析，是健康管理发展早期的主要危险性评价方法。典型代表是哈佛癌症风险指数。哈佛癌症风险指数是哈佛癌症风险工作小组提出的，是基于生活方式及常规体检资料的癌症风险评估模型，其计算公式如下：

$$RR=\frac{RR_{I_1}\times RR_{I_2}\times\cdots\times RR_{I_n}}{[p_1\times RR_{C_1}+(1-p_1)]\times[p_2\times RR_{C_2}+(1-p_2)]\times\cdots\times[p_n\times RR_{C_n}+(1-p_n)]}$$

其中，RR 为被预测个体患某病与其同性别年龄组的一般人群比较的相对风险。RR_I 指个体中存在的危险因素的相对危险度，p 为其同性别年龄组人群中暴露于某一危险因素者的比例，RR_C 为由专家小组对某一危险因素（含不同分层）的相对危险度达成共识的赋值。

采用哈佛癌症风险指数法进行生殖风险评估的具体步骤如下：①通过查阅文献确立所评估癌症的主要危险因素及相对危险度。选取资料时，尽可能选用基于中国人群的、大样本的重大项目研究。如国内资料缺失或不充分，则由专家小组成员参考国外相关研究资料，讨论决定。②预测个体发病的相对危险度。根据上述公式计算出个体患病的相对风险，用个体患病的相对风险与其同性别年龄组一般人群比较，根据哈佛癌症风险指数工作小组制订的从显著低于一般人群到显著高于一般人群 5 个等级标准（表 12-1），确定个体的危险等级。③计算个体患病的绝对风险。相对风险乘以同性别年龄组一般人群某病的发病率，可算出个体患病的绝对风险值。

表 12-1 受预测个体与同性别年龄组一般人群患病风险比较

个体患病相对风险 RR 取值范围	风险水平
RR<0.5	显著低于一般人群
0.5≤RR<0.9	低于一般人群
0.9≤RR<1.1	相当于一般人群
1.1≤RR<2.0	高于一般人群
RR≥2.0	显著高于一般人群

（四）多因素模型法

患病危险性与危险因素之间的关系模型所采用的数理方法，除常见的多元回归（Logistic 回归和 Cox 回归）外，还有基于模糊数学的神经网络方法等。这类方法的典型代表是 Framingham 的冠心病模型，它是在前瞻性队列研究的基础上建立的。很多国家以 Framingham 模型为基础构建其他模型，并由此演化出适合自己国家、地区的评价模型。

（五）健康功能评价

健康功能评价是以标准化问卷调查方式（健康功能量表 SF-12，SF-36 及各种特异行为功能量表）评价个体的生物行为与社会参与的功能和质量，广泛适用于对健康促进乃至药物疗效的评价。健康功能评估能够有效指导健康投入，比较不同疾病对健康功能的影响，评价各种健康干预措施的有效性。主要包括生命质量评估、行为方式评估、体力活动评估、膳食评估、精神压力评估等。

例如，SF-36 健康状况量表主要包括 8 个方面内容，分别是：①社会功能（SF）。生理和心理健康对平常社会活动的影响。②情感角色（RE）。哪种程度的情感问题会引起调查对象在工作或其他日常活动中的工作量。③心理健康（MH）。焦虑、抑郁、行为或情感控制力丧失等心理状态。④活力（VT）。个体自身精力和疲劳程度的主观感受。⑤躯体功能（PF）。躯体活动受限的程度。⑥躯体角色（RP）。在工作或其他日常活动中躯体健康受限的程度，引起调查对象工作或日常活动缺勤的时间或数量，以及引起其完成工作或其他日常活动的困难。⑦机体疼痛（BP）。疼痛或不舒服感的频率以及在平时活动中由于疼痛而受干扰的程度。⑧总体健康（GH）。对自身目前健康状况的总体评价，对疾病的易感性，以及对未来健康的期望。

SF-36 量表最基本的评分数范围是 0～100，100 代表最大分值，或者说是最佳健康状态。因此，功能维度得分越高表示功能越好，精神健康维度得分越高表示心理越健康，疼痛维度得分越高表示疼痛越轻。

第五节　生殖健康风险评估的使用

生殖健康风险评估作为生殖健康管理的有效工具和重要组成部分，其结果将直接用于健康管理计划的制订和实施，因此需对生殖健康风险评估的可实施性和结果的可信性进行验证。生殖健康风险评估的结果受到既往研究中生殖健康危险因素前提假设和评估过程中使用数据的影响。前提假设本身就有不确定性，数据的误差和偏倚不可避免，因此评估的结果是事件发生的统计学概率。为使评估可以顺利实施，其结果更具可靠性，生殖健康风险评估需遵循正确使用的原则，方法的选用需适应其应用领域，信息来源要有针对性。

一、生殖健康风险评估的正确使用原则

生殖健康风险评估的正确使用需遵循自愿参加，信息保密，在适当的人群中应用，保证质量的原则。好的生殖健康风险评估方法需从科学性、评估的危险的种类、受评估者的阅读水平和理解能力上适用于评估人群。对各种不同教育背景的人的指导信息和反馈信息均需清晰易懂，评估后的信息反馈需集中在可修正的危险因素上，评估过程中采取有效质量控制机制，同时保障信息安全和保护私密性。在评估报告或反馈信息中应有醒目标识，以最大限度地减少信息误解。

二、选择生殖健康风险评估方法的原则

在使用生殖健康风险评估方法前需要考虑以下几个问题：①本次评估的目的是什么？②本次评估对基础数据有什么要求？③本次评估过程中是否能充分调动参加者的积极性？④评估结果如何解释？⑤是否提供相应的健康促进资源等？

生殖健康风险评估的应用与健康风险评估的目的直接相关，可用于实施个体化的生殖健康促进与健康教育，自我保健和人群健康管理。生殖健康评估的主要用途是有效地鉴别个人及人群的生殖健康危险状态，提高干预的有效性并监测干预效果。使用健康评估数据进行人群分类后，可对不同风险人群采取不同等级的干预手段来达到资源的最大利用。生殖健康评估既可用于生殖健康风险干预，又可用于生殖健康相关疾病管理，不同用途评估的程序不同。在生殖健康风险干预中，评估流程为将人群按健康需求分类，按分类提供干预手段，按干预手段建立个人健康计划，按计划来监测个人的改善情况，并对改善情况进行再评价。而在疾病管理服务中，评估先进行人群分类，然后开展目标流程式的行为、生活方式干预，选择主要危险因素（肥胖、吸烟、膳食等）和疾病（糖尿病、脑卒中、高血压等）设计客户化的管理方案，并进行周期性的运作及效果跟踪。

三、信息来源和数据积累

生殖健康风险评估的信息来源需根据评估内容的不同进行有针对性的选择。一般健康状况评估需收集健康状况、危险性因素等信息，相关疾病评估需增加体检、门诊、入院、治疗、疾病并发症及预后等相关资料，而健康功能评价需针对行为、生活方式及公共卫生和人群健康方面的信息。信息收集中数据的积累要有时间序列性，连续管理及收集，还需保持评估方法的科学性及一致性，采用标准化的信息管理手段收集健康状况、改善结果及投入产出评价

等多方位数据。

数据和信息收集的有效性需通过信度和效度检验。生殖健康风险评价的效度与各评估方法中数据处理方法有关。HRA 评分法中利用 Logistic 回归或者 Geller/Gesner 方法计算的效度系数最高，而运用 Geller/Gesner 方法对疾病风险预测的估计多数存在过高估计的现象。生殖健康风险评价的信度多取决于评估持续时间或评估人群的选择。评估是连续的过程，在跟踪随访过程中，风险度需随年龄等差异而改变，针对不同人群（一般人群/高危人群）进行健康干预也应选用相对合适的健康风险评估方法。

参 考 文 献

安立会，王静波，付青，等.2011. 环境镉污染对生殖系统影响的研究进展[J]. 环境与健康杂志, 28 (1): 89-92.

常青，赵泽文，梁志清.2004. 环境雌激素对小鼠胚胎生长发育的影响[C].中国营养学会第九次全国营养学术会议论文摘要汇编.

陈晨，程义斌.2015. 孕期甲醛暴露与女性自然流产关系的 Meta 分析[J]. 卫生研究, 44 (2): 312-316.

陈恒禧，黄薇.2018. 子宫内膜蜕膜化调节机制的研究现状[J]. 现代妇产科进展, 27 (3): 218-221.

陈子江.2016. 生殖内分泌学[M]. 北京: 人民卫生出版社.

程静.2015. 当前青少年婚前性行为现状及影响因素实证研究[J]. 中国青年研究, (5): 54-58.

崔慧先, 系统解剖学[M]. 7 版. 北京: 人民卫生出版社.

杜玉开，丁辉.2012. 生殖健康概论[M]. 北京: 人民卫生出版社.

方积乾. 生物医学研究的统计方法[M]. 北京: 高等教育出版社.

封海容，杜伯涛，李洋.2018. 影响子宫内膜容受性因素分析[J]. 中国优生与遗传杂志, 26 (3): 123-125.

傅华.2017. 健康教育学[M]. 3 版.北京: 人民卫生出版社.

高琦.2012. HOXA10 及其下游基因 Emx2、整合素 β3 与子宫内膜容受性[J]. 国际生殖健康/计划生育杂志, 31 (2): 119-122.

葛晓梅.2016. 噪声对育龄期纺织女工月经及生殖结局的影响[J]. 中国工业医学杂志, (1): 66.

宫婷，孔英.2014. 整合素介导的信号通路在胚胎着床中的作用[J]. 现代妇产科进展, (5): 397-399.

郭宏宇，郝光，郭志伟，等.2012. 慢性砷暴露对雌鼠子宫发育的影响研究[J]. 内蒙古师范大学学报 (自然科学汉文版), 41 (6): 654-656.

郭宏宇，郝光，夏雅娟，等.2011. 慢性砷暴露对雌鼠血清雌二醇、孕酮水平的影响[J]. 卫生研究, 40 (1): 120-121.

郭志伟，郭宏宇，夏雅娟.2011. 慢性砷暴露对雌性大鼠内分泌的影响[J]. 卫生研究, 40 (2): 178 -179.

国家技术监督局, 中华人民共和国卫生部. 1998. GB / T1722—1998 环境镉污染所致健康危害区判定标准[s]. 北京: 中国标准出版社.

国务院. 中华人民共和国母婴保健法实施办法, 2001-6-20 实施, 2017-11-17 修订.

郝连正，王志萍.2008. 甲醛致雌性生殖毒性的研究进展[J]. 环境与健康杂志, 25 (12): 1122-1124.

黄柳静，李荣，羊海涛，等.2017. 改善子宫内膜容受性的研究进展[J]. 医学综述, 23 (21): 4204-4209.

蒋冰蕾，朱宇平，陈小彬，等.2015. 超重对成年女性性功能的影响[J]. 中华肥胖与代谢病电子杂志, 1 (3): 146-149.

焦建歌. 王大红.2017. 健康服务与健康管理概论[M]. 海口: 南方出版社.

李核，孙晓溪.2014. 子宫内膜容受性的表观遗传调控机制的研究进展[J]. 生殖与避孕, 34 (1): 54-58+72.

李虹，李文，刘炳刚.2014. 环境雌激素与不孕不育的相关性[J]. 职业与健康, 30 (20): 3000-3002.

李欢欢，刘姗，李媛.2016. 子宫内膜容受性影响因素的研究进展[J]. 生殖与避孕, 36 (10): 833-838.

李玲，许红霞.2005. 甲醛毒性的研究进展[J]. 宁夏医科大学学报, 27 (6): 509-511.

李娜.2010. DEHP 对雌性小鼠生殖毒性的研究[D]. 长春: 吉林大学出版社.

李日青.2014. 530 例未婚非意愿妊娠原因分析[J]. 临床医药实践, 23 (2): 125-126.

李文萍，贾文锐，李瑞婷，等.2014. 小鼠子宫蜕膜化过程中细胞周期调控相关因子的研究进展[J]. 中国细胞生物学学报, (3):380-386.

李亚琴，顾江红.2014. 肥胖对女性月经及生育影响的研究进展[J]. 浙江中西医结合杂志, 24 (3): 285-287.

李娅，左馨，朱克.等.2016. 职业对妊娠经过和妊娠结局的影响[J]. 职业与健康, 32 (1): 18-20.

李英，吴俊.2007. 人类繁衍性健康与生殖医学[M]. 北京: 北京大学医学出版社.

李芝兰，张敬旭.2012. 生殖与发育毒理学[M]. 北京: 北京大学医学出版社.

林金芳.2004. 肥胖与女性生殖内分泌[J]. 中国实用妇科与产科杂志, 20 (12): 720-722.

刘菲，蒲力力.2006. 肥胖对女性生殖健康影响的研究进展[J]. 中国优生与遗传杂志, 14 (10): 1-2.

刘瑾，叶萍英，蔡军，等.2012. 邻苯二甲酸二 (2-乙基己基) 酯对小鼠子宫发育的毒性作用[J]. 环境与健康杂志, 29 (10): 894-896.

刘文庆，吴国平. 系统解剖学与组织胚胎学[M]. 2 版. 北京: 人民卫生出版社.

鲁兴梅，于越.2018. 青春期生殖健康教育的探索与实践[J]. 卫生职业教育, 36 (18): 59-61.

鲁泽春，张文颖.2011. 环境雌激素对雌性生殖系统及月经的影响[J]. 国际生殖健康/计划生育杂志, 30 (6): 476-478.

罗家有，曾嵘.2010. 妇幼卫生保健学概论[M]. 北京: 人民卫生出版社.

吕波，薛金锋，谢献民，等.2018. 哺乳动物胚胎着床分子机制综述的研究现状[J]. 中华生殖与避孕杂志:38 (1): 76-82.

马兰，刘军莲，刘新敏.2012. 环境对女性生殖健康的影响[J]. 中国妇幼健康研究, 23 (4): 554-556.

马明月，张玉敏，裴秀丛，等.2010. DEHP 及 MEHP 对小鼠卵巢颗粒细胞分泌功能的影响[J]. 癌变·畸变·突变, 22 (2): 104-107.

马骁.2015. 健康教育学[M]. 2 版. 北京: 人民卫生出版社.

戚海琴，马新乐，范亚军，等.2018. 我国高龄女性生殖健康水平以及对策研究[J].科学大众 (科学教育), (5): 159.

全国人民代表大会常务委员会. 中华人民共和国母婴保护法, 1995-6-1 实施, 2017-11-4 修订.

沈彤，朱启星.2001. 环境铅对女性生殖生育及子代影响的研究进展[J]. 安徽预防医学杂志, (2): 148-149.

沈维干，李朝军.1990. 镉对小鼠卵母细胞成熟和体外受精的影响[J]. 中国环境科学, 19 (6): 536.

翟青枝，姚元庆. 2013. 邻苯二甲酸二（2-乙基己）酯对女性生殖系统的影响[J]. 中国妇产科临床杂志，14（3）：286-288.

隋晓倩，于德钦，张冬梅. 2015. 子宫内膜容受性各相关标志物研究进展[J]. 生殖与避孕，35（3）：185-190.

孙志伟. 2017. 毒理学基础[M]. 7版. 北京：人民卫生出版社.

谭琴. 2015. 邻苯二甲酸二（2-乙基己）酯的卵巢毒性及其分子机制研究[D]. 深圳：深圳大学.

唐业东，张正红，唐宗浩，等. 2018. Wnt信号通路在胚胎着床中的作用[J].中国医学科学院学报，（1）：91-97.

陶芳标. 2003. 妇幼保健学[M]. 合肥：安徽大学出版社

田冬珍，但阳. 2004. 肥胖患者胰岛素抵抗与无排卵型月经失调的关系[J]. 中华内分泌代谢杂志，20（4）：335-336.

王滨有. 2011. 性健康教育学[M]. 北京：人民卫生出版社.

王刚. 2013. 噪声对女性月经生育、生殖系统的影响[J]. 健康必读刊刊，（3）：478，481.

王临虹. 2005. 生殖健康[M]. 北京：中国协和医科大学出版社.

王娜，罗丽莉，许锦阶，等. 2013. 肥胖通过抑制SIRT1信号加速大鼠卵泡的发育与消耗[J]. 汕头大学医学院学报，26（1）：4-8.

王倩，陈圆辉，徐晓航，等. 2016. 白血病抑制因子对胚胎着床影响的研究进展[J]. 生殖医学杂志，25（2）：190-193.

王晓箴，高素珍，王莹，等. 2014. 女性更年期的生理与心理变化及其心理健康教育[J]. 实用医药杂志，31（9）：801-802.

王一飞. 2005. 人类生殖生物学[M]. 上海：上海科学技术文献出版社.

吴思英. 2002. 镉的生殖毒性流行病学研究进展[J]. 现代预防医学，29（3）：396-397.

吴祚国，杨帆，李志平，等. 2004. 噪声暴露对女性月经功能的影响[J]. 环境与健康杂志，21（2）：91-93.

谢宝国，朱伟杰. 2013. Wnt/β-catenin信号通路在胚胎着床和发育中的作用[J].生殖与避孕，33（5）：328-332.

谢幸，苟文丽. 2013. 妇产科学[M]. 8版. 北京：人民卫生出版社.

熊庆，王临虹. 2014. 妇女保健学[M]. 2版. 北京：人民卫生出版社.

徐丹，王玉霞，杨海婷，等. 2017. 微小RNAs对早期胚胎发育和着床的影响[J]. 国际生殖健康/计划生育杂志，36（6）：498-502.

徐佳慧，刘见桥，曾艳婷，等. 2018. 单纯性肥胖对女性的生殖功能及体外受精-胚胎移植结局影响的研究进展[J].实用医学杂志，（3）：503-506.

徐培娟，古桂雄. 2004. 环境镉对健康及生殖的危害[J]. 中国妇幼健康研究，15（1）：35-37.

薛昌红，苏艺伟，周牧鹰，等. 2017. 职业性噪声接触对我国女工生殖功能影响Meta分析[J]. 中国职业医学，44（4）：430-435.

杨克敌. 2017. 环境卫生学[M]. 8版. 北京：人民卫生出版社.

杨美春，方刚，钟振国，等. 2009. 莪术油注射液对人卵巢癌SKOV3细胞体外生长的影响[J]. 时珍国医国药，20（3）：603-604.

余明航. 2017. 子宫内膜容受性评价进展[J].中西医结合研究，（4）：210-212.

张晨，唐慧玲. 2005. 砷对雌性大鼠生殖内分泌影响的研究[J]. 卫生研究，34（5）：17-19.

张晋平，于鹏，郑晟，等. 2014. MicroRNA调控胚胎植入研究进展[J].动物医学进展，37（5）：99-102.

张敏，杨秀林，梅俊杨，等. 2016. 子宫内膜容受性的形态学指标及研究进展[J]. 生殖与避孕，36（12）：1004-1008.

张若鹏，王绍娟. 2009. 整合素αvβ3与小鼠胚胎着床的实验研究进展[J]. 陕西医学杂志，38（4）：493-495.

张曦倩，陈土岭，邢福祺. 2011. 黏着斑激酶对ERK介导的滋养层细胞侵袭行为的调节作用[J].中南大学学报（医学版），36（6）：559-564.

张雪洛，陈艳花，夏红，等. 2016. 人子宫内膜容受性研究进展[J].临床医药实践，（3）210-213.

郑冲，张人华. 2016. 砷染毒对大鼠雌激素及其受体的影响[J]. 环境与职业医学，33（2）：119-122.

郑冲，张人华. 2016. 砷致雌性大鼠生殖系统损害的研究[J]. 环境与职业医学，33（9）：854-857.

郑振佺. 2006. 健康教育学（案例版）[M]. 2版. 北京：科学出版社.

中华人民共和国国务院. 女职工劳动保护特别规定. 2012-04-28.

中华人民共和国卫生部. 2002.GBZ17—2015职业性镉中毒诊断标准. 北京：中国标准出版社.

钟羽西，杜莉，陈念妹，等. 2018. 社区青春期生殖健康教育新模式的构建[J]. 中国妇幼保健，33（1）：1-4.

朱大年，王庭槐. 2013. 生理学[M]. 8版. 北京：人民卫生出版社.

朱丽红，朱瑾. 2010. *HOXA10*在胚胎着床过程中的调控机制[J]. 生殖与避孕，30（11）：769-774.

左慧萍，张元珍，杨晓红. 2012. 肥胖与绝经过渡期无排卵性功血患病风险的相关性研究[J]. 实用妇产科杂志，28（2）：152-154.

Alex L，Ursula B，Allen E. 2002. "Pinopodes" and Implantation[J]. Reviews in Endocrine & Metabolic Disorders, 3（2）: 77-86.

Bau A M，Ernert A，Schenk L，et al. 2009. Is there a further acceleration in the age at onset of menarche? A cross-sectional study in 1840 school children focusing on age and bodyweight at the onset of menarche.[J]. European Journal of Endocrinology, 160（1）: 107-113.

Brown J K，Shaw J L V，Critchley H O D，et al. 2012. Human Fallopian tube epithelium constitutively expresses integrin endometrial receptivity markers: no evidence for a tubal implantation window[J]. Molecular Human Reproduction, 18（3）: 111-120.

Casals G，Ordi J，Creus M，et al. 2012. Expression pattern of osteopontin and αvβ3 integrin during the implantation window in infertile patients with early stages of endometriosis[J]. Human Reproduction, 27（3）: 805-813.

Chehab F F，Qiu J，Mounzih K，et al. 2002. Leptin and reproduction[J]. Nutrition Reviews, 60（10）: S39-S46.

Das，S K. 2009. Cell cycle regulatory control for uterine stromal cell decidualization in implantation[J]. Reproduction, 137（6）: 889-899.

Dooley J，Linterman M A，Liston A. 2013. MicroRNA regulation of T-cell development[J]. Immunological Reviews, 253（1）: 53-64.

Durmanova A K，Otarbaev N K. 2016. Anti-Müllerian hormone as an indicator of reproductive health in women with obesity and concomitant polycystic ovary syndrome [J]. Terapevticheskii Arkhiv, 88（12）: 41.

Gentilini D，Busacca M，Di Francesco S，et al. 2007. PI3K/Aktand ERK1 /2 signalling pathways are involved in endome-trial cell migration induced by 17beta-estradiol and growth factors[J]. Mol Hum Reprod, 13 (5): 317-322.

George Nikas, Lusine Aghajanova. 2002. Endometrial pinopodes: some more understanding on human implantation [J]. Reproductive BioMedicine Online, 4: 18-23.

Hayashi K, Yoshioka S, Reardon S N, et al. 2011. WNTs in the neonatal mouse uterus: potential regulation of endometrial gland development[J]. Biology of Reproduction, 84 (2): 308-319.

Inada A, Fujii N L, Inada O, et al. 2016. Effects of 17β-estradiol and androgen on glucose metabolism in skeletal muscle[J]. Endocrinology, 157 (12): en20161261.

Jakubowicz D J, Essah P A, Seppälä M, et al. 2004. Reduced serum glycodelin and insulin-like growth factor-binding protein-1 in women with polycystic ovary syndrome during first trimester of pregnancy.[J]. J Clin Endocrinol Metab, 89 (2): 833-839.

Jeeyeon C, Amanda B, Craig P, et al. 2014. Appropriate crypt formation in the uterus for embryo homing and implantation requires Wnt5a-ROR signaling[J]. Cell Reports, 8 (2): 382-392.

Kumar M, Camlin N J, Holt J E, et al. 2016. Germ cell specific overactivation of WNT/βcatenin signalling has no effect on folliculogenesis but causes fertility defects due to abnormal foetal development[J]. Scientific Reports, 6: 1-13.

Kurihara I, Lee D K, Petit F G, et al. 2007. COUP-TFII mediates progesterone regulation of uterine implantation by controlling ER activity[J]. Plos Genetics, 3 (6): e102.

Li D, Jian L. 2016. Association of miR-34a-3p/5p, miR-141-3p/5p, and miR-24 in Decidual Natural Killer Cells with Unexplained Recurrent Spontaneous Abortion[J]. Medical Science Monitor International Medical Journal of Experimental & Clinical Research, 22: 922-929.

Li F, Devi Y S, Bao L, et al. 2008. Involvement of cyclin D3, CDKN1A (p21), and BIRC5 (Survivin) in interleukin 11 stimulation of decidualization in mice[J]. Biology of Reproduction, 78 (1): 127-133.

Lim H, Ma L, Ma W G, et al. 1999. Hoxa-10 regulates uterine stromal cell responsiveness to progesterone during implantation and decidualization in the mouse[J]. Molecular Endocrinology, 13 (6): 1005-1017.

Lowell C A, Mayadas T N. 2012. Overview: studying integrins in vivo[M]// Integrin and Cell Adhesion Molecules. Humana Press, 369-397.

Lu H, Yang X, Zhang Y, et al. 2013. Epigenetic disorder may cause downregulation of HOXA10 in the eutopic endometrium of fertile women with endometriosis[J]. Reproductive Sciences, 20 (1): 78-84.

Naoaki T, Kazuhiro S, Akama T O, et al. 2011. Trophinin-mediated cell adhesion induces apoptosis of human endometrial epithelial cells through PKC-δ[J]. Cell Cycle, 10 (1): 135-143.

Primo L, Seano G C, Maione F, et al. 2010. Increased expression of alpha6 integrin in endothelial cells unveils a proangiogenic role for basement membrane[J]. Cancer Research, 70 (14): 5759-5769.

Quddus M R, Predrag L, Castellani W J, et al. 2002. Expression of cyclin D1 in normal, metaplastic, hyperplastic endometrium and endometrioid carcinoma suggests a role in endometrial carcinogenesis[J]. Archives of Pathology & Laboratory Medicine, 126 (4): 459-463.

Quinn C, Ryan E, Claessens E A, et al. 2007. The presence of pinopodes in the human endometrium does not delineate the implantation window[J]. Fertility & Sterility, 87 (5): 1015-1021.

Quinn CE, Casper RF. 2009. Pinopodes: a questionable role in endometrial receptivity[J]. Human Reproduction Update, 15 (2): 229-236.

Rahnama F, Thompson B M, Shafiei F, et al. 2009. Epigenetic regulation of E-cadherin controls endometrial receptivity[J]. Endocrinology, 150 (3): 1466-1472.

Sanchez A M, Viganò P, Quattrone F, et al. 2014. The WNT/β-catenin signaling pathway and expression of survival promoting genes in luteinized granulosa cells: endometriosis as a paradigm for a dysregulated apoptosis pathway[J]. Fertility & Sterility, 101 (6): 1688-1696.

Shalitin S, Phillip M. 2003. Role of obesity and leptin in the pubertal process and pubertal growth [mdash] a review[J]. International Journal of Obesity & Related Metabolic Disorders Journal of the International Association for the Study of Obesity, 27 (8): 869.

Shomer E, Katzenell S, Zipori Y, et al. 2013. Microvesicles of women with gestational hypertension and preeclampsia affect human trophoblast fate and endothelial function[J]. Hypertension, 62 (5): 893-898.

Shumilina, A V. 1975. Menstrual and child-bearing functions of female workers occupationally exposed to the effects of formaldehyde [J]. Gig Tr Prof Zabol, 19 (12): 18-21.

Sun H, Chen L, Yan G, et al. 2009. HOXA10 suppresses p/CAF promoter activity via three consecutive TTAT units in human endometrial stromal cells [J]. Biochem Biophys Res Commun, 379 (1): 16-21.

Sun X, Zhang L, Xie H, et al. 2012. Kruppel-like factor 5 (KLF5) is critical for conferring uterine receptivity to implantation.[J]. Proceedings of the National Academy of Sciences of the United States of America, 109 (4): 1145.

Tan J, Raja S, Davis M K, et al. 2002. Evidence for coordinated interaction of cyclin D3 with p21 and cdk6 in directing the development of uterine stromal cell decidualization and polyploidy during implantation[J]. Mechanisms of Development, 111 (1): 99-113.

Tang L, Gao C, Li G, et al. 2016. Expression profile of micro-RNAs and functional annotation analysis of their targets in human chorionic villi from early recurrent miscarriage[J]. Gene, 576 (1): 366-371.

Tian S, Su X, Qi L, et al. 2015. MiR-143 and rat embryo implantation[J]. Biochim Biophys Acta. 1850 (4): 708-721.

Tochigi H, Kajihara T, Mizuno Y, et al. 2017. Loss of miR-542-3p enhances IGFBP-1 expression in decidualizing human endometrial stromal cells: [J]. Scientific Reports, 7: 40001.

Wang J M, Yan G, Yao Z, et al. 2016. Deep-sequencing identification of differentially expressed miRNAs in decidua and villus of recurrent miscarriage patients[J]. Archives of Gynecology & Obstetrics, 293（5）: 1125-1135.

Wang N, Luo L L, Xu J J, et al. 2014. Obesity accelerates ovarian follicle development and follicle loss in rats [J]. Metabolism-clinical & Experimental, 63（1）: 94-103.

Wang Q, Lu J, Zhang S, et al. 2013. Wnt6 is essential for stromal cell proliferation during decidualization in mice[J]. Biology of Reproduction, 88（1）: 5.

Wickström S A, Radovanac K, Fässler R. 2011. Genetic analyses of integrin signaling[J]. Cold Spring Harbor Perspectives in Biology, 3（2）: a002261-a002261.

Wodarz A, Nusse R. 1998. Mechanisms of Wnt signaling in development [J]. Annu Rev Cell Dev Biol, 14（1）: 59-88.

Xia H F, Jin X H, Cao Z F, et al. 2014. MicroRNA expression and regulation in the uterus during embryo implantation in rat[J]. Febs Journal, 281（7）: 1872-1891.

Xia H F, Jin X H, Cao Z F, et al. 2016. MiR-98 is involved in rat embryo implantation by targeting Bcl-xl [J]. Febs Letters, 588（4）: 574-583.

Yenicesu G I, Cetin M, Ozdemir O, et al. 2010. Original Article: a prospective case–control study analyzes 12 thrombophilic gene mutations in Turkish couples with recurrent pregnancy Loss[J]. American Journal of Reproductive Immunology, 63（2）: 126-136.

Zhang L, Xiong W, Xiong Y, et al. 2016. 17 β-Estradiol promotes vascular endothelial growth factor expression via the Wnt/β-catenin pathway during the pathogenesis of endometriosis[J]. Molecular Human Reproduction, 22（7）: 526.

Zhang Q, Paria B C. 2006. Importance of uterine cell death, renewal, and their hormonal regulation in hamsters that show progesterone-dependent implantation[J]. Endocrinology, 147（5）: 2215-2227.

Zhao W, Shen W, Cao X, et al. 2017. Novel mechanism of miRNA - 365 - regulated trophoblast apoptosis in recurrent miscarriage[J]. Journal of Cellular & Molecular Medicine, 21（10）: 2412-2425.

Zhu Y, Lu H, Huo Z, et al. 2016. Micro RNA -16 inhibits feto-maternal angiogenesis and causes recurrent spontaneous abortion by targeting vascular endothelial growth factor [J]. Sci Rep, 6: 35536.